# アナログ・ブレイン

## 脳は世界をどう表象するか？

マイケル・モーガン
鈴木光太郎 訳

新曜社

Michael Morgan
THE SPACE BETWEEN OUR EARS
How the Brain Represents Visual Space

# はじめに　「脳の迷路」

科学を謳《うた》った詩のワースト大賞などというのは聞いたことがないが、さしずめトーマス・スプラットの『王立協会史』にカウリーが寄せた、詩仕立ての序文は最有力候補だろう。エリック・ヘラーはこれを「これまで書かれたなかでダントツに滑稽な詩」だと評した。この詩は、大法官フランシス・ベーコンを科学の擁護者として讃えている。カウリーに言わせると、科学はそれまで哲学者たちによって「詩歌のデザート」や、まさかとは思うけれど「下品な冗談」を無理矢理食わされてきた、哀れな（男子）生徒なのだった。

ついに立ち上がりし、つわものベーコン、
賢き王と自然に選ばれし者
その二つながらの法の大法官
決然として哀れな生徒を擁護せし

1799年に動物学を題材にジョン・フッカム・フレールが書いた詩も、候補のひとつかもしれない。

翼もつ鳥たちは風を切る
サバだとこうはいかないし、クマならなおさら

どちらも甲乙つけがたいが、私のお気に入りは、高名な銀行家サミュエル・ロジャーズ（1763-1855）の次の詩である。とはいえ、チェンバーズによれば、ロジャーズの桂冠詩人としての栄誉は、詩の出来栄えというよりも、現役の詩人として最高齢ということにあったようだ。

数知れぬ脳の小部屋に
われらが思考は見えぬ鎖でつながれ、まどろむ
さあ、目覚めよ、ひとつ残らず！　おお、なんとたくさん！
おのおのがその像を刻印し、そうでないものは解き放たれ
かの聖なる源、感覚の座を震わせ
繊細なる神経が脳の迷路をたどり始める

ロジャーズのうねうねとした脳のイメージはいまでは古めかしいものになってしまい、単一の「感

覚の座」という考え方も過去のもののように感じられる。ところが、古くからのこの考えがいままた浮上し、「意識」が脳のどこか、たぶん前頭葉に見つかるだろうと考えられ始めている。この「感覚（意識）の座」の探求は、「聖杯」探しにたとえられてきた。現代の聖杯探求者にとって、意識は、エンジンのなかのオイルみたいに随所に分布するのではなく、気化器やコイルのように、どこか決まったところにある。この意識の知られざる居場所を突き止めようというのは、企てとしてかなり大胆だ。あまりに大胆すぎて、科学でそうそう解けるものではなく、「生命とは？」といった疑問と同じように、最終的には立ち消えになる運命にあるのではないか、と危ぶむ人もいる。意識については、いまも山ほどの本が書かれている。本書は、この脳の迷路にさらに一冊を加えようというのではない。もっと具体的なひとつの問題に、焦点を合わせようと思う。

私たちはどのようにまわりの空間を見ているのだろうか？　世界は3次元に見え、その世界のなかで、木々も人々も、そして私たち自身も、それぞれ確固とした位置を占めているように見える。私たちは、フランシス・クリックが「驚異の仮説」と呼んだもの――経験のすべては脳内で起こる事象によっているという仮説――を当然のことと思っている。それはつまり、科学はいつの日か、私たちの意識の内容すべてを完璧に説明するだろう、ということだ。では、私たちの視空間の知覚を司っているのは、脳のなかのどんな種類の活動なのだろう？　哲学者や神経科学者によれば、脳のなかには外界の「表象《リ・プレゼンテーション》」、つまり、外界とは別の形式をとったその表現があるという。表象というのは身近なところで言えば、たとえば鏡のなかの像とか、絵画や地図《マップ》である。地図は、空間の情報を凝縮した形で表現する。しかし、脳のなかの空間表象を地図のようなものだと考えるのは、正しいのだろうか？　脳のなかに色やニオイがあるなんてことは思わないのに、なぜ脳に地図があると考えるべきなのだろう？

私は、脳は地図製作者だという立場をとる。脳のなかには複数の地図［訳注　以下マップとも表記する］があって、それらが私たちの空間知覚の基礎をなしている。哲学者バークリーや科学者ロッツェは、空間の経験を理解するために決定的に重要なのは、私たちが身体を動かさねばならないことであり、それにはマップが必要だと主張した。私も同じ意見だ。ものを見るとき、眼は物理空間のさまざまな方向からくる光を受けとり、次に脳がその物理空間内に位置づけられた行為を生み出す。視覚の最初の段階は、眼のなかの像であり、その次にくるのが後頭部にある粗いマップである。神経科学者がこれらのマップと行為の間の関係を探っていけば、おそらくいろんなマップが次々に見つかるに違いない。そしてそれらのマップにはかならず空間的要素があって、次の段階に欠かせない。視覚から行為にいたるこの経路には、マップが消えて「空間の視覚的意識」が現われるといった、謎めいた横道などない。空間の視覚的意識というのはたんに、網膜から行為にいたるさまざまなマップの活動そのものなのだ。私は、「意識」と呼ばれる謎めいたものが、これらのマップのどれかに見出されるとは思わない。ある時点の意識状態は、視覚から行為までの経路全体の状態であって、そこには網膜も含まれる。眼の活動が意識になんらかの役割をはたしているなど、控えめに言っても流行からはずれている。このとんでもない主張を吟味するには、意識をどこかに「位置づける」ということがなにを意味するのかを論理的に分析する必要があるし、脳機能画像のような最新技術を駆使する必要もあるだろう。こういう技術は、脳のなかに意識という「聖杯」を探し出すものと謳われているのだから。

私は、この聖杯探しが、本来の聖杯探し以上に成果をあげはしないだろうということを述べたい。

ここで、物語をひとつ紹介しよう。毎日毎日、一日の仕事を終えて、手押し車に自分の道具を積み込んで、工場をあとにする工員がいた。警備員たちは、この男が工場で盗みをはたらいているという情報をつかんで、そのつど手押し車のなかを子細に点検した。ところが、なかにあったのは、彼の道具だけだった。そう、彼が盗んでいたのは手押し車だった。似たような物語をもうひとつ。毎日毎日、ある神経科学者が粘り強く、眼の網膜から出ていく信号のゆくえを追いかけていた。脳を隅から隅まで調べあげ、あげくのはては眼を動かす筋肉や、身体のほかの部分までも調べた。彼は、空間がどこで表象されているかを明らかにしたかったのだ。彼は、網膜に規則正しい映像マップを発見し、その網膜マップが変換された「前運動」マップや、さらにその前運動マップが変換された「運動」マップも発見した。その結果、網膜から行為にいたる経路のすべてのステップが明らかになった。けれど、そのどこにも、肝心の空間の意識を見つけることはできなかった。彼は落胆して、研究を断念してしまった。この神経科学者のおかした過ちは、手押し車に気づかなかった警備員たちの過ちと同じだ。

脳のなかにいろいろなマップがあるという考えは古くからあるから、「いまさらそれがなんなの？」と言われそうだ。それは、脳の発生や発達のしくみそのものや、同じく昔から言われてきたある種の生物学的制約と関係があるのかもしれないが、私たちの体験に光をあてることはないというわけだ。この考え方によれば、ほんとうの問題は、脳のなかにマップを次から次へと発見することではなくて、空間が記号として、すなわち空間的ではない形式で、どのように表象されているかを見つけることである。そうでないなら、問題を避けて通ることになるという。この考え方は、もとをたどれば、魂は空間的な広がりをもたないという初期のキリスト教神学者の理論につながり、「針の先っちょの上で天使が何人踊れるか」という論争へと行き着くのだが、しかし、なんでこんな古臭い考えを踏襲しなければならないんだろうか？　脳のなかの視覚マップから空間を排除しておきながら、空間内の行為を説明するのにそれを再度復活させること自体が、ひねくれすぎではないだろうか？

これに代わるのは、脳を一種のアナログ・コンピュータとして見る考え方である。マップは再び表舞台に返り咲く。アナログ・コンピュータは、物理法則にしたがって動く内的な時空間モデルとして世界を表現する。それは、世界を数で表わすデジタル・コンピュータとは違う。アナログ・コンピュータは、計算のために入力を数に翻訳する必要などない。この点で、脳の構成要素である神経細胞は、確かにアナログ・コンピュータだと言える。神経細胞は、入力線を通って届く電気信号を足したり引いたり、割ったり掛け合わせたりする。脳のなかには特殊な「運動検出」細胞があるが、これらは「時空間エネルギー」を計算するための巧妙なアナログ・コンピュータだ。同様に、アナログ計算をして左右の眼の像を比較する細胞もある。このほかにも、感覚系のいたるところに、「受容野」と呼ばれるアナログ・コンピュータの例がいくつもある。神経科学者は、脳がアナログ・コンピュータの大規模な寄せ集めだというのは言うまでもないことだと思っている。しかし、多くの人工知能（ＡＩ）の哲学者たちは、アナログ計算とデジタル計算の区別は重要ではないと主張する。なぜなら、どんなアナログ・コンピュータのどんなはたらきも、パソコンでシミュレートできるからだ。確かにそうだけれども、シミュレーションは、アナログ機械のはたらきを方程式で記述できるということを示すにすぎない。理論神経科学の目標は、脳のはたらきを数学的方程式を用いて記述することにあるから、その意味では、デジタル・コンピュータは、脳のはたらきのある側面をシミュレートできるかもしれない。しかしだからと言って、私たちの意識の中身がこれらの方程式と同じだということにはならない。コンピュータによる天候のシミュレーションと実際の風の吹き方とが違うことぐらい、気象予報士でなくたってわかる。コンピュータ・プログラムが嵐を起こすことはないんだから。

　意識の理論について述べたことばで、私がこれまでに出会ったなかでもっとも印象的だったものは、ある神経科学の学会で記念品として配られたTシャツに書かれていた。脳の絵があって、その下に次のようにあった。「身体のなかでもっとも重要で複雑な器官は脳だと思う。でも待てよ、こんなことを言わせるのは当の脳じゃないか?」言語なしに意識は存在しないという説や、あるいは意識は始末に負えない脳の部分を統括する「実行管理部」にあるという説について考えているなら、これは確かによい疑問だ。おそらくこのメッセージは、脳のなかの言語を担当する部署からか、やる気まんまんの実行管理部そのものからやってくる。当然だが、脳の言語中枢由来の主張には、とりわけ疑い深くなる必要がある。言語中枢は、ことばに左右される人間社会のなかでコミュニケーションを一手に引き受けているわけだから。言語の神経細胞が、自分たちが意識に関与しているんだと一方的に言うのなら、逆に、だったらサッカーやバレエもしてみろと言ってやるべきだろう。物質の実在を否定したバークリーに反論してくれと言われて、サミュエル・ジョンソンは、ああだこうだと言って時間を浪費などしなかった。代わりに、彼は足元の石を蹴っとばしたのだ。

　意識の理論は大きくは二派に分かれ、さらにいくつかの立場に分かれる。この二派というのは、意識は脳の構造や生理学の点から理解可能だとする立場と、脳をシミュレートするコンピュータ・プログラムを作ることによって理解可能だとする立場である。前者の考え方によると、私たちの感覚の性質はもっぱら脳の構造によって決まる。機械に意識をもたせることは可能かもしれないし不可能かもしれないが、仮に可能だとしても、それが私たちの意識と共通のなにかをもっていると考える理由はない（脳以外の心の状態は、文字通り想像などできない）。後者の考え方――いわゆる強いＡＩの立場――によれば、脳のはたらきをシミュレートするようプログラムされたコンピュータは、私たちとまったく同じ体験をもつだろう。

当然ながら、神経科学者は第一の立場をとることが多いが、その理論は私たち（の脳）にとってなかなか受け入れがたいものだ。もし異なる意識状態が脳内の異なる細胞の集合の活動と対応しているとするなら、こうした異なる経験を説明するのは、これらの細胞のどんなところだろうか？　ほとんどの人（の脳）は、脳細胞の活動と私たちの自覚的意識との間には埋めようのないギャップがあると感じている。色の感覚のような「単純な」感覚の場合でさえ、ある神経細胞の発火が「赤」を見させ、別の細胞の発火が「青」を経験させるのだろうか？　実際、感覚を脳のなかの特定の神経細胞と同一視できるものだろうか？　このいわゆる「クオリア」の問題についてはたくさんのことが書かれてきたが、いまだ解決されていない。認めるわけにはいかないかもしれないが、この問題は、私たちの日常言語では解決できないようにも見える。どちらかと言えば、それは量子論であつかわれている問題に似ているかもしれない。この本では、この問題を解こうとは思わない。代わりに、外界についての意識を脳の特定の部分と関係づけるには、どういう種類の実験的証拠が必要とされるかを検討するという、もっと控えめな目標に焦点を合わせる。関心の的は、大脳皮質の多くの部分も含めて、脳の大部分は無意識的な自動機械であって、飛行機の自動操縦のように意識をもたないという可能性である。もしそうなら、どうすれば、それを確かめることができるだろうか？

この本は4部構成になっている。第Ⅰ部は、像の性質について、そして像とマップの違いについて述べる。まず、「見るということは像をもつということと同じではない」というバークリー卿の主張から始めて、どのようにして奥行きの次元が見えるのかという問題にいたる。その途上で、脳の発達においてマップがどのように形成されるのか、カエルはハエを獲るといった単純な課題にマップをどのように使うのか、ヒトの脳のなかで2つの眼からの情報はどのようにして一緒になるのか、などについて述べる。

第Ⅱ部では、アナログ・コンピュータと脳のアナログ計算の性質をとりあげる。脳が内的モデルとして知覚を生み出しており、脳はこのモデルの正確さを、入ってくる感覚データに照らしてチェックしているという考えを紹介する。脳のアナログ計算の例としてとりあげるのは、動きの知覚と、個々の人間の顔のような複雑なものを認識する能力である。

第Ⅲ部は、私たちの身体が空間認知にどのような影響を与えるのかについて述べる。左側の空間が見えていないわけではないのに無視してしまうという、不思議な「無視」の症例も紹介する。

第Ⅳ部と終章では、意識の座を脳の一か所に求めるだけの根拠があるのかどうかを問題にする。見えると思っているよりもはるかに少なくしか見えていないという証拠から始めて、脳の大部分が意識には関わっていないという考えを検討する。「肝臓が胆汁を分泌する」ように、神経細胞は感覚を分泌するという考えを批判する。この考えはこれまで何度も議論され、「価値なし」として葬り去られてきたが、実はこれは、一部の神経細胞が意識に「直接的な」役割をはたしているとする最近の主張によく似ている。

この本では、できるだけ専門用語を用いないよう心がけた。たとえば、「ニューロン」ではなく「神経細胞」、「軸索」ではなく「神経線維」と書くとかである。実験に参加したり、ある映像を見ている人を言う場合には、心理学では「被験者《サブジェクト》」ということばが使われることがあるが、この本では「観察者」ということばを用いている。私がイギリス人ということもあって、「被験者」ということばにはどこかしら抵抗がある。「観察者《オブザーヴァー》」(観測者・偵察者)」は、天文学や航空術において古くから使われてきた、由緒あることばである。

本文のすべて、あるいは一部を読んでいただき、誤りをご指摘いただいた同僚諸氏に感謝の意を表したい。もちろん、本書のなかに誤りがあるとすれば、それはすべて私の責任である。ミッチ・グリックステインには、とくに神経科学に対するすばらしい情熱を私に吹き込んでくれたことに感謝する。彼には本を書いてほしい。きっと本書よりもよい本ができあがるはずだ。リンダ・パートリッジは、本書を通読して、遺伝学者としての視点から貴重な示唆を与えてくれただけでなく、執筆の際にも辛抱強くつきあってくれた。そして長らくご面倒をかけてしまった同僚諸氏へ。来週仕事場に復帰します。

# 目　次

装幀＝虎尾　隆

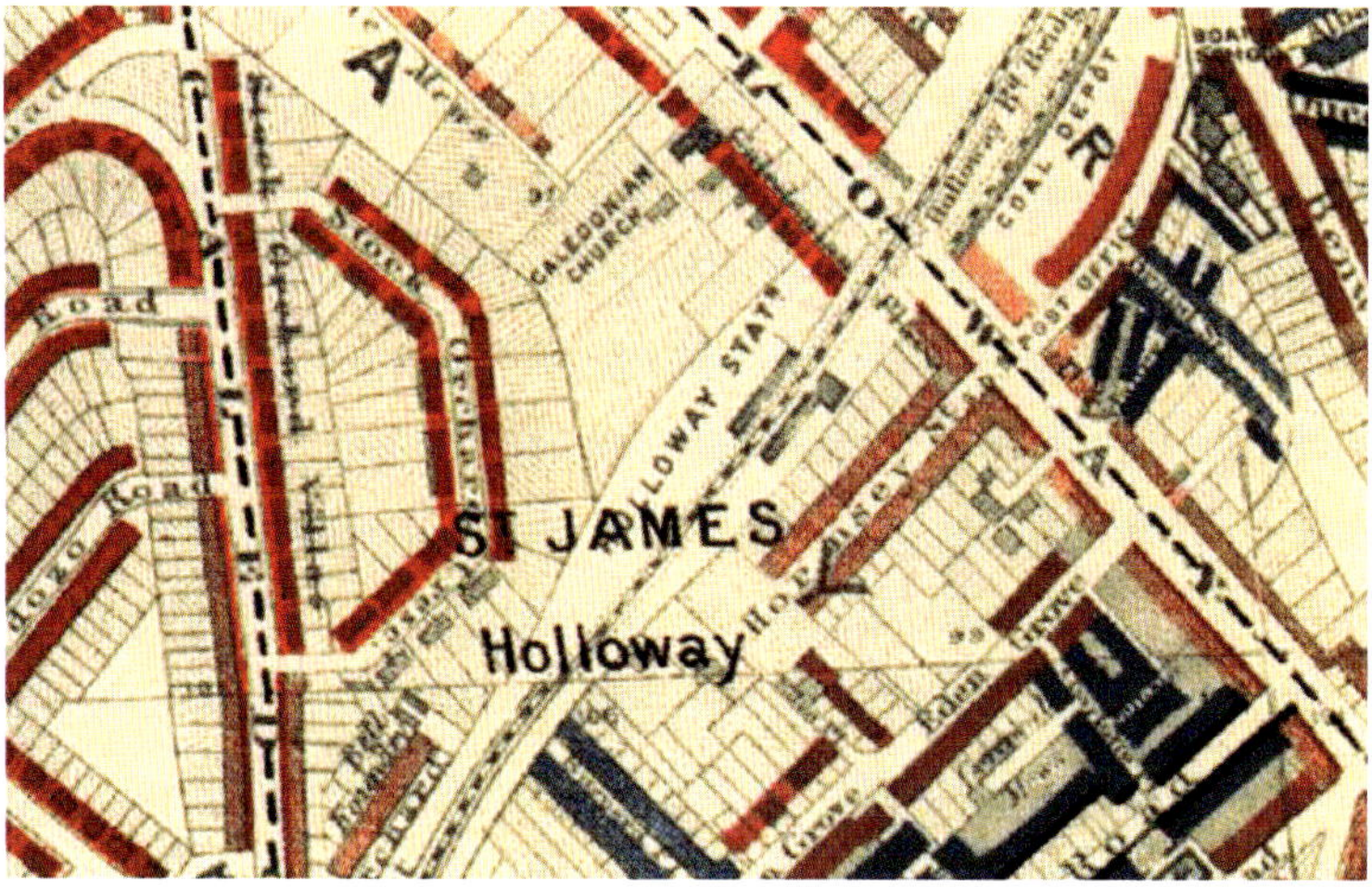


**カラー図版１　ロンドンの「貧困マップ」**

ミナールのマップ（26ページ）と同様，チャールズ・ブースが1899年に作成したロンドンの「貧困マップ」は，地理的情報とそれ以外の情報を一緒に表示している。黒が低所得者層，赤が中間層といったように，色の違いが地域の住民の平均所得の程度を示す。この表示法がうまくいくのは，似た状況の人々が互いに近くに住んでいるからである。脳のマップも，像のなかでは似たような特徴がまとまりをなす傾向があることを利用している。

**カラー図版２　視覚皮質の「風車《かざぐるま》のようなマップ」**

このマップは，単一細胞の「制約要件」――この場合は網膜上の像における線分の傾きの選好性――を色で表現しているという点で，チャールズ・ブースの貧困マップに似ている。各風車のまわりには，時計回りの方向に選好する傾きが表示されている。各風車の中心の「特異点」では，選好性が消失する。このマップも一種の地形マップであり，網膜像の異なる部分にそれぞれの風車の中心がある。このマップの第三の「制約要件」は，左右眼の優位性の帯で，白黒で表示されている。

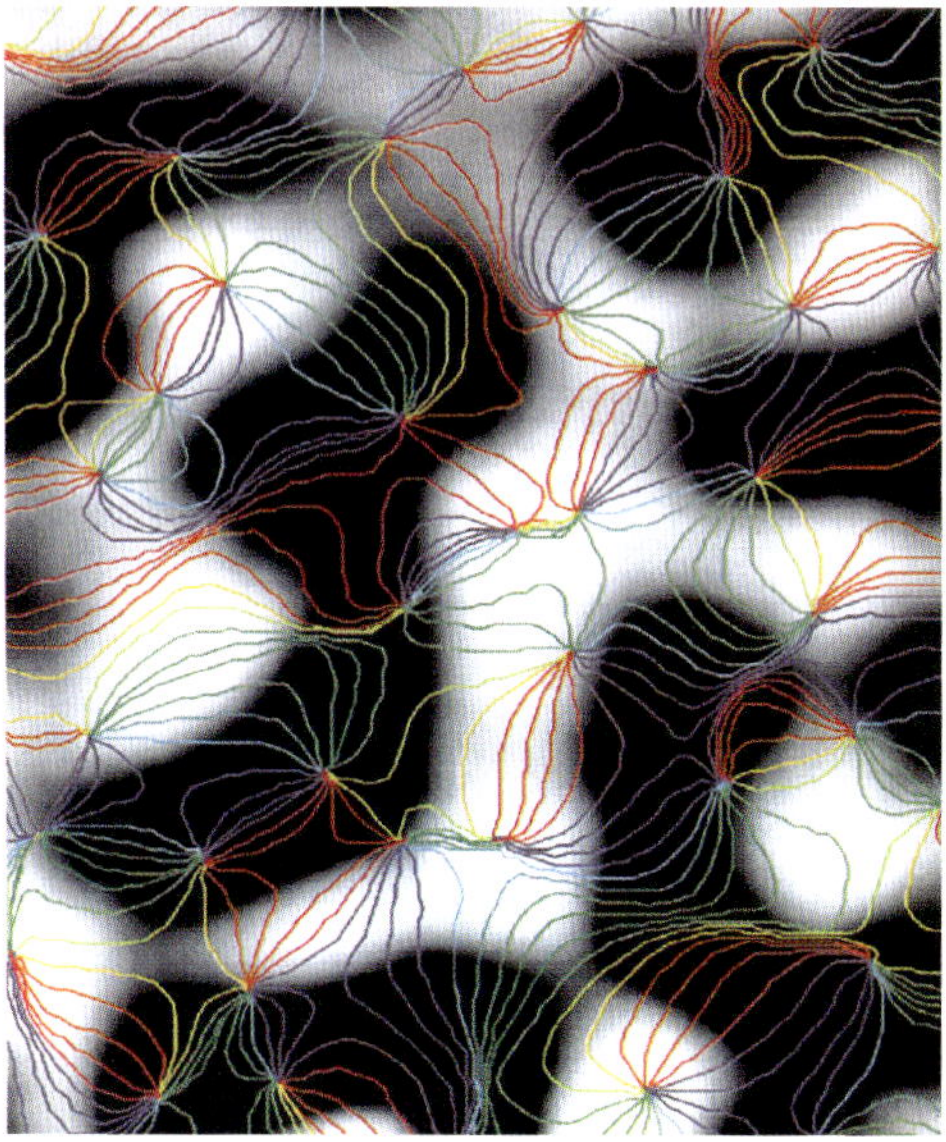

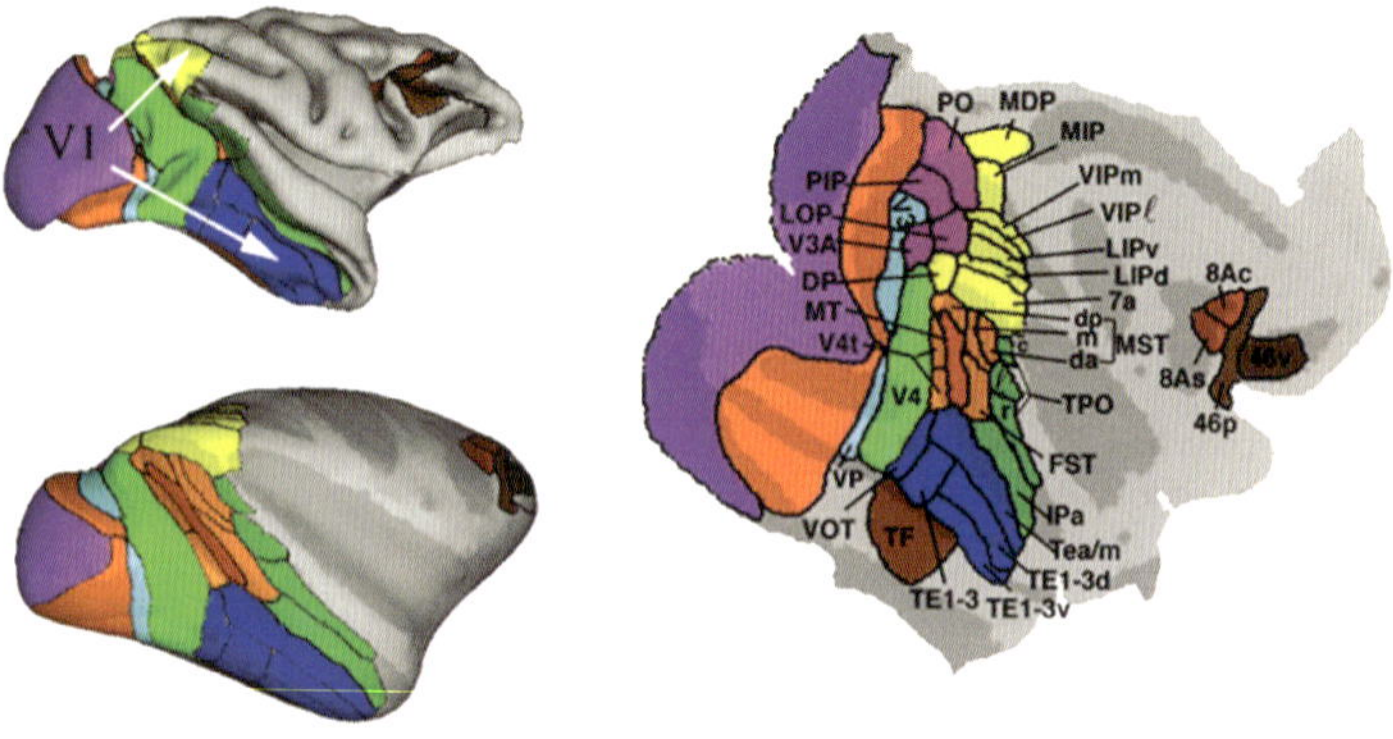


**カラー図版3　デイヴィッド・ヴァン・エッセンらによるマカクザルの視覚野のマップ**

このマップは，マカクザルの視覚野の帝国が，一次視覚野（V1：紫色で示してある）にある本拠地から，側頭葉や頭頂葉へと，そして前頭葉にも，どのように領土を拡大していったのかを示している。そしていずこへ《クオ・ヴァディス》？

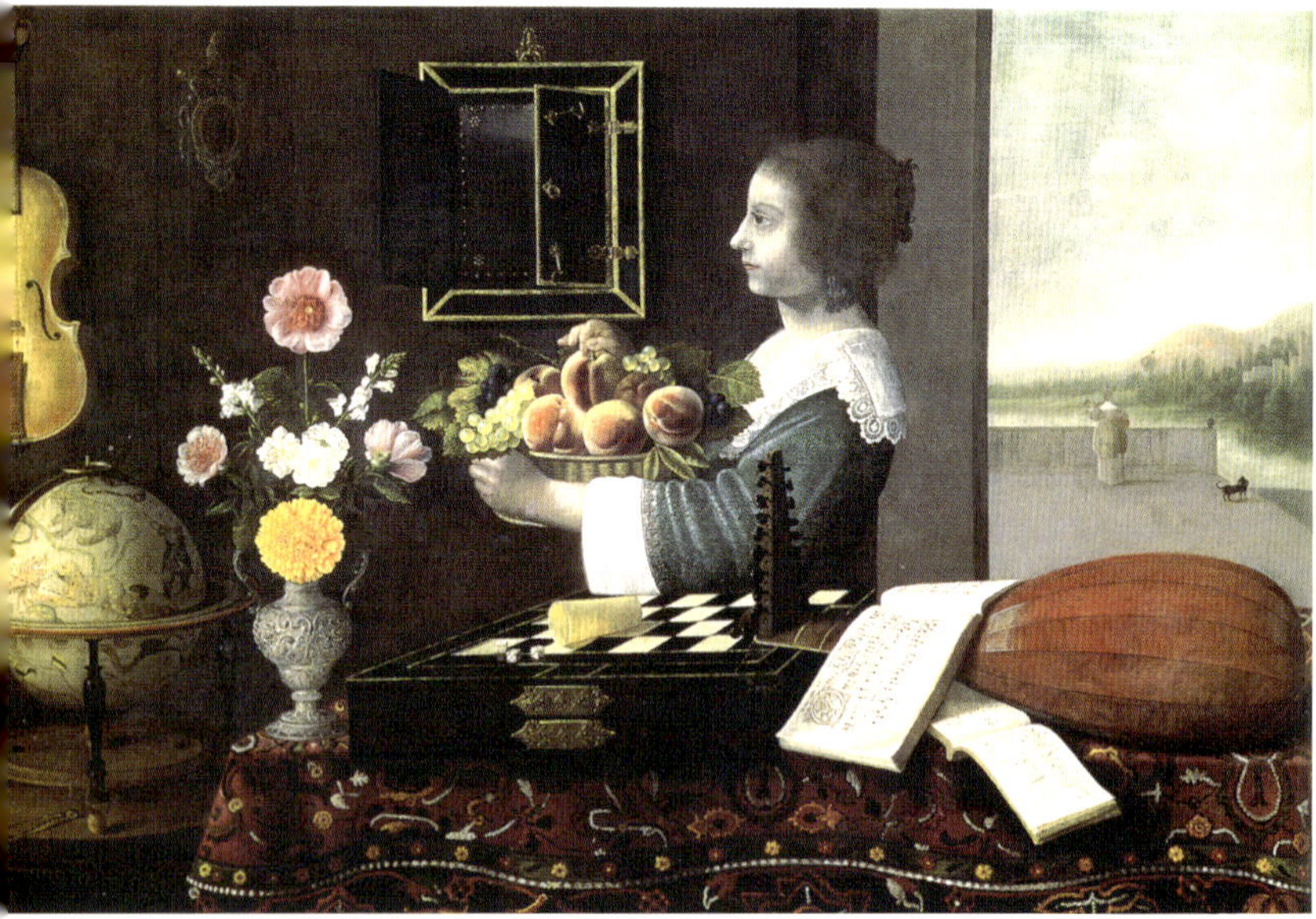

**カラー図版4　セバスチャン・ストスコッフの『五感』(1633年)**

この絵には，平面上に奥行きを表現する少なくとも7つの方法が見出せる。

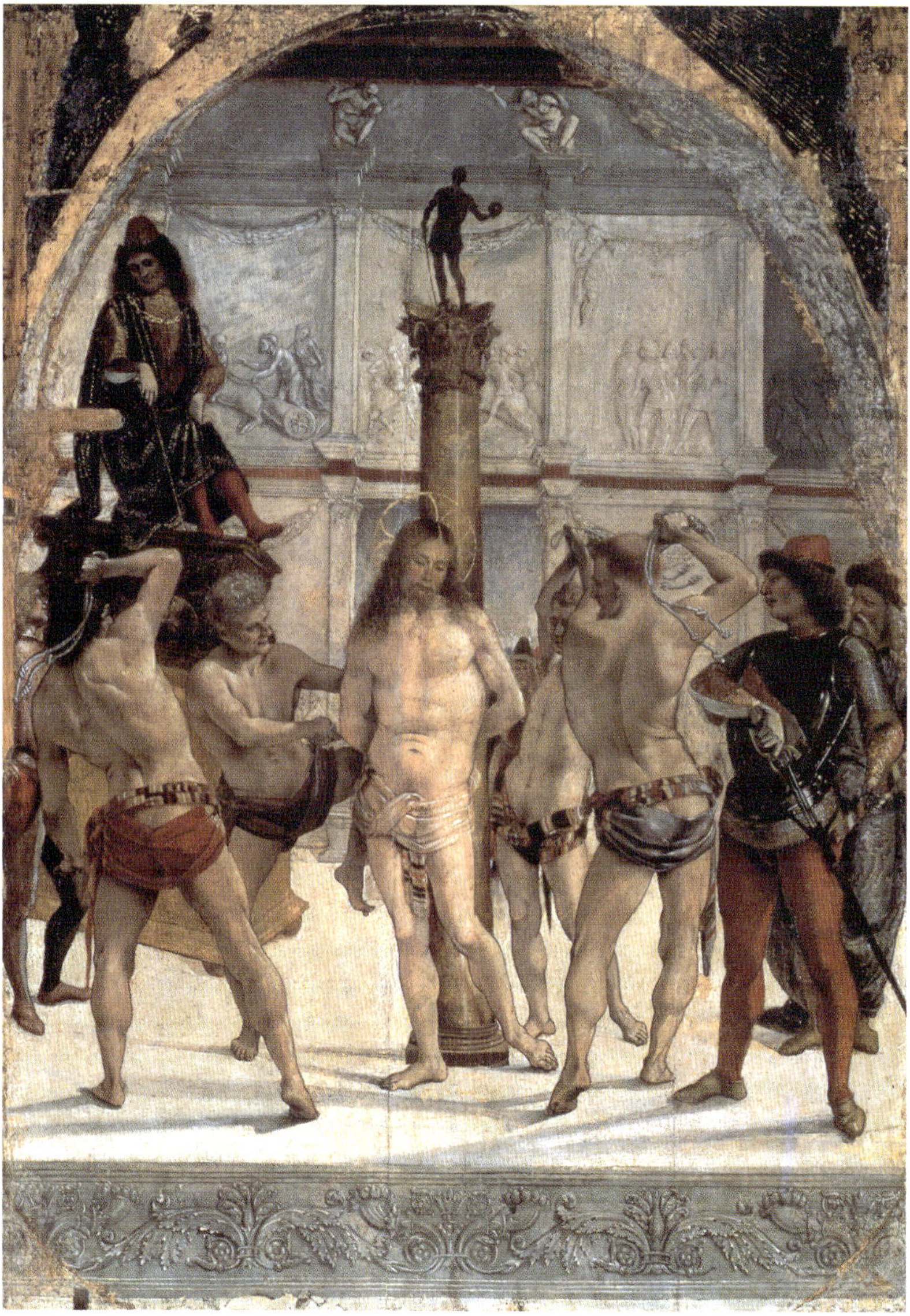

**カラー図版 5　ルカ・シニョレッリの『鞭打たれるキリスト』(1480 年頃)**
この絵から，平面への影の投影が複雑だということがわかる。右の人物の２本の脚の影は，２つの光源によってできたように見えるが，人体の形のゆえにＶの字形になる。この絵ではそれが忠実に再現されている。

**カラー図版6　ジョージ・メイサーの動きの反転する映画**
これは，反転仮現運動のデモンストレーションであり，脳の低次の運動検出器の特性をよく示している。最初の2コマでは，バイクが背景に対して前進する。次にバイクは，後ろへとジャンプするが，同時に明暗が反転し，その結果前進するように見える。次のコマは，まえへとジャンプし，そのように感じられる。そして最初のコマに戻り，その次のコマは最初のコマの明暗が反転して，うしろへジャンプする。これが繰り返される結果，バイクは，奇妙なことに，ほとんど同じところにいるにもかかわらず，たえず前進し続けているように見える。
(http://www.lifesci.sussex.ac.uk/home/George_Mather/Motion/)

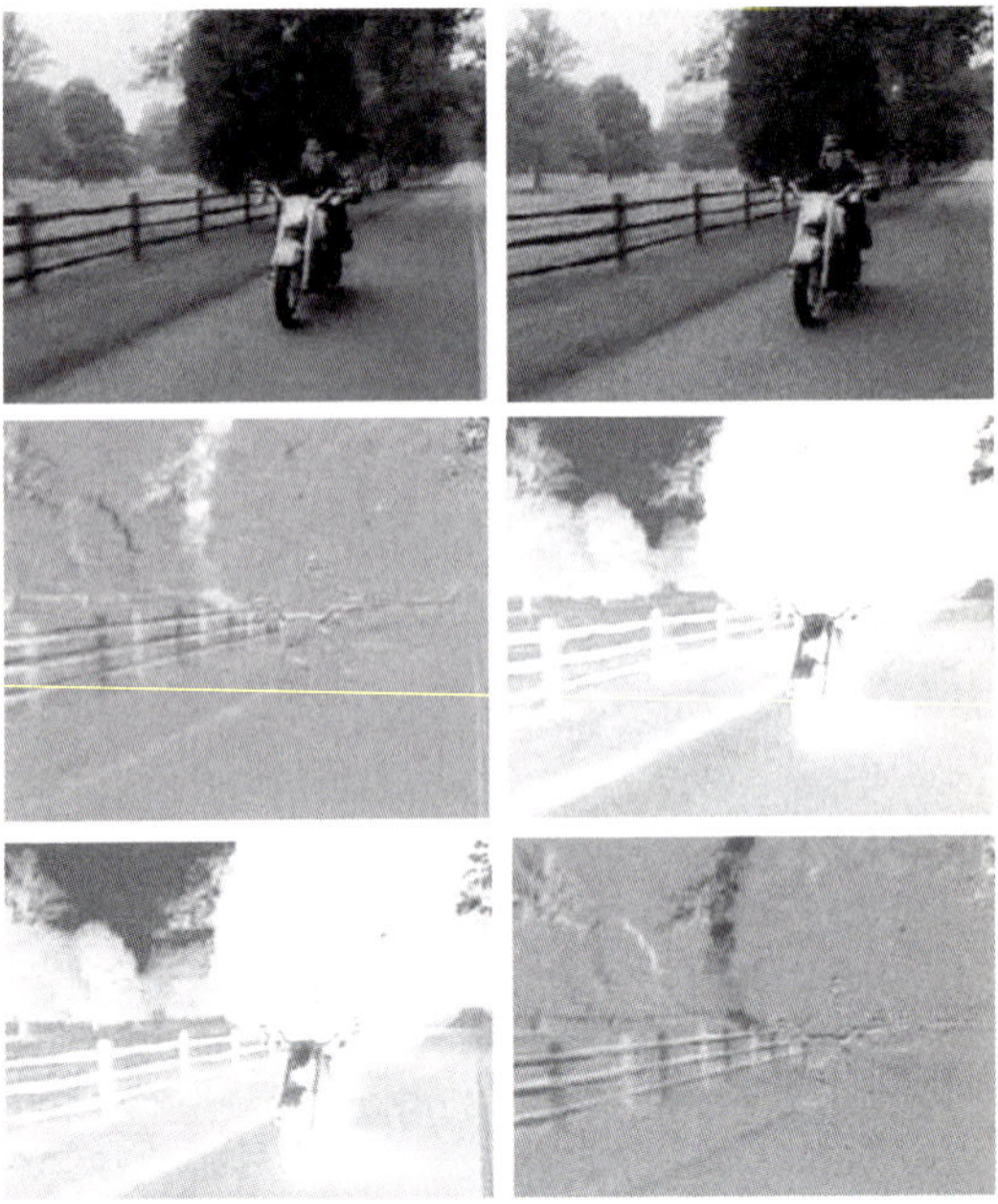

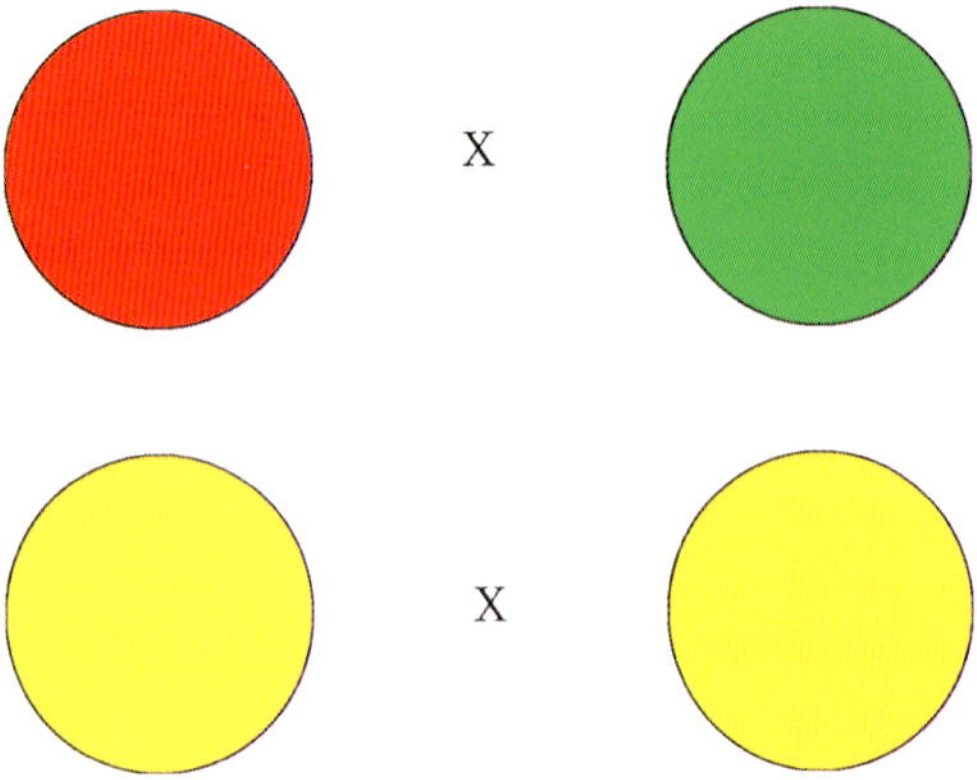


**カラー図版7**
**補色の残像**
上のXを1分ほど注視し，そのあと眼を下のXに移してみよう。左右の黄色い円盤はそれぞれ，緑と赤（すなわち，眼が順応した赤と緑の円盤の補色）に色づいて見える。

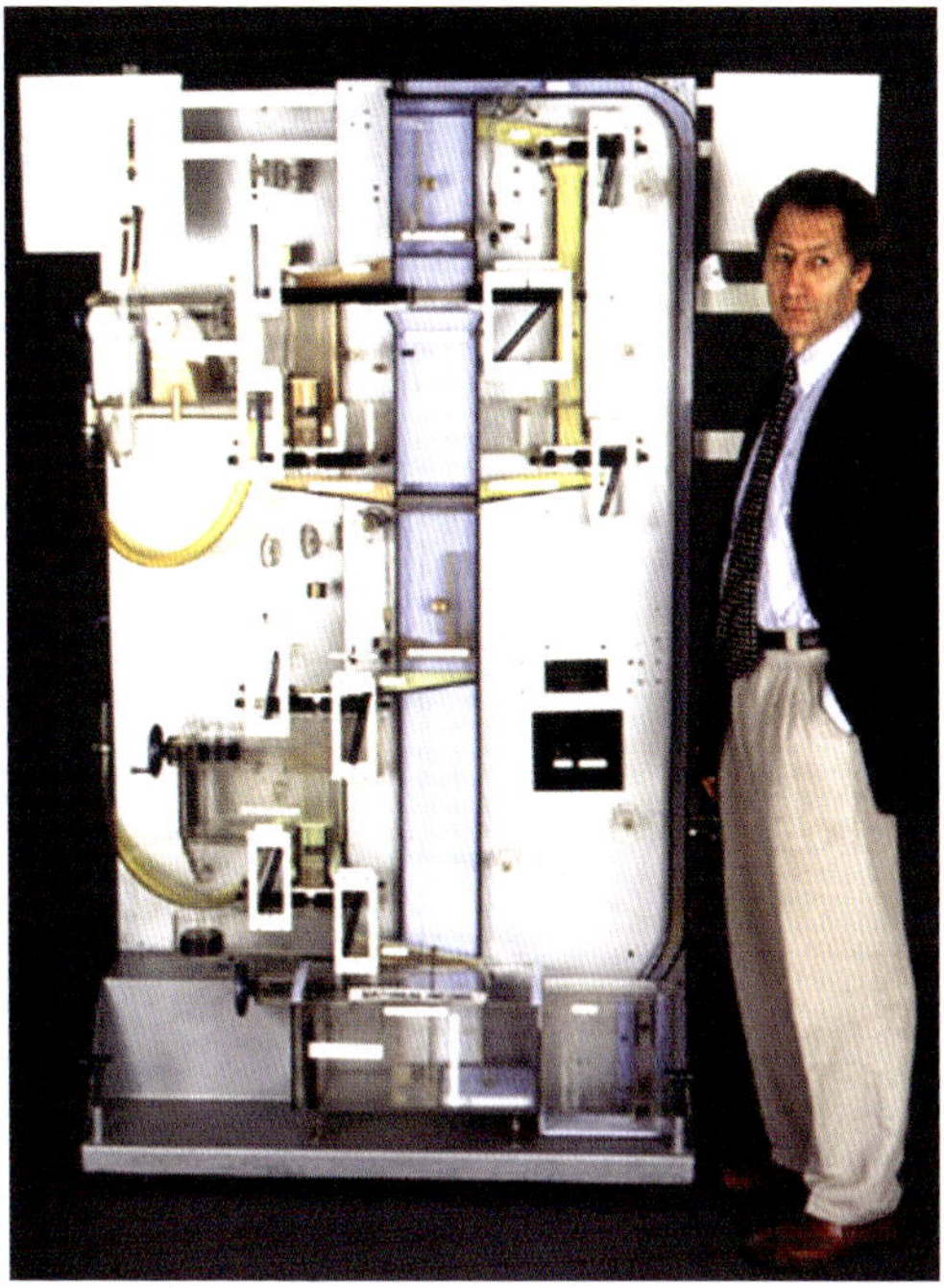

**カラー図版 8　ロンドン大学経済学院のビル・フィリップスが製作したアナログ・コンピュータ**
この装置は，経済におけるお金の流通を，ガラス管を循環する色つきの液体の流れで表現している。

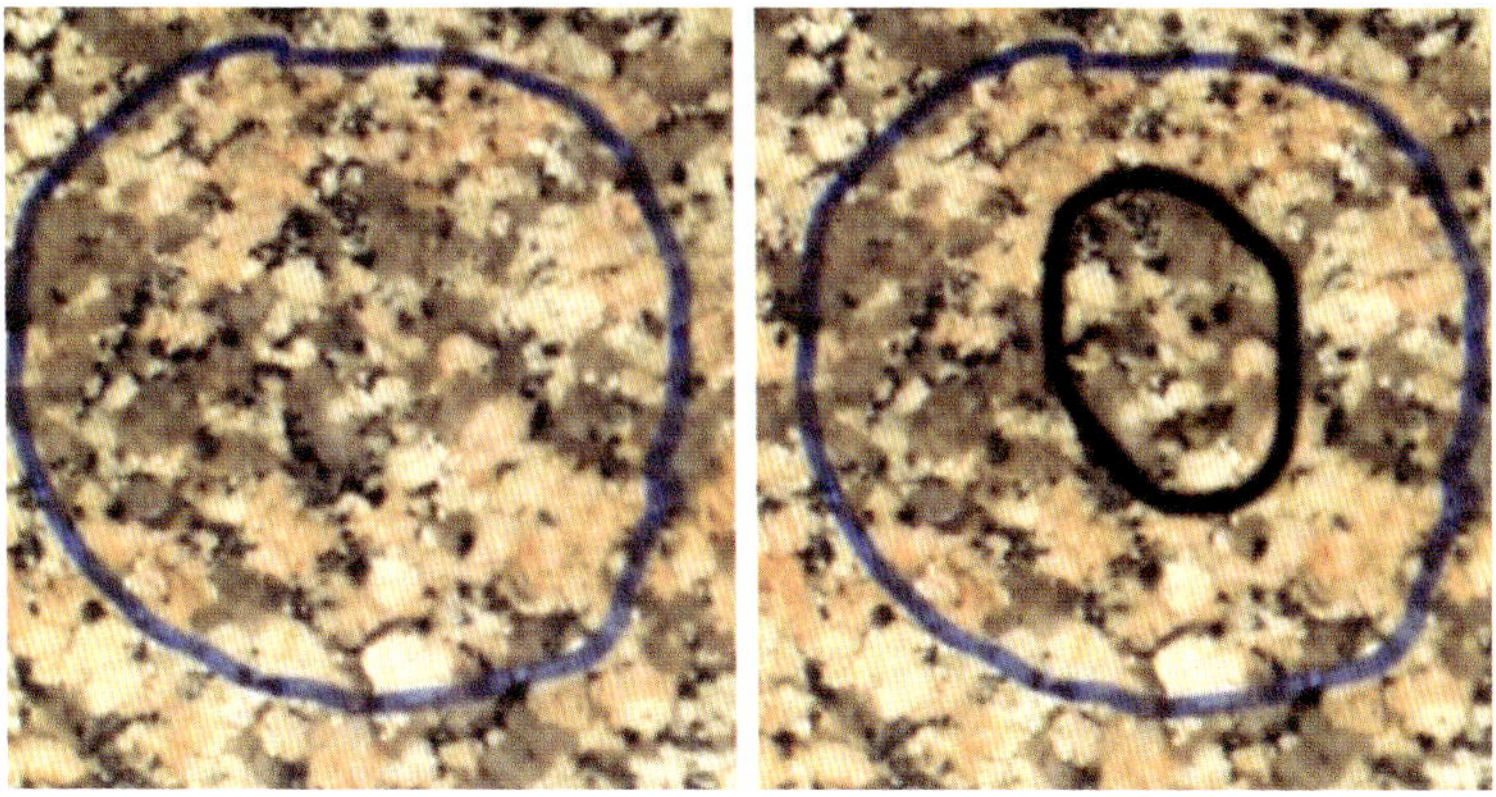

**カラー図版 9　アヘン常習者であったドゥ・クインシーは「いたるところに顔が見えた」**
アヘンを吸わなくても，私たちには，ランダムなパターンのなかに顔を見るという強い傾向がある。たとえば，「月のなかの男」［訳注――月のなかに，日本では餅をつくウサギを見るが，西洋では男を見る］がそうだし，この写真のように，大理石の舗道に顔が見えたりする。

カラー図版10　ジョルジュ・スーラの『白粉女《おしろいおんな》』(1890年)

この絵は，コンピュータ画像のように，多数の細かな構成要素――いわば「ピクセル」――からなっている。視覚的効果を科学的に探求したスーラは，ピクセルが大きくてはっきり見えても，像の意味が明確にわかるということを発見した。

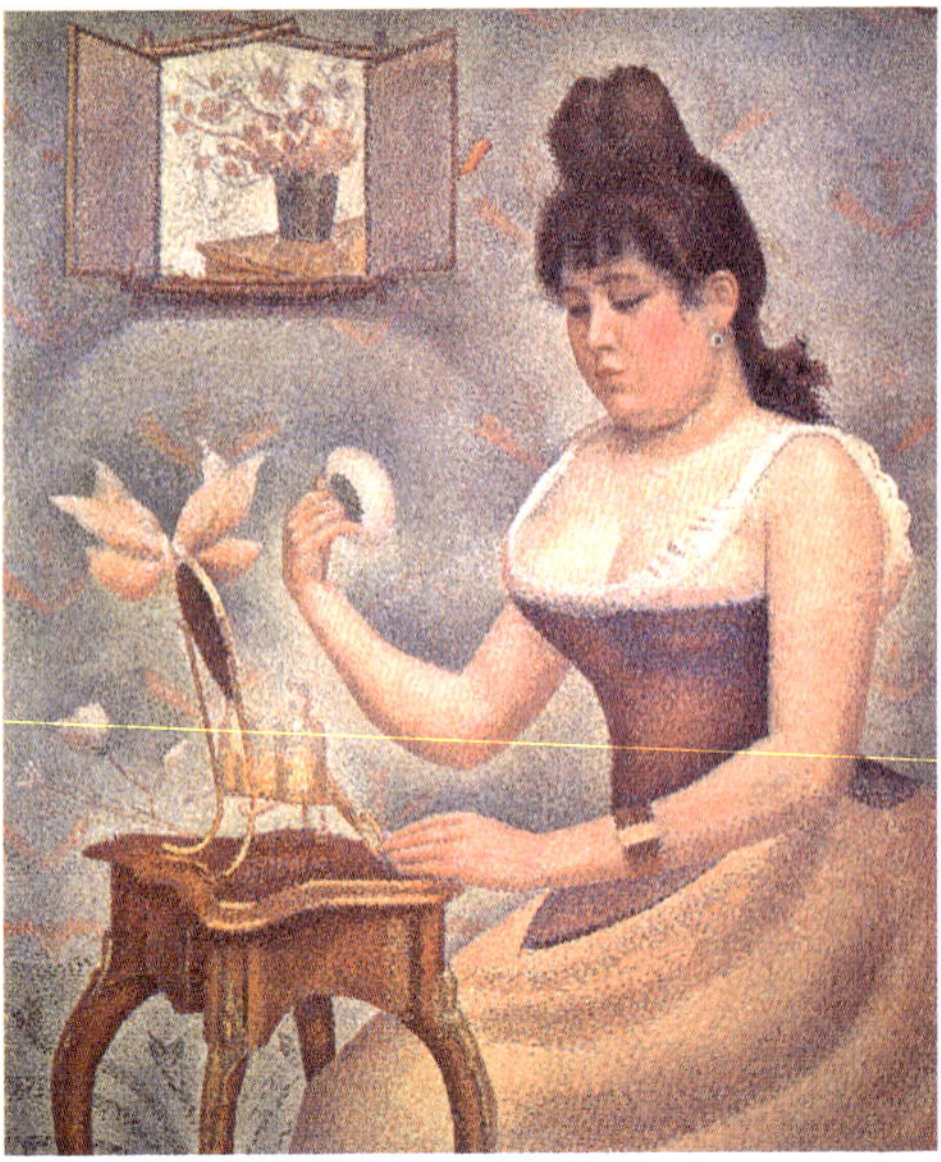

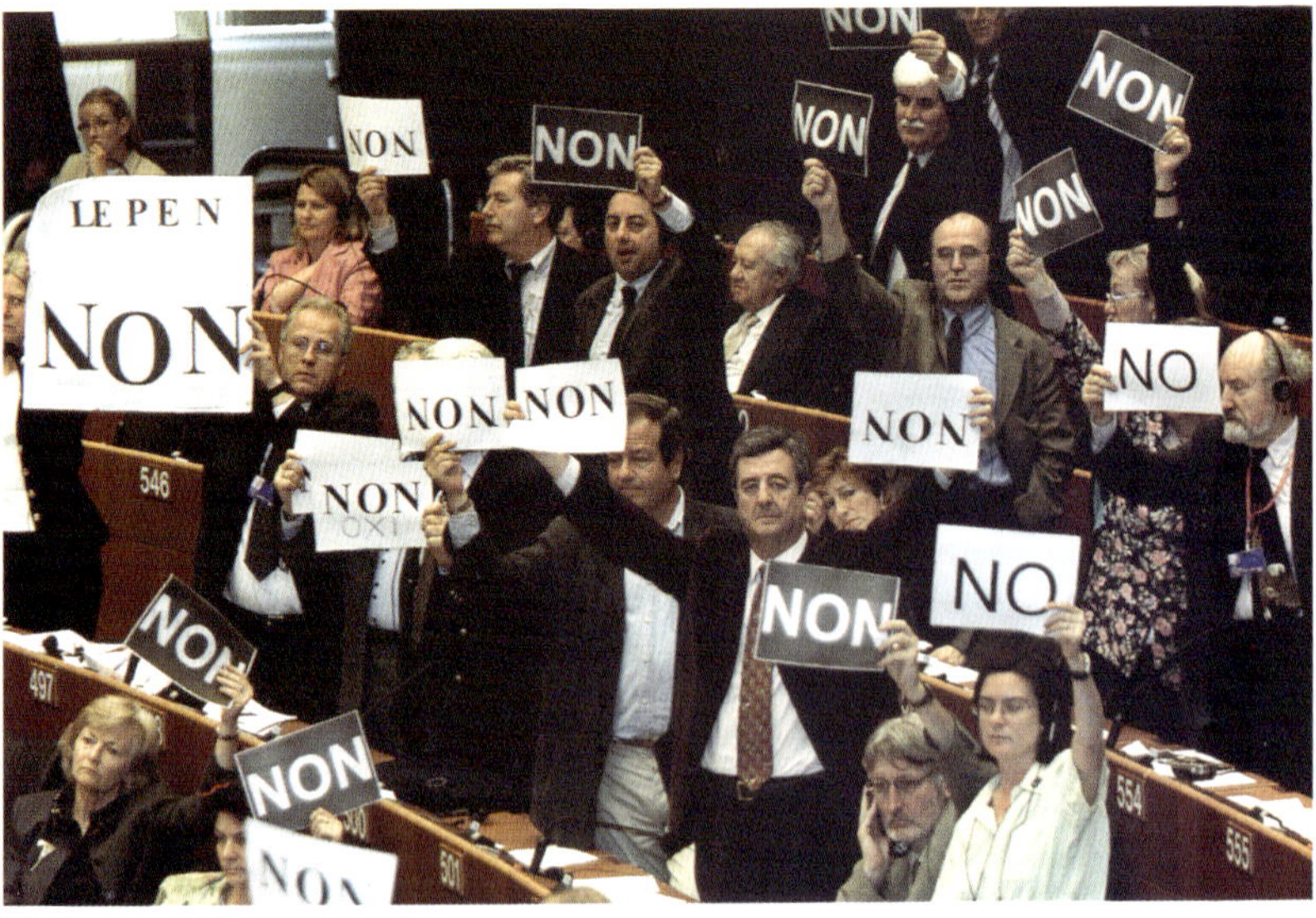


カラー図版11　欧州会議での抗議風景

何人かがプラカードを上下逆さにもっている。しかし，私たちの脳は，どうやってどちらが「正しい」向きかわかるのだろう？　網膜での向きか，それとも重力の向きによるのか？

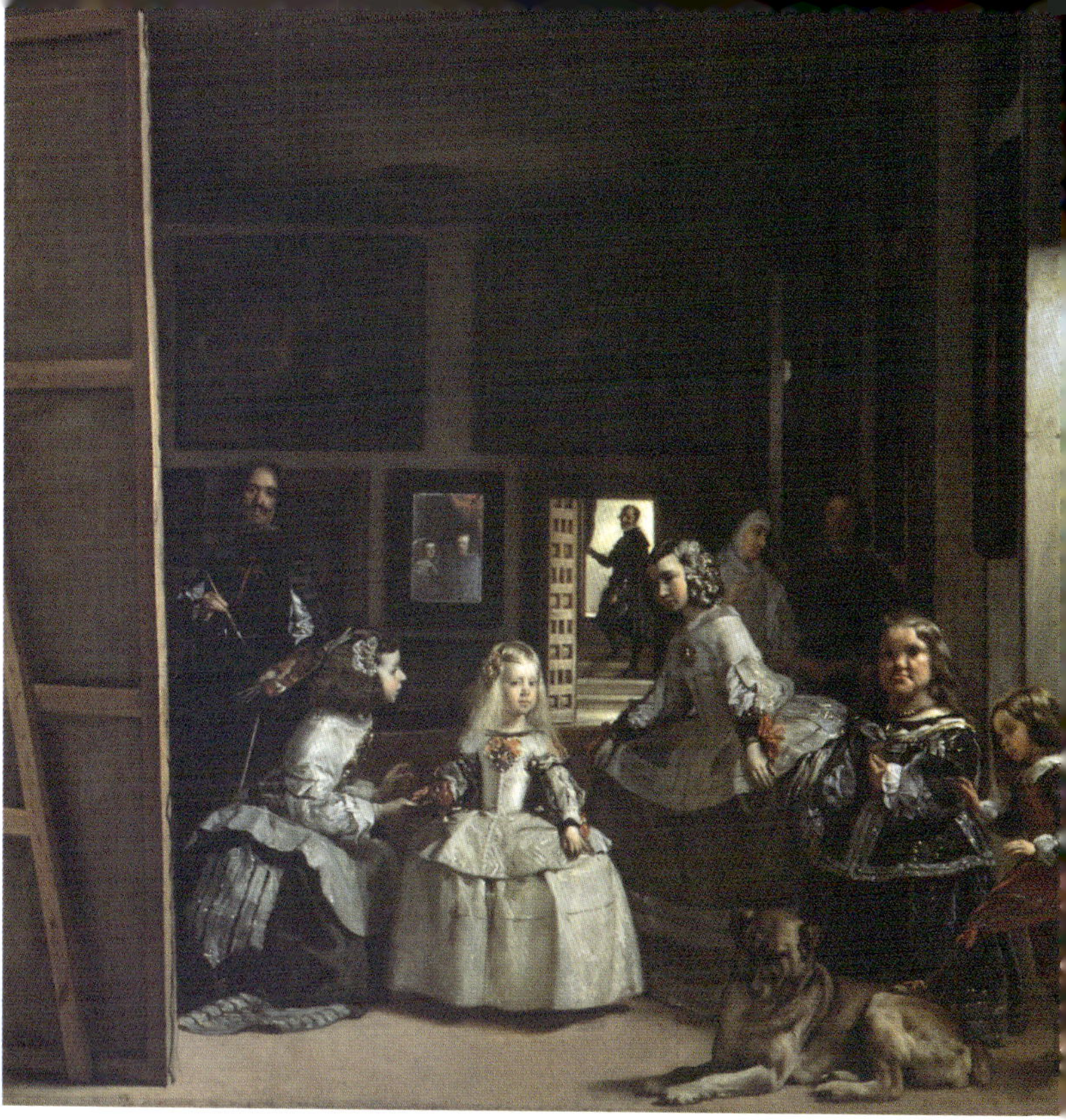

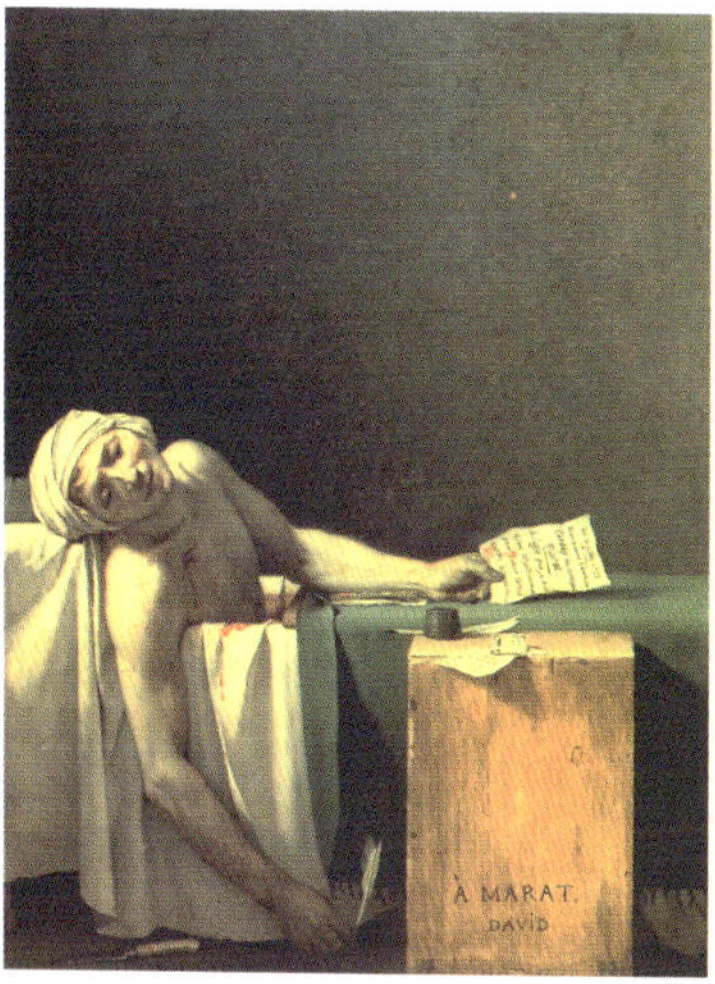


カラー図版12　ヴェラスケスの『ラス・メニーナス』(1656年)

この絵は，鏡が左右を反転させるという考えが誤りだということを証明している。部屋の奥には鏡があって，フェリペ4世とその王妃――画家の眼はこの2人に注がれている――が映っている。鏡の右手に映るには，フェリペ4世は鏡に向かって王妃の右側に立っていなければならない。ここに光学的な反転はない。

カラー図版13　ダヴィッドの『マラーの死』(1793年)

マラーは，意識についての本（『人間についての哲学的考察』，1773年）を書いたが，それまでの数々の悪行の報いを受けてしまった。

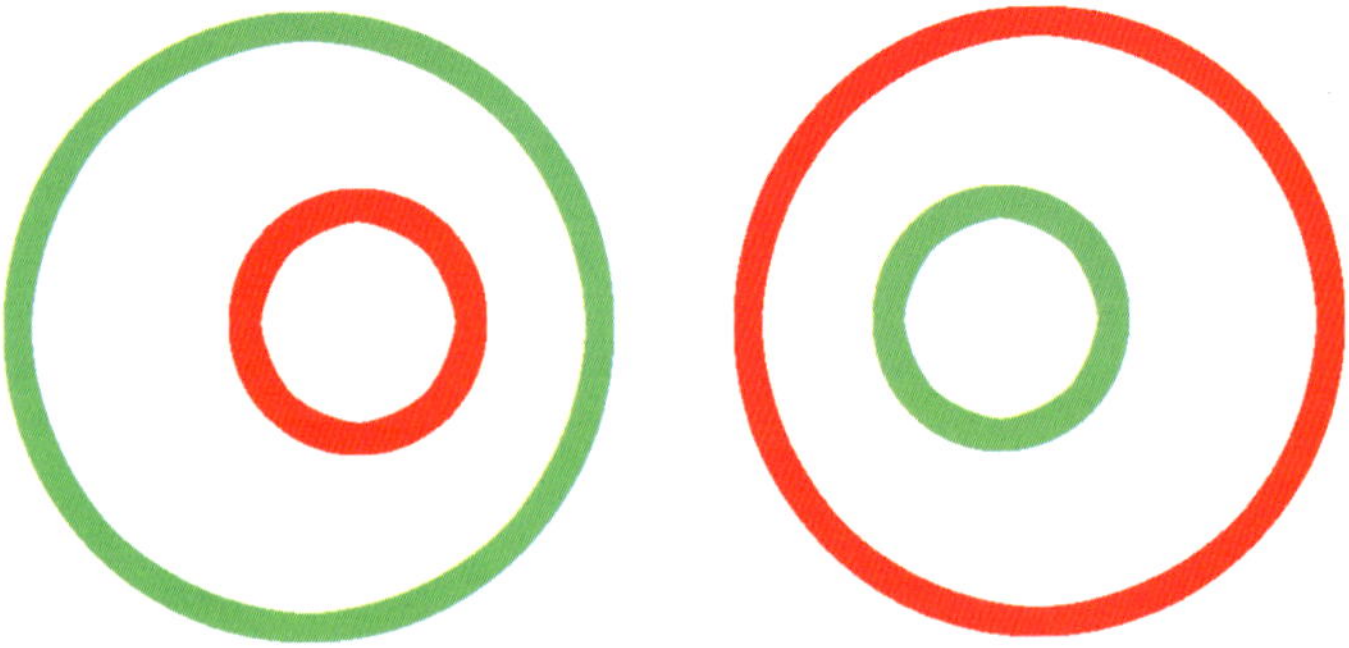

**カラー図版14　アン・トリーズマンの図形パターン**

このパターンでは，色の視野闘争が起こっても，それと同時に，安定した両眼立体視も生じる。ほとんどの人にとって，はじめはこれらの図形を融合させるのがむずかしい。ひとつの方法は，眼から至近距離にページをおき，鼻にトランプをたてにあてて，右眼には右の図，左眼には左の図しか見えないようにすることである。しばらくすると，2つの像が融合して，ひとつになるはずである。像は最初はぼけているが，ページを少しずつ遠ざけてゆくにつれて，融合したまま，しだいにはっきりする。

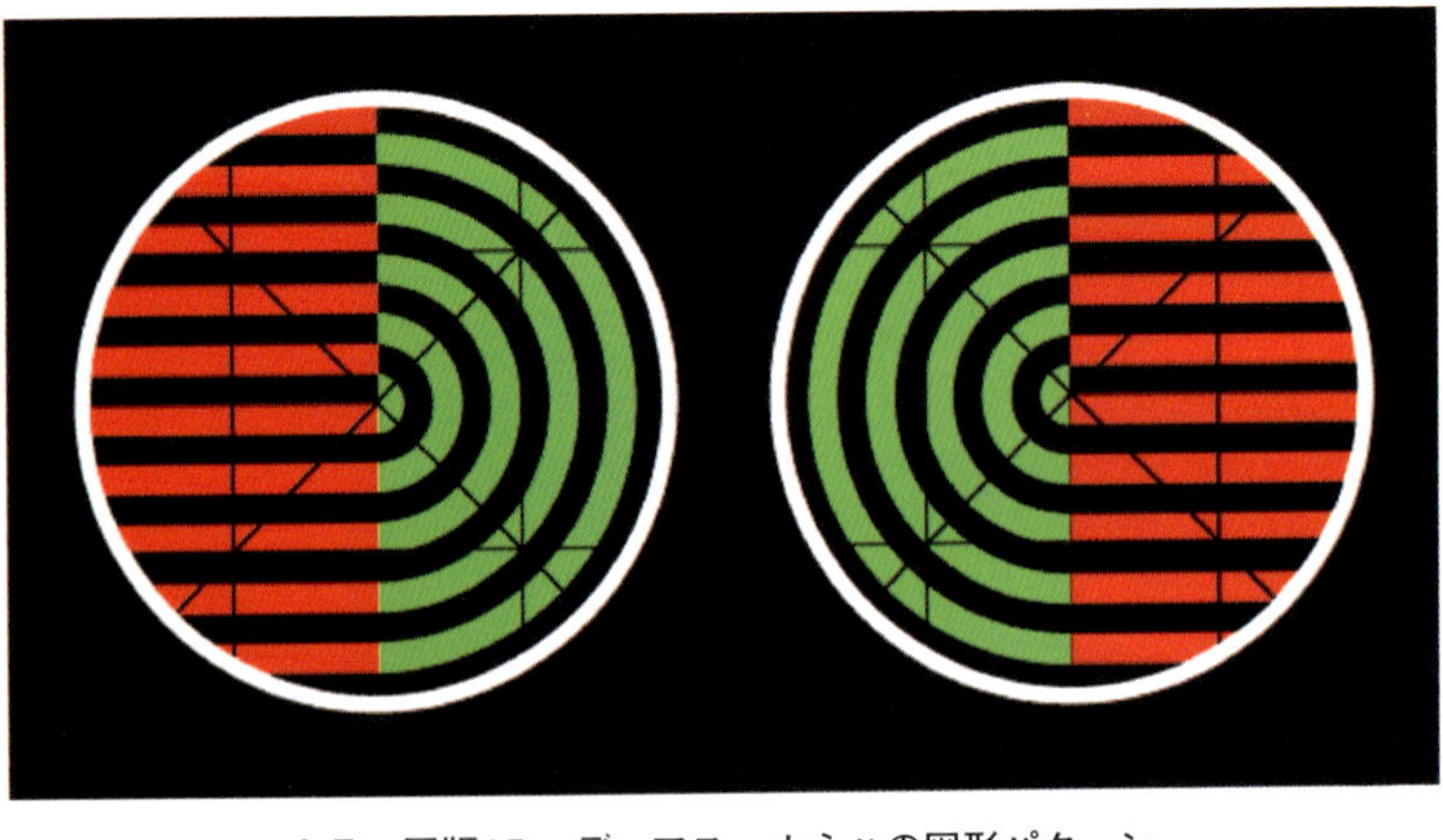

**カラー図版15　ディアス＝カネハの図形パターン**

両眼の像が合体して形を生み出すのは，「両眼視野闘争」のあとではなく，まえであることを示すデモンストレーション。寄り眼で見て，2つの像が融合すると，完結した緑と黒の縞と完結した赤と黒の縞とが，かわるがわる見える傾向がある。しかし，ほかにも，一方の眼の像が優勢になるなど，さまざまな見え方をする。

# 第Ⅰ部　像とマップ

# 第1章　眼に焼きついた殺人犯

「網膜」、「殺人」、「像」というキーワードからすぐ思い浮かぶのが、かつての人気作家、J・G・ホランドが1875年に発表した小説『セヴンオークス物語』だ。「セヴンオークス」は時代を感じさせるものになってしまったが、以下はその要約である。クルックド・ヴァレー鉄道会社の社長で、出来損ないの小銃をプロシア政府に売ったとうそぶいている「陸将」ベルチャーは、私腹を肥やすためにニコラス・ジョンストンの署名を偽造した。彼は、法廷で筆跡鑑定や化学の専門家と対峙する。専門家は、問題の署名が偽造されたものだと確信している。署名はトレースしたにしては完璧すぎるものの、写真に撮って拡大すると、トレース特有のわずかな揺らぎが見られるのだ。ティムズ教授は、太陽光ランタンを使って署名の拡大写真を映し出し、陪審員に見せたいと申し出る。これが、「反対尋問のできない天の証人が現われ、弁護側を完全に圧倒する」という長い題のクライマックスの舞台を用意する。幻灯機の光源は太陽であり、「反対尋問のできない天の証人」というわけだ。署名が映し出されると、みなはアッと息を呑み、静寂に包まれたが、それはくぐもったうめき声によって破られる。『数えたり《メネ・》、数えたり《メネ・》、量られたり《テケル・》、分かたれたり《ウパルシン》！』そこにいたすべての人々の眼が彼に注がれたとき、彼は、運命が示された夜のベルシャザール王にもまさる痛々しい表情をしていた」〔訳注　栄華を極めたバビロン王ベルシャザールの酒宴の席で、その後の破滅の運命を示すことば（メネ・メネ・テケル・ウパルシン！）が壁の上に現われ出たという旧約聖書の故事にちなむ〕。

しかし、写真のような映像を裁判で証拠として認めてよいだろうか？　写真技術が開発された直後だっただけに、これは論議を呼んだ。さしずめ現在なら、DNA鑑定の信頼性をめぐる議論といったところか。科学的方法と言っても、それが新しい方法なら、弁護人は、容疑者の有罪の証拠としては信用できないと突っぱねる。法廷では、証拠写真が提出されるやいなや、撮ったカメラのレンズがどうのこうのと難癖がついた。この写真という、反対尋問が不可能な証人は、写真を「太陽の伝聞証拠」として片づけてしまうという巧妙な反撃に面食らってしまった。しかし、これらの攻撃に対して、科学の立場から、次のように激しい反論がなされた。

科学は、死人の眼の網膜に死の直前に見たものの完璧な像が焼きついていることを発見したのであります。（フィラデルフィア写真ジャーナルの1877年5月号に、最近行なわれた実験がフォーゲル博士によって紹介されておりますので、関心をおもちのかたはお読みください。）通り魔殺人を例にとりましょう。被害者の眼の上には、犯人の顔の像がくっきりと残されております。その被告の裁判で、被害者のうつろな眼が被告が犯人だという証言をしているのに、陪審員がこの事実を知らなくてよいでありましょうか。

つまり、私たちの視覚が網膜に映る写真のような像によっているのなら、それを証拠として使って悪い理由はない。19世紀には、殺された被害者の網膜に犯人の姿が焼きつけられていると広く信じられていたし、1906年の6月16日（ブルームの日）のダブリンでも、まだ生き残っていた。ジョイスの小説『ユリシーズ』のなかに、それを紹介した新聞記事が出てくる（「殺人―被害者の眼のなかに犯人の像。彼らはその記事を読みふけった」）。最初の「オプトグラム（定着網膜像）」は、ハイデルベルク大学の生理学の教授だったヴィリー・キューネによって1876年に作製された。キューネは、シロウサギの片眼に、格子窓のぼやけた像を定着させるのに成功した。網膜の桿体や錐体といった特殊な細胞の内部には感光色素があり、光があたると、この深紅色の色素が退色する。この状態を定着させたものがオプトグラムである。ドイツの偉大な物理学者ヘルムホルツは、キューネからオプトグラムの知らせを聞いて、小躍りした。「この発見のことを聞いて、とても喜んでいます。私はつねづね、網膜にはなんらかの光化学的な作用が起こっているはずだと考えておりましたが、まさかそれを証明してくださる人物が現われるとは思ってもみませんでした」。ヘルムホルツは正しかった。すなわち、光のエネルギーは、桿体や錐体にある特殊な色素によってとらえられるのだ。「オプシン」と呼ばれるこれらの色素は、光を吸収すると、桿体や錐体に一連の化学反応を開始させ、最終的には視神経を通して電気信号が脳に送られる。自然界には多数の種類のオプシンがあるが、種類ごとにもっともよく反応する光の波長が異なる。人間の脳は、（3種類の錐体にある）3種類のオプシンの出力を比較して、色覚を生み出す。

「フィラデルフィア写真ジャーナルの1877年5月号に、最近行なわれた実験がフォーゲル博士によって紹介されております」とは、キューネの実験のことだった。フォーゲル博士は、パリの理髪師のように新しい髪油を宣伝しにやってきたのではないという、よくわからない前口上から始めつつも、「視覚の自然法則が発見された」ということを読者に伝えた。さらに、「視紅」の発見をきっかけに光を感受するほかの物質も発見されるはずで、それが写真に大いなる恩恵をもたらすかもしれないと予見した。彼のこの予見の根拠は、私たちの視覚のもつ「驚くべき感度」である。すなわち、「部屋のなかのもっとも暗い隅を写真に撮るには、数時間の露出時間で撮影しなくてはならず、それでもせいぜいぼんやりとした像が得られるにすぎません。ところが、眼は、一瞬のうちにその細部をいとも容易に見てとることができるのであります」。この点で、フォーゲル博士は誤っていた。写真は、眼をまねることによって進歩したのではないし、視覚の驚くべき能力は、視紅の感受性にあるのではなく、脳にあるからだ。

オプトグラムは、一般大衆の想像力を大いにかきたてたが、死の瞬間に像が網膜に焼きつくという考えは支持されなかった。リヴァプールの修道院付属の学校に通っていた頃、私が教わったのは、死ぬ直前と死んだ直後とでは、身体には化学的な違いなどないから、魂は身体とは別物だ、ということだった。その後、この学校で教わったほかのことと同様、これがまったく正しいわけではないということがわかった。感光色素による光の吸収など、脳と眼における化学反応は、私たちが死ぬやいなや変化するのだ。殺人犯の像は、（キューネがウサギの眼でそうしたように）即座にミョウバンを用いて定着させないかぎり、すぐに消え去ってしまう。1888年ロンドン警視庁は、切り裂きジャックに殺されたアニー・チャップマンの眼のなかにジャックの像を見つけようとした。これは失敗に終わったが、そうなることは科学的に最初からわかりきっていた。

確かに、眼は網膜に像を形成するが、カメラの像ほど、その目的は定かでない。テレビや映画の映像もそうだが、カメラで撮った写真は、人間の眼に見せるために、つまりは網膜像を作るために撮られている。しかし、網膜像そのものは、人間の眼によって見られるようにデザインされているわけではない。このことは幸運だった。というのは、網膜像はカメラや望遠鏡の映像に比べてきわめて不完全だからだ。たとえば、「ぼけ」の知覚を例にとろう。眼の光学系は完璧ではないため、網膜に映る像はつねに多少ともぼけているのだが、私たちはふつう、そのことにはまったく気がつかない。不完全な眼でできる範囲でしかピントが合っていなくても——像に完璧にピントが合っていなくても——、像は完璧なぐらい鮮明に見える。知覚されるぼけは、光学的なぼけと同様のものではなく、眼のピント合わせを引き起こすものだということを考えるなら、これは納得がいく。脳は、像のある程度のぼけを許容することを学習し、それを正常とみなす。実際に、脳が「正常」とみなすぼけの程度は、ぼけた写真を見ることによって変化する。ぼけた顔写真を1分ほど見つめたあとでは、少しだけぼけた写真のほうが鮮明な写真よりも好ましい印象を与える（図1・1参照）。これはつまり、ぼけのような光学像の性質でさえも、たんに写しとられるわけではなくて、脳が能動的に解釈するということを示している。

視知覚の哲学につきまとってきた問題は、見ることが像、すなわち網膜の光学像に始まり、それと

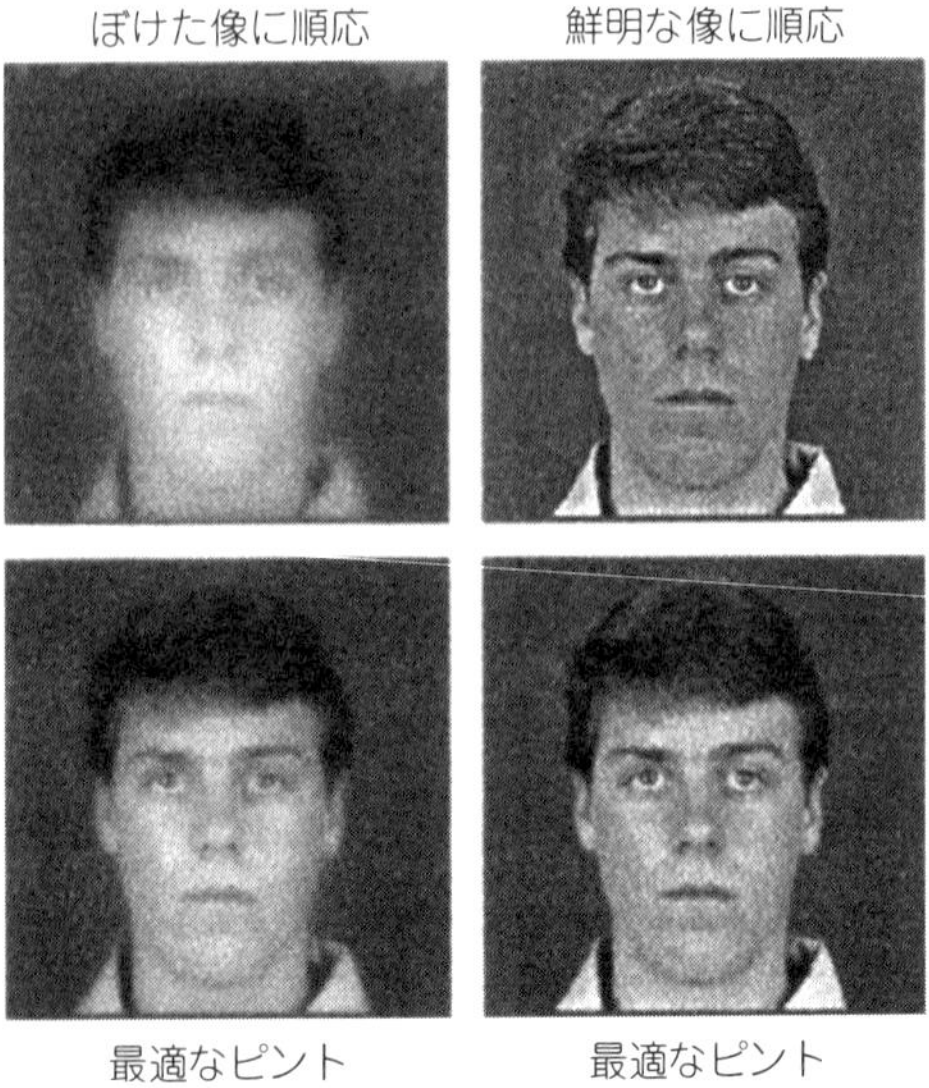


**図1・1　ぼけた像に順応すると（上），最適なピントの知覚が変化する（下）**

はまったく異なる種類の像、すなわち外界の知覚像で終わる、というところにある。この2種類のもののどちらにも「像」という語を使っているので（少なくとも西洋の言語ではそうだ）、混同されやすい。この悪い習慣を断ち切るためには、頭の体操が必要だ。一回深呼吸をしてから、次のようなちょっと変わった問題を考えてみよう。なぜ人間はわざわざ網膜の上に像を作るんだろう？　草木も、菌類も、バクテリアも、そんなことなどしない。ある種の貝はするが、でも形が見えるわけではない。ハエの眼は何千もの像をもつ。私たちは2つだ。なぜこんなにもいろいろなのか？

眼の進化から言えるのは、「大きいことはいいことだ」ということである。ほかの多くの器官とは違って、眼は、身体の大きさに比例して大きくはならない。これは、眼の光学的性能がその相対的大きさによるのではなく、絶対的大きさによるからである。スズメの眼は、脳とほかの感覚器官を合わせたのと同じぐらい大きい。それでも、大きな動物の眼にはかなわない。ダチョウの眼は直径が5センチもあり、陸上の動物のなかでは最大で、24キロ彼方にある2メートルの高さの小山も見える。ウマ、シマウマ、そして平原で生活するほかの動物の眼も、これに負けず劣らずだ。彼らの膨らんだ眼は、即時警告システムであり、遠くから忍びよる危険を察知するようにできている。クジラは、ラグビーボール大の眼をもつ。ワシやタカなど猛禽類の鳥も、空中から獲物を見つけるのにもってこいの並外れて大きな眼をもっている。視力検査表で彼らをテストしたとしたら、私たちよりもひと桁下の文字や記号まで見えるだろう。

なぜ大きな眼のほうがよいのだろう？　それは、大きければ、より多くの光を集めることができるからである。光は瞳孔を通して入ってくるが、どれぐらいの光が入ってくるかは、瞳孔の大きさによって決まる。望遠鏡は大きくなるほど、よりかすかな星でもはっきり見ることができるが、眼の場合も同じことが言える。ただしこれは、ピントが合っている場合に限られる。ピントが合っていないときには、対象からくる光線は、網膜全体に広がる。網膜の面積は瞳孔の面積と比例するので、ほんとうは眼を大きくするだけではだめである。しかし、ピントが合っているなら、遠くの点光源からくるすべての光線は、網膜上の同一点に集まり（つまり、ここが「焦点」ということになる）、同一の錐体や桿体が刺激される。錐体と桿体は、光がたくさん入ってきたときのほうがより正確にかつ速くはたらく。そういうわけで、眼は大きいほうがよいし、焦点合わせの機能も備えていたほうがよい。

もし眼が解決すべき問題が光をできるだけ集めることだけなら、瞳孔はつねに最大に開かれているはずだが、問題はこれだけではない。ご存知のように、瞳孔は明るいところでは、しぼんで小さくなる。理由のひとつは、入ってくる大量の光から網膜を守るためである——大量の酸素もいけないが、大量の光もダメージを与え、錐体や桿体が死んでしまうのだ。しかし、もうひとつ、光学装置としての眼の欠点に由来する別の理由もある。眼は、歴史的にも、まったくの偶然からこれほど精巧な装置ができるわけがなく、創造主である神の技量を証明するものとして、体の器官のなかでも最上位に位置づけられてきた。だが、検眼鏡の発明者であるヘルマン・フォン・ヘルムホルツは、神は、人間の眼のような粗悪な装置をお作りになったことを恥じている、とも言っている。問題なのは角膜と水晶体で、すべての光線を網膜の同一点に結ばせるだけの正確な形をしていないのだ。水晶体の端を通過した光線は、中央を通過した光線とは違った部分に行く。眼がこれを回避する唯一の方法は、瞳孔を小さくして周辺の光線を排除することである。

これらは、加齢にともなって残酷なほど顕著になる。老化の兆しは、まず眼に現われる。性的能力も低下してゆくが、眼の老化はすでに15歳から始まる。ただし水晶体は、ペニスとは逆に、年をとるにつれてますます硬くなってゆく。メガネをかけないと文字を読むのが困難になり、照明が弱い場合にはとくにむずかしくなる。弱い照明のもとでは、眼のなかにより多くの光をとり入れるため瞳孔が広がるが、そのため像がぼけて、文字が読みにくくなる。光が多い場合には、瞳孔が「ピンホール（針穴）」状になり、視力はよくなる。ピンホールは、かつて文字を読む補助手段として使われていたし、現在もそれに類するものが市販されている。紙に針でひとつ穴を開けて、その穴越しに、明るく照らした本か雑誌のページを見てみよう。こうすると、数センチの距離にあるページを読むことができる。この仕掛けは、光が少ないと見るに足りるだけの光をピンホールが通さないので、うまくはたらかない。これを避ける奇抜な方法に、不透明なメガネに数百ものピンホールを開けるという手がある。これだけピンホールがあれば、光を十分にとり入れることができる。しかし、鮮明な視覚を得るために昆虫のように見なければならないというのは、かなり高い代償だ。

網膜像に問題を引き起こすのは、年齢だけではない。ロンドンのスタムフォード・ヒルの正統派ユダヤ教徒の男の子たちは、日本人の多くや、1930年代にカリフォルニアで行なわれた悪名高いIQ研究の対象となった子どもたちと共通の問題を抱えている。厳格な正統派ユダヤ教徒の男の子たちのほとんどが、近視だと言われている（彼らの姉妹はそうではない）。彼らは、眼を近づけてびっしり書かれた細かな文字を読むことはできるが、遠くのものがよく見えない。私が日本の大学院で授業をもっていたときにも、受講生はみな近眼で、メガネをかけていた。近視のカリフォルニアの子どもたちは、メガネをかけていない子どもたちよりもIQが高かった。タルムードの注釈書の細かな文字にしろ、微妙な違いしかない漢字で書かれたページにしろ、カリフォルニアの裕福な家庭で行なわれていた読書にしろ（なにせ、IQは親の収入とも相関する）、共通しているのは、至近距離でものを読むことのようだ。眼がごく近距離の用途に使われ続けると、遠くのものより近くのものに焦点が合った状態が続き、その結果近視になる。

ふつうの近視では、生まれつき眼に異常があるのではなく、いわゆる「正常な」眼とは違う視距離でものを見るのに慣れているにすぎない。では、どのようにして近視になるのだろうか？　生まれたとき、眼は完成品ではない。生後直後は直径が17ミリほどだが、成長しておとなになるにつれて、

24ミリほどに達する。1ミリの何分の1かの違いが、正常眼と近視眼の違いを生み出す。近視の眼の直径が長すぎて、水晶体と角膜の調節力の範囲を越えてしまうと、遠くの対象の像は網膜の手前に結像してしまう。眼がいかにして「正しい」サイズになるかについてのひとつの仮説は、網膜の神経細胞が像のピントが合っているという信号を送るまで、眼が大きくなり続ける、というものだ。ヒヨコの片眼にメガネをかけて育てると、その眼は、正常な眼とは違った大きさの眼に成長して補正をする。この補正は、もう一方の眼には起こらず、眼から脳への連絡には依存しない。おそらく、眼が近視の状態になるのは、発達の段階でエサが眼からあまりに近いところに与えられるからなのだろう。ただ、人間でもそうなのかどうかは、いまのところ不明である。

眼のなかに像を形成する最初の目的は、光受容細胞にたくさんの光があたるようにすることにあったのかもしれないが、それに加えて明らかに別の利点もある。ピントが合った像では、空間内の異なる方向からくる光は、網膜上の異なる場所にあたり、空間内の対象の位置情報をもたらす。像をもつという利点は、明らかであるように思えるかもしれないが、ただ像をもつだけでは十分ではない。像の重要さは像をもつことではなく、像を解釈することにある。そのためには、脳は像を測定しなければならない。最初の測定は、異なる桿体や錐体で吸収された光子の数を比較することだ。空中でホバリングしているチョウゲンボウは、獲物の動きにとても敏感で、1個の錐体にあたる光の量の2%が変化しただけで、動きを感じとれる。像がより鮮明で大きくなるほど、この2%の違いに対応する獲物の動きはわずかになる。猛禽類のなかには、可視スペクトル中の紫外線を強く反射して光る糞の場所を突き止めて、小型の齧歯類を見つけるという離れ業をやってのける鳥もいる。これをするためには、像のなかの隣接する光受容細胞間の紫外線のわずかな違いを測定しなければならない。像によくピントが合い、像が大きいほど、紫外線やほかの光のコントラストを検出する感度が高くなる。

網膜像は解釈の必要があると最初に言った哲学者のひとりは、ジョージ・バークリー（1685-1753）だ。『視覚新論』を出版したとき、彼は24歳の若さだった。バークリーは、物質の実在を否定したことで悪名高く、さまざまに茶化されている。

昔あるところに、次のように言った男がおりました。
「中庭にだれも見る者がいなくても
この木が存在し続けるというのを
もし神様がお知りになったら
とても変だとお思いになりますまいか？」

そしてそれに対する答え。

「変なのはきみのほうさ。
私はいつだって中庭にいる。
これが木が存在する理由さ。
なぜって、きみの親愛なる神様が見ているんだから。」

バークリーは、その哲学の帰結として、物質の実在と心の外側の世界をすべて否定した。彼の理論は、一般に受け入れられるまでにはならなかった。サミュエル・ジョンソンは、足元にあったでかい石を蹴飛ばしてびくともしないところを示して、「ほらね、彼は間違ってる！」と言った。しかし、バークリーを最終的に彼の観念論的哲学に向かわせた懐疑は、まったく純真に、網膜像についてのいくつかの疑問に端を発している。

『視覚新論』の要点は、網膜像の特性が視知覚とはまったく異なる――視知覚は光学像とは完全に別物である――ということ、すなわち視覚と呼ばれるものは実際には過去の記憶であって、まずは触覚や運動から出発するのだ、ということを示したことである。バークリーは、『視覚新論』の第2段落目から早々と、網膜像に対する攻撃を勢いよく開始し、眼に到達する光は距離についての情報をなにももたらさないと指摘した。「距離が、それ自体としては、そしてまた直接的には、見ることのできないものだということについては、だれも異論がないだろう。距離は、端の点を眼にまっすぐに向けた直線であるから、それは、眼底に一点を投じるだけである。その一点は、距離が長くても短くても、同じである。」

確かにその通りだ。距離は、像のなかに直接与えられているわけではない。写真や絵の例からも明らかなように、私たちは平べったい像のなかに奥行きを見る。さらにこれだけでなく、対象の大きさの知覚も、同様の問題がある。ある人が向こうに遠ざかっていけば、それにつれて彼の像は小さくなるが、だからと言って、だれも彼が小人になったとは思わない。そして、もし視知覚を網膜像の写し

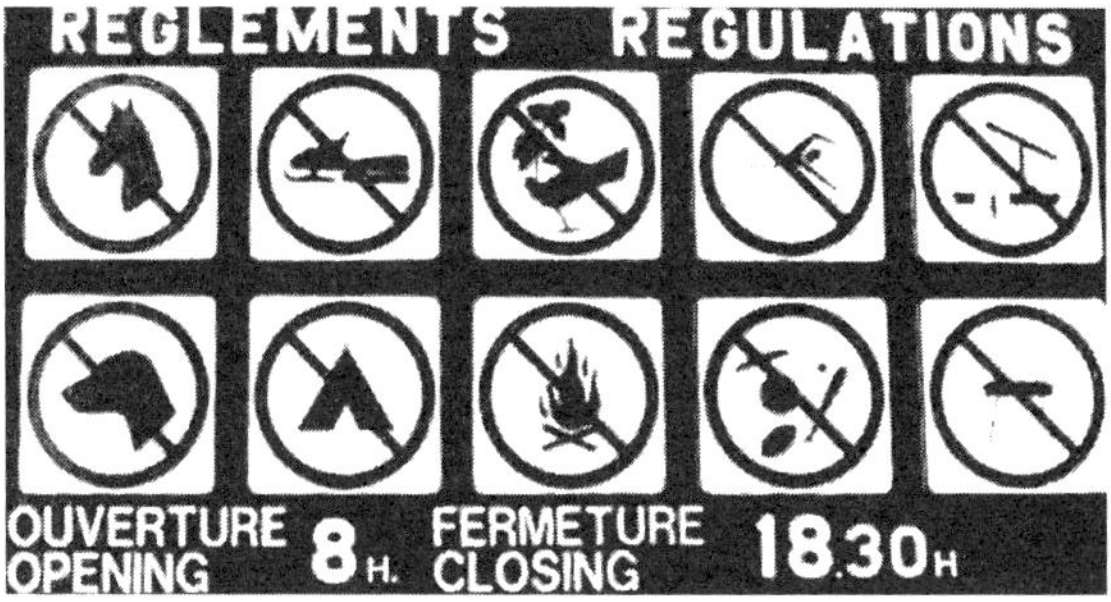


図1・2　カナダのケベック州の「禁止標識」

だと考えている人がいるなら、（バークリーの言うように）その人は、網膜像が上下逆さまだということも考慮しなければならない。「したがって、像はこのように上下逆さまなのだから、どうして私たちがその対象を正立していて自然な位置にあると思うのかが問題となる」。

バークリーの答えはこうだ。経験が私たちを助け、どのように視覚的印象を対象のほんとうの特性と結びつければよいかを教えてくれる。私たちは、世界のなかを動き回るという経験を通して、遠くの対象がそれより近くの対象によって部分的に隠され、その像がより小さくよりかすんでいるということを学習する。地平線上の月を空高くにある月よりも大きく見せるのも、これである。バークリーによれば、私たちは、人間の外見に怒りや恥かしさといった感情を見ないのと同様、対象のほんとうの大きさを見ない。私たちは、見えざる感情の存在を観念の連合によって推測するのと同じように、大きさと距離とを推測するのだ。視感覚は、対象の特性には似ていない。それらは、言語における単語と同様に、あるいはシンボルに赤い斜線を引いた標識と同様（図1・2参照）、まったく恣意的な記号なのだ。バークリーの不思議な世界では、高層ビルの像が実は人形の家ということもあるし、またその逆のこともある。「視覚的にほんの小さなものが、触覚的にはとても大きなものと結びつくということもありえる」と彼は言う。彼によれば、もし私たちの眼が顕微鏡に置き換えられたとしたら、私たちは、像をどう解釈したらいいかわからなくなるはずだし、「見るという空疎な楽しみだけが残され、そこからそれ以上の有益なことはなにも得られないに違いない」。

現代の神経科学から見ると、バークリーの視覚理論には、正しいところもあるし、間違っているところもある。彼は（そして彼以前の時代の人々も）、光学像という素朴な視覚の概念を問題にしたという点では正しかった。すでにバークリー以前にデカルトは、眼が小さな像を脳に送っているという考えを鼻で笑っていたのだが、松果体がひとつしかないという理由から、視覚の座を小さな松果体におくにおよんで、本音が露呈してしまった。彼は、像をできるだけ数学的な点へと変換したかったのだ。デカルトにとって、心的な像とは、非物質的なものであって、空間的な広がりをもたないものだった。したがって、それらは光学像のようなものではない。中世の神学者が論じた針の先っちょで踊る天使と同じように、松果体には無数の感覚を入れることができる。この論法は、バークリーの論法とは異なる。

『視覚新論』の欠点は、詰めが甘いため、間違っているということである。バークリーは、視感覚のようなものがあり、それらが空間内の大きさや位置といった特性をもつと考えた。言いかえると、見るということに関して2つのプロセス――網膜像を見るプロセスと対象の実際の特徴を見るプロセス――を仮定した。しかし、これは、そもそも網膜像の大きさをある程度直接に見ることができるということを仮定しており、網膜か脳のなかに像の大きさを測るためのメカニズムがなければならないという論理的なポイントを無視している。もし、大きさは測られる必要があるということを受け入れるなら、その対象の大きさ以前に、網膜像の大きさが最初に意識されると仮定する必要はない。

　たとえば、木の像は網膜上には私たちの身体に対して上下が逆さに映るが、私たちがまず身体に対して上下逆さの像を見て、次にそれをもと通りにするという2段階のプロセスを踏んでいるとは考えにくい。バークリーによれば、木のてっぺんが根っこよりも高いところにあるように見えるのは、てっぺんをはっきり見るために、眼を上に向けなければならないからだ、という。そしてここでも、これは私たちが経験から学ばねばならないことなのだ、という。しかし、世界を正しく見るには学習しなければならないというのは、ほんとうだろうか？　もちろん、そう考えたのはバークリーだけではない。感覚を解釈するためには「経験」が必要だという考えは、イギリスのロックを嚆矢としてフランスのコンディヤック神父にいたるまで、啓蒙主義のあらゆる哲学者によって、呪文のように繰り返されてきた。たとえば、『ニュートン哲学の基本原理』のなかで、ヴォルテールは、大きさの知覚について次のように述べている。

> 私は、遠くから小さな穴越しに、家の屋根の上にいる人間を見ている。……それを人間と判断したとたん、経験によって私の心のなかに植えつけられていた結びつき——人間という観念と1・5から1・8メートルという大きさの観念の結びつき——は、それについて考えることなしに即座に、いま見えているのはそれぐらいの身長の人間だということを教える。

同様に、何度も引き合いに出されてきたのが、白内障が原因で生まれながらに盲目であった男性が、おとなになってから手術を受けて眼が正常な状態になったときの話である。ダブリンに住んでいた弁護士、ジェイムズ・モリヌーは、この患者がそれ以前には触覚で区別していた対象どうし――たとえば立方体と球――を視覚で区別できるかどうかを、ジョン・ロックに問うた。ロックの答えは「できない」であり、その患者はそれらを触覚と結びつけることを学習しないかぎり、自分の視感覚に対して名前をもたないだろう、というものだった。これに関連して、コンディヤックは、次々に感覚を付与されていく石像のたとえを用いたことで知られている。この石像は、ドン・ファン（ドン・ジョヴァンニ）の物語に登場するセヴィリアの騎士長の石像に似ている。この騎士長の石像は息づき、台座から降り、ドン・ファンに襲いかかった。だが、コンディヤックの石像は、それとは違って、ドン・ファンにとってほとんど脅威ではなかったろう。なぜかと言えば、コンディヤックの石像は最初はすべてのものが逆さに見えているからだ。経験を重ねたあとでないと、この石像はものが正しく見えるようにならない。

啓蒙主義の哲学者たちは、教会の公権力に対する戦いの重要なメタファーとして盲人を用いたが、これはたまたまそうしたのではなかった。生まれながらの盲人は、人間のもっとも重要な感覚を欠いており、外界を知るには、伝聞と他者の権威に頼らねばならない。盲人のおかれている状況は、自分の感覚の証拠を用いずに、聖職者や昔の哲学者の言うことに頼っている人々と同じである。目覚めよ、そして他者の権威などでなく、自分自身の感覚を用いよ！　私たちが得る知識はもっぱら経験によるという不変のテーマは、科学的な考察にとどまらず、政治的な声明なのだと理解される。マルクスは、「哲学者たちは、世界をああだこうだと解釈することしかしない。問題は世界を変革することのほうにあるのに」と言ったが、それは間違いだ。アメリカ独立戦争の移住開拓者にとって、ジョン・ロックの『市民政府論』は、聖書と同じぐらいに身近な本だった。啓蒙主義の哲学者は、西洋の世界をよりよい世界へと変えたのだ。

それゆえ、コンディヤックの石像の背後にある思想に共感する人もいるだろう。とはいえ、この説が視覚の正しい説明になるわけではない。私たちの視空間の経験が触覚や身体の動きを通して一から学習されなければならないとする説は、間違っている。「上下逆さま」の網膜像を例にとろう。網膜の上半分にあたる光は、視空間の下側（地面に近いほう）から来るように、網膜の下半分にあたる光は、視空間の上側（たとえば空）から来るように見える。これを体験するには、まぶた（眼ではない！）を軽く押してみるとよい。左のまぶたの鼻に近いほうの上の部分を押すと、視野の左側の下の部分にスポットが見える。最初は、この現象は大きな驚きだ。というのは、このスポットと押した部分とが「合って」いないように見えるからである。しかも、左右も逆だ。私たちは、バークリーが言うように、網膜上の位置と空間内の方向との結びつきを学習したのだろうか？　あるみごとな実験が、そうではないことを示している。1902年、ドイツの眼科医スクロットマンは、誕生時、あるいは生後すぐから眼が見えなかった何人かの患者に実験を行なった。彼らのまぶたを押すと、晴眼者と同じく、スポットが見え、そのスポットの方向を指させると、晴眼者の場合とまったく同じ方向を指した。したがって、網膜上の位置と空間内の方向との間の結びつきは生得的であって、経験によって学習されるものではないのだ。アメリカの神経科学者でノーベル賞の受賞者、ロジャー・スペリーは、カエルの視神経を切断し（人間の眼と違って、カエルの視神経は再生する）、眼球をくるりと180度回転させる実験を行なった。カエルは、ハエをとらえようと、あたかも網膜像が上下逆転・左右反転したかのように、舌を出した。この結果は、眼の、それぞれの部分からの神経が、以前に結びついていた通りの脳の場所へと伸びて行き、眼のその部分から届く情報が以前とまったく同じように解釈されることを示している。これは学習では説明できない。カエルが獲物をとらないことを学習したりするだろうか？

探検家なら、自分のマップが左右逆だということにすぐに気づき、それに合うように、自分の動きを調整するだろう。眼の前におかれた外界を逆さにするレンズや鏡のシステム（いわゆる逆さメガネ）は、網膜上のマップを左右反転させる。私たちは補正できるようになるだろうか？　ジョージ・ストラットンは、リチャード・グレゴリーをして「実験心理学全体を通して……おそらくもっとも有名」と言わしめた実験によって、この問題を検討した。

ストラットンが最初に逆さメガネをかけたとき、世界は逆さまに見え、自分の動きもすべて逆になった。たとえば、テーブルの上のカップをとろうと、見えている位置に手を伸ばすと、頭上の宙をつかむことになった。歩くのもむずかしかった。しかし、6日目になるとかなりよく動けるようになり、（彼自身の報告によれば）世界が正常に見え始めた。ストラットンの実験は、1947年から54年にかけてオーストリアのインスブルック大学のイヴォ・コーラーによって追試され、観察者は最長で2週間逆さメガネをかけた。動きは、練習を重ねるにつれて急速に上達した。数日のうちに、自転車に乗ったり、スキーができるまでになった。このように観察者がめざましい上達をとげたことは、知覚が視覚像の学習された解釈だとする、バークリーの主張を裏づけているように見える。とすれば、この結果は、上下の知覚が生まれながらのものだとする眼球を押すスクロットマンの実験の結果と、どうすれば折り合いをつけることができるのだろうか？

　ここにはむずかしい問題がある。それは、ストラットンとコーラーの実験では、実は世界が「正しい向き」で見えるようになったのではなく、上下逆さに見るのに慣れただけなのではないか、という疑いである。彼らは自転車に乗ることもできたのだから、この疑いはバカげているようにも思える。だが、そうではない。たとえば、斜視は、プリズムを用いて両眼の像を重ね合わせることによって治すことができる。プリズムは、眼に対する軸の向きによって像を右や左にずらす。もし、眼の正常な観察者が両眼にプリズムをかけると（両眼の像がたとえば右にずれる）、観察者は、方向を誤り、見えている対象をとろうと左に手を伸ばして、空をつかんでしまう。けれども、2、3分もすれば順応して、ものを正確につかめるようになる。彼らは、その対象が自分の身体に対して正しい位置にあるように見えるようになったのだろうか？　そうではない。というのは、彼らが左手で正しい位置に伸ばせるようになってから、右手でテストした場合には方向を誤り、右手も学習が必要だからである。彼らの新しい能力は、片方の腕だけに限られ、身体全体に対する対象の知覚が根本的に変化するわけではないのだ。この同じ観察者は、見えないスピーカーから音が来る場合も、音源の方向を誤る。彼らは、空間内の対象の位置の知覚を補正したのではなく、自分のもっている外側の空間のマップのなかで、自分の腕の位置を補正したのである。

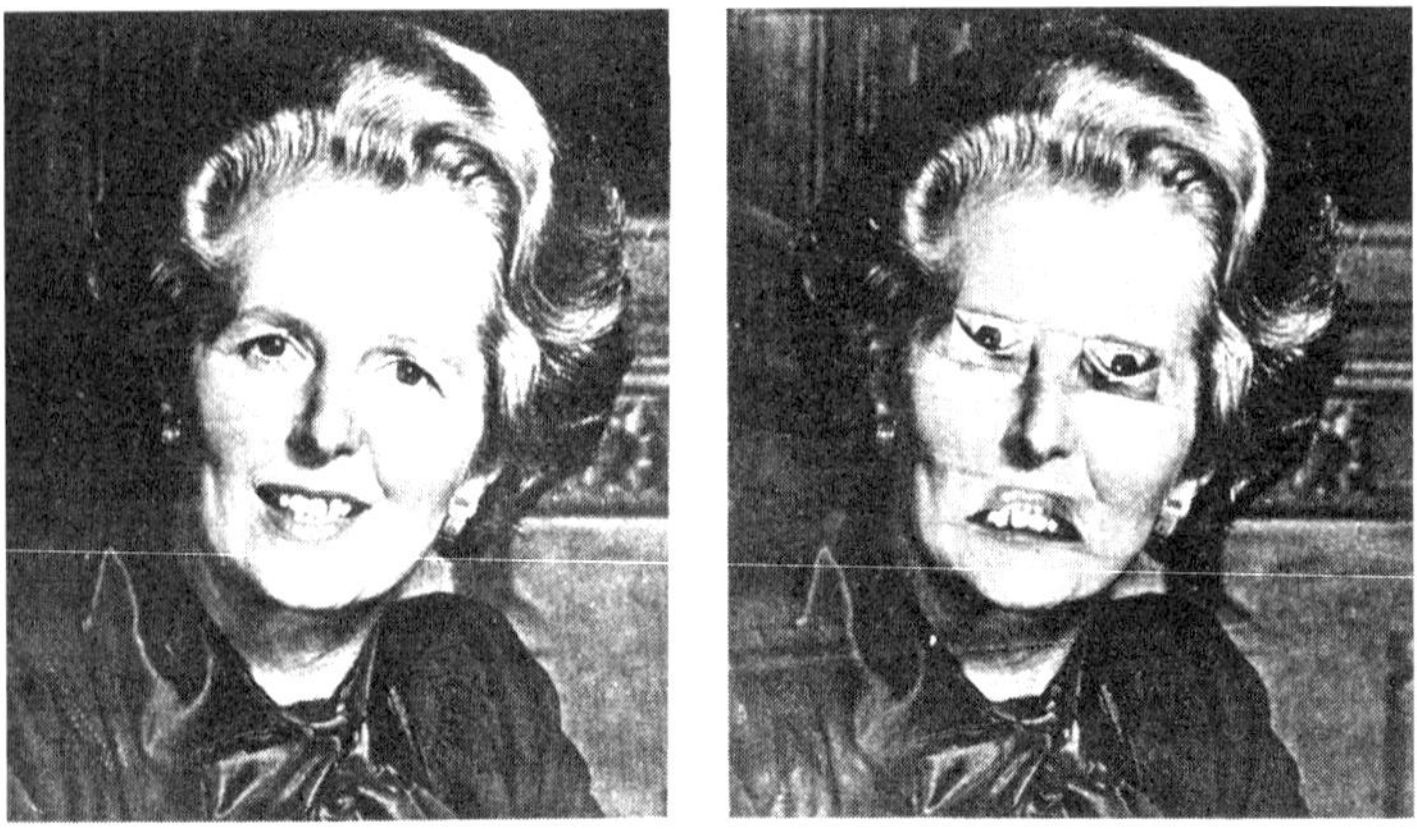

図1・3　トンプソンのサッチャー錯視

図1・3の右側の図では、とある有名人の顔写真が奇怪に見える。そう見えるのは、口と眼が逆さに貼りつけられているからだ。ページを180度回転して観察すると、同じ顔なのに、今度はそれほどおかしいようには見えない。このことから推測されるのは、口や眼の表情の知覚といったものが、鼻や顔のほかの部分に対してではなく、網膜に対して正立か倒立かに部分的に依存している、ということである。逆さメガネを数日かけて順応したあとでこの写真を見たら、どう見えるだろう？　もし、逆さメガネの経験が網膜像を逆さにすることを教えるのだとすると、単純な予測が思い浮かぶ。最初、逆さメガネをかけたときには、像は逆さで優しそうに見え、順応後には、正立して、奇怪に見えるはずである。言いかえると、ページを上下逆さにしたときには、順応していない状態で見るのとまったく同じように見えるはずである。もうひとつの可能性は、もし頭のなかで逆転が起こっていないなら、顔は依然として微笑しているように見える、というも

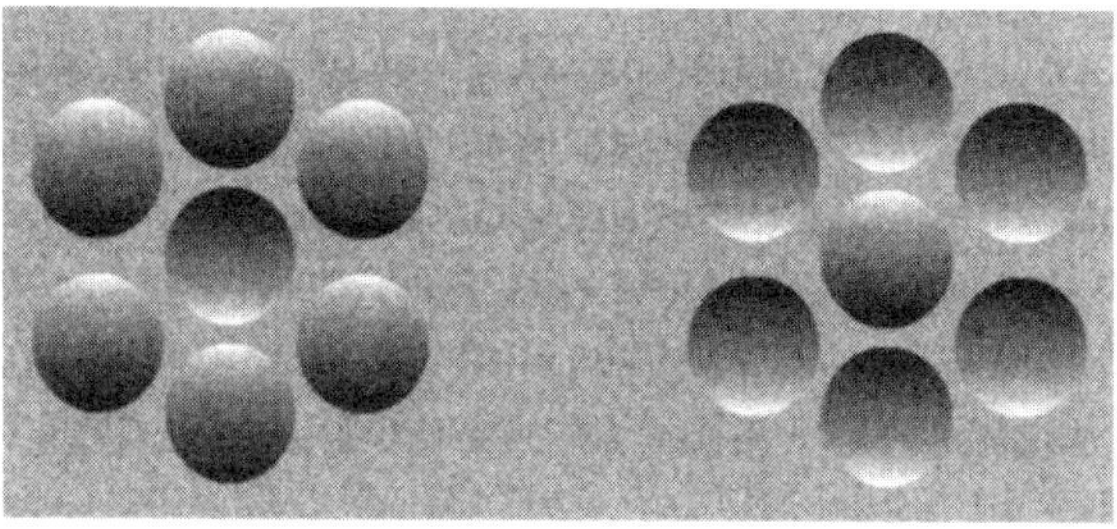

図1・4　凹か凸か？

のだ。

この実験そのものは行なわれていないが、似たような実験がある。図1・4に示したのは、陰影のついた円盤の画像である。左側の図は、中央以外の円盤がページからでっぱっているように見え、中央の円盤はへっこんでいるように見える。なぜこのように見えるのだろう？　それは、私たちが「陰影から形」を決定する特殊な神経回路をもっていて、これらの回路は光が像の上側から来る（自然界ではふつうそうだ）ということを前提にしてはたらくからだ。ページを上下逆にすれば、へっこみはでっぱりになるし、でっぱりはへっこみになる。逆さメガネをかけた観察者も、私たちの予測どおりに、でっぱりとへっこみが逆になって見える。もし、順応後に、頭のなかでこの像を回転させているとしたら、凹凸の逆転をもと通りにするはずである。この実験では、順応後、でっぱりがへっこみに変わった観察者は、ひとりもいなかった。だから、学習の影響力はごく限られていることになる。

文字を読むことについても、同じことが言える。凹凸実験の観察者はみな、上下逆に書かれた文を読むことができるようになった。これは当然である。というのは、逆さ文字も鏡文字も、多少練習すれば読めるようになるからだ。これまで、レオナルド・ダ・ヴィンチを筆頭に、鏡文字を書く技を身につけた人は多くいる。しかし実験では、文字が正立しているように見えるようになったと言った観察者は、ひとりもいなかった。

さて、問題の核心にたどり着いた。観察者は、どうして、ものが上下逆さに見えるのに、自転車に乗ったりできるのだろう？　知覚が内的な像だと考えるかぎり、これらの事実はつじつまが合わない。その答えは、私たちの脳が網膜像をいくつもの異なる目的に使う、というものである。ひとつは、私たちの動きをガイドするという目的だ。逆さメガネの実験が示すように、網膜像を逆転させたときに、このシステムは迅速な学習を示す。もうひとつの目的は、対象の形と向きを、重力との関係で見るということである。これは、像が逆転している場合には、第一の目的のときほどには柔軟ではない。私たちは、上下が逆さになった顔を正常なものとして見ることを（少なくともそう簡単には）学習できない。しかし、口を正確に指さすことはすぐできるようになる。あとで見るように、この2つのシステムの違いは、脳のなかの2つの回路――動きの制御につながる回路と、顔やほかの形の認識につながる回路――とも対応しているようだ。神経科学が教えてくれるのは、脳には単一の内的な「空間」像があるわけではない、ということである。しかしこのことは、マップがないということではない。脳は複数のマップを巧妙にあつかうのだ。次の章では、この問題をとりあげよう。

# 第2章　マップのなかの表現

1812年6月、ナポレオンは50万の軍勢を率いて、ロシアに攻め入った。しかし、その年の12月には、撤退を余儀なくされた。ベレジナ川を渡ってなんとか生き延びた兵士は、その数わずか1万人足らず。ミシェル・ネイ元帥の指揮がなければ、これらの兵士さえも助からなかったかもしれない。最後（12月14日）までロシアに残っていたのは、このネイ元帥その人であった。ナポレオンは、12月5日にはすでに、敗残兵たちを見限っていた。軍の破滅的な軌跡は、フランスの交通省にあたる機関で監査役をしていたシャルル・ジョゼフ・ミナールによって1861年に作成された、有名な地図に示されている。ミナールの地図（図2・1参照）には、ナポレオン軍が通った川と町が2本の帯——1本はモスクワへの往路、もう1本はその復路——で表示されている。これらの帯の幅は、軍隊の規模を示している。図の下の目盛りから、気温（レオミュール方式［訳注　水の凝固点を0度、沸点を80度として、その間を80等分した温度単位］の温度で表示してある）が急激に下がったということも読みと

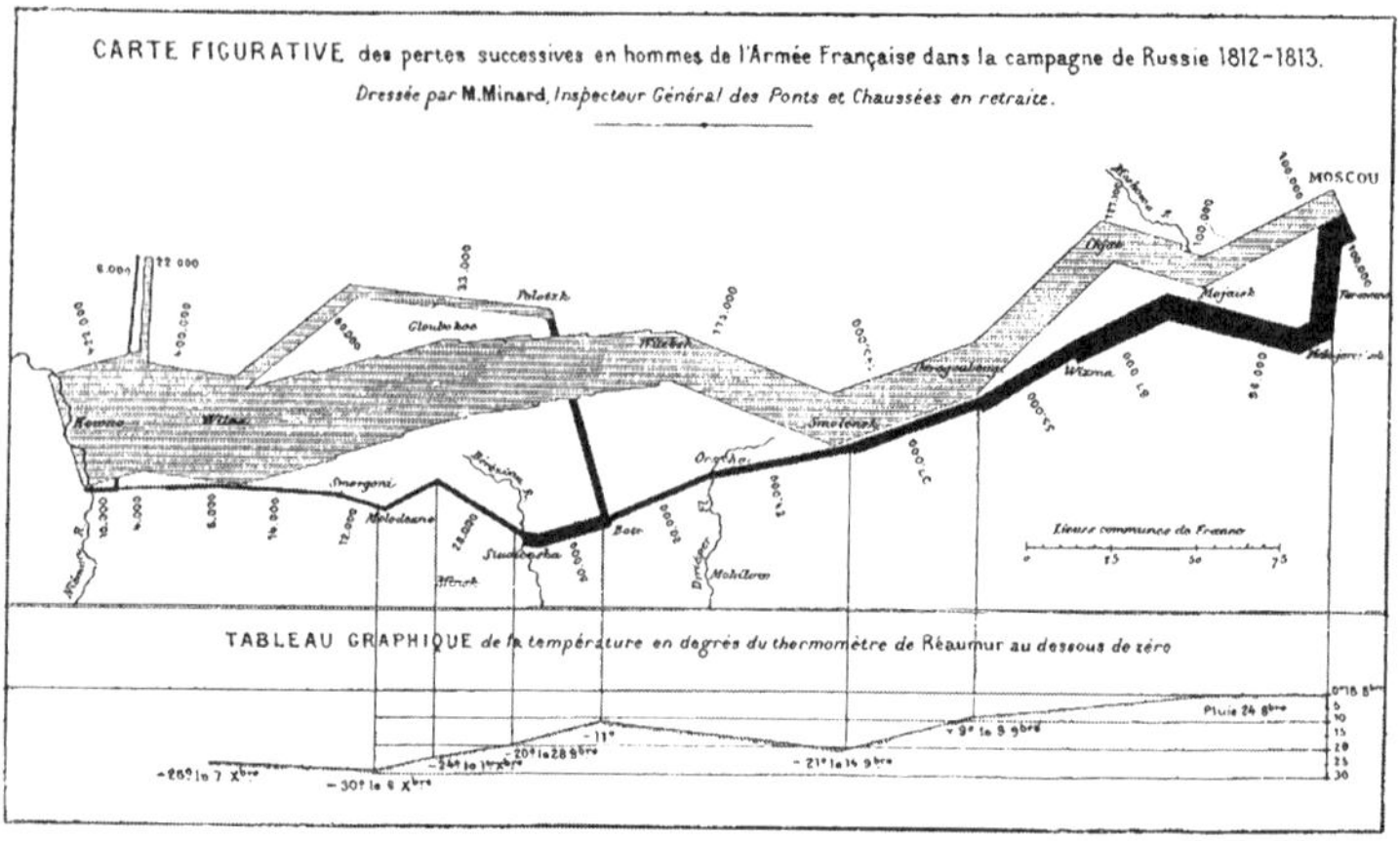


図2・1　ナポレオン軍のロシア侵攻（1812-13年）の様子を描いたミナールのマップ

ることができる。

この章では、脳のなかの地図（マップ）について述べ、それが映像とどう違うかについて述べる。映像は、言ってみれば、面上の明と暗のパターンにすぎない。一方、地図は情報を伝達するための道具だ。当然ながら、その目的は、距離と方角の情報を伝えることにある。地図には通常、距離を示す縮尺と、一定の基準にもとづいた方角がある。しかし、たとえ距離の情報を伝えなくても、地図にはそのほかにもいろんな機能がある。たとえばハリー・ベックが1931年に作成した有名なロンドン地下鉄路線図は、電気の配線図の方式にしたがって描かれている。このマップは、駅どうしがどれだけ離れているかではなく、どのようにつながっているかを表わしている。

マップは空間を表現するだけではない。ミナールの地図は、空間だけでなく、時間も表現していた。マップでは、空間や時間以外の情報を示すために、色が使われることもある。チャールズ・ブースの1899年のロンドンの「貧困マップ」は、色が収入を表わしていた（カラー図版1参照）。
1815年にワイルドが作った「文明地図」では、文明化がもっとも遅れている国を1として、もっとも進んだ文明国であるイギリスの5まで、国が色分けされていた。カナダは「人食い人種とフランス人がいるので」、冷淡にも2で示されている。オーストラリアの1より上だが、それが人食い人種のゆえかフランス人のゆえかは、はっきりしない。

こうした色の使い方と単純な映像との違いを考えてみよう。写真のなかのバナナの黄色は、バナナのシンボルとしてそこにあるのではない。ハッブル宇宙望遠鏡から送られてくる色つきの天体の映像を見るときなどがそうだが、シンボルと映像の違いがはっきりしないこともある。その星が青で色づけられているのは、短い波長の光を放っているからなのか、それとも誕生したての星だということを示しているのか？　マグリットのようなシュールレアリズムの画家は、シンボルと映像の間の線引きの曖昧さを絵にして遊んでいる。

写真にも大量の情報が含まれているが、地図と違い、それらはまったく未消化の状態にある。写真には、縮尺もコンパスもないから、そこに方角や距離を読みとることはできない。網膜像では、一方の地点は、もう一方の地点の北にあるとか、2つの地点どうしは1海里離れているとかいった表現は、意味をもたない。像は像でしかなく、平面上の光の散らばりにすぎない。マグリットの有名な作品に、『これはパイプにあらず』という、パイプを描いただけの絵がある。彼が言いたいのはおそらく、それが像だということだろう。

ルイス・キャロルの『スナーク狩り』では、船長が極上の海図として海の巨大な映像図をとり出す場面がある。彼は「メルカトールの北極がなんだ、赤道がなんだ」とあざけって、「それらは慣習的な記号にすぎん」と、単純な乗組員たちを言いくるめる。彼が出してきたのは、一面に青色が広がるだけの図だった。ルイス・キャロルの別の短編には、もうひとつの極端な地図が登場する。それは実物大のドイツの地図だ。「陛下が、この地図を一度も広げたことがないじゃないかと申されますと、農民たちが反対しました。広げたら、それこそ国全体をおおって、陽の光が入らなくなってしまいます！　というわけで、私どもは、地図として実物の国を使うことにしました。これだと、結構うまくいくのです。」（たんなる像でしかないマップが役に立たないことは、ボルヘスとカサルスの『怪奇譚集』のなかの物語のテーマでもあった。）

映像のなかの2点間の距離からは、その間を歩くのにどれぐらいの時間がかかるかはわからない。海図はそうではない。海図を使ってとるべきコースを決めるとき、出発地点と最終地点の間の角度と距離を測るためにブルトン・プロッター（航法定規の一種）のような器具を使う。しかし、これができるのは、マップと実際の世界の間になんらかの数的な関係——計量的関係——が仮定されているときに限られる。もし、海図上のかなり近接した2点間の角度が135度なら、あなたは南東に船を向け、その間を通るだろう。もし、それらの間の距離が垂直方向で緯度2分と等しければ、2海里になるだろう、といった具合だ。こういったことは、世界から切りとってきた映像では不可能である。たとえあなたが写真のなかに映っているのがプリマスとエディストーン・ロックだとわかったとしても、その真ん中を突っ切るには、進路をどうとればよいかや、両者がどれぐらい離れているかはわからないだろう。

網膜に映った像は像であって、それ以上のものではない。方角や距離を判断して3次元の世界を動き回るために、この像はどこでマップへと変換されるのだろうか？　その可能性があるのは、まずは網膜である。網膜は、ただ光を受けとるだけのカメラのフィルムのようなものではなく、脳自体が複雑に伸びてできたものだ。（発生の際には、網膜は、脳から外へと突き出る柄の先端上で成長する。）桿体と錐体は、相互作用し合う何層かの神経細胞の層へと連絡し、最終的に、視神経を形成する神経線維の層に行く。視神経のそれぞれの神経線維は、自分だけのコールサイン――「こちら、網膜のＷＣＸ。飛んでいる虫について最新情報をお知らせいたします」――を、脳が認識できる神経インパルスのパターンとして送り出している、と仮定してみよう。アルファベットの3文字コードがあれば、26×26×26、すなわち17576の異なる網膜位置を区別でき、ハエをつかまえるにはこれで十分だ。もちろん、網膜は、文字からなるコードを送り出すわけではない。網膜からの独特な信号（あるいはサイン）は、たとえば、神経を通して送られる連続的な神経インパルスの時間間隔の違いかもしれない。この場合には、脳は、ニオイを識別するのとまったく同じように、網膜上の光点の位置を識別していることになる。ニオイにはそれぞれ独特な特質があるが、それを識別しているのは、嗅覚神経の異なる神経線維の活動パターンである。バラのニオイをことばで記述するとなるとむずかしいが、バラはバラ特有のニオイをひとつだけもっている。網膜が（ニオイのように）位置に対応する独特な信号を生み出すと最初に示唆した科学者はヘルマン・ロッツェで、彼はこれを「局所サイン」と呼んだ。

ヘルマン・ロッツェは、ゲッチンゲン大学の教授だった。彼の『医学心理学』が出版されたのは、

1852年のことである。ロッツェは、神経系において空間がどのように表象されているかをじっくり考えた最初の科学者だった。彼は、像が直接脳に送られるという単純な考えはとらなかった。本書の読者で、ある世代のイギリス人なら、『ビーザー』の「ナムスカル（ばか者の意味）」をご存知かもしれない［訳注　『ビーザー』は1970年代にイギリスでよく読まれたコミック誌］。ナムスカルたちは、その宿主の頭のなかに住みついていて、宿主のために考えてあげたり、知覚してあげたりしている。一匹のナムスカルが宿主の眼から望遠鏡で外の世界を覗いて、見えるものをほかのナムスカルに逐一報告する。それを聞いたほかのナムスカルは、メガフォンを口にあてて同じことをどなる。たわいもない話だが、ロッツェだったら、知覚のこうした『ビーザー』モデルを嘆かわしく思っただろう。「昔のまったく子どもじみた考え方では、像は外界から離れて感覚器官を通って心のなかに入り込むと言っていた。……だが、心とは、対象の空間的な像が宿る、受け身の広がりをもった媒体なのではない」。

さて、子どもじみた理論については、これぐらいにしておこう。しかし、うるさいナムスカルどもを追っ払ってしまったら、彼らに代わるものはなんだろうか？　ロッツェは、像の空間的情報が、ある種のマップの形式で脳に保持されると言おうとしたが、しかしそこには困難があった。彼は、イマヌエル・カントの本を読んで、脳のなかのマップでは空間知覚を説明できないと確信するにいたった。なぜそうなのかは、知覚に関するカントの哲学が説明してくれる。これを簡単に紹介しておこう。カントは、対象についての知覚と対象「そのもの」との間にはいかなる直接的類似性もないとした。「そのもの」という表現は、知覚する者がいない場合も――第1章で紹介したバークリーのことを歌った戯れ詩のように「中庭にだれもいなくても」――、対象が依然としてもっている特性のことを指している。もし網膜で錐体細胞が進化しなかったら、虹には色がなかっただろう。確かにそうも言えるが、対象が実際にもっている特性、たとえば、その対象が反射する光の波長とかが、あるのではないだろうか？　そうではない、とカントは言う。反射スペクトルや光の波長は、私たちが対象を心に表象するやり方にすぎない。色がないのと同様、「対象そのもの」の特性もない。時間と空間自体が、それ自体では不可知である世界についての心的表象なのだ。私たちはそれを「外」界と呼ぶこともできない。なぜなら、空間表象を使うからである。カントは、なぜ私たちが時間と空間を体験するのかについて、2つのかなり異なる説明をしている。第一の説明では、時間と空間は、私たち人間の認識の特性、煎じつめれば私たちの脳の特性だという。それらは「すべての存在によってかならずしも共有されているわけではない」。時間と空間を認識する第二の（より深い）理由は、時間と空間がなければ、経験は形をとりえないということである。時間と空間は経験の属性なのではなく、経験の必要条件なのである。ロッツェは、これら空間のいわゆる「経験的」由来と「超越論的」由来とをごっちゃにし、奇妙なことに、脳のなかのマップによって知覚を説明してもしかたがないと結論する。しなければならないのは、それ自体は空間的でない空間表象を探すことである。こうしてロッツェは、網膜からやって来るどの神経線維も、網膜のどの部分から来たのかを示す郵便番号のような自分の「局所サイン」をもっているという考えに行き着いた。

　問題ははっきりしている。郵便番号は、地図がなければ使いものにならない。ロンドンでは、N19（アッパー・ホロウェイ）は、地理的にN18とN20の間にあるのではない。北部地区のリストのなかで、アルファベット順で19番目なのだ。郵便番号を使うには、それを空間的な場所に変換する方法をもたなくてはならない。そしてそうであればあるほど、その表現はますます地図に似たものになっていく。というわけで、ロッツェも、「局所サイン」が――それを使えるようにするには――地図の上の位置のようでなければならない、ということを認めざるをえなかった。彼は、眼から脳へと情報が送られることを、引っ越しで家具をある家から別の家へ移すことにたとえた。家具をトラックに積み込むとき、前の家での配置どおりにおく必要はないし、新しい家でおこう思っているのと同じ配置におく必要もない。家具のそれぞれに「台所」だとか「寝室A」だとかいったラベルを貼るだけでよい。もっと正確にしたければ、国土地理院の地図みたいに、新しい家を縦横の線で区切って区画ごとに番号をつけ、その番号のラベルを家具に貼るという手もあるだろう。

ロッツェの引っ越しのアナロジーは、家具を新しい空間的配置に置き直すと仮定している。ロッツェは、両者間の関係から空間をとり去るという目的をはたすことができなかった。しかし、網膜上の像の空間的配置が脳のなかのマップに組み直されるという、彼の直観は正しかった。まずは簡単な例、カエルから始めよう。2月の末、私の家の庭の池は、将来生まれてくるオタマジャクシに自分の遺伝子を残すことに懸命なカエルたちでごったがえす。一部のカエルはこの池で越冬しており、ほかのカエルは、近隣の家の庭の隠れ家や丸太の下で冬眠して、ここまで長旅をしてくる。夏になると、カエルは池のまわりで動かずにいて、舞い降りる昆虫や飛んでくる昆虫をじっと待つ。このときカエルは、目にも止まらぬ速さで、この昆虫の正確な位置に舌を出す。夜には、ナメクジや小さな昆虫をつかまえる。彼らがどのようにしてそれをやってのけるのかは、かなりよくわかっている。

1959年に『無線技術学会論文集』に掲載された「カエルの眼がカエルの脳に教えること」と題する有名な論文は、カエルの眼には、白い背景の上を動く黒いスポットの存在を教える特殊な「虫検出器」がある、ということを述べたものだった。カエルの網膜の個々の神経細胞は、単一の錐体細胞と連絡しているのではなく、網膜上の「受容野」と呼ばれる一定領域内にある、いくつかの細胞と連絡している。もしすべての錐体細胞がこの神経細胞に同じ影響を与えるというのなら、おもしろくもなんともないのだが、実際には、この受容野の中央にある錐体細胞は、この神経細胞の発火の頻度を減らし、周辺にある錐体細胞はその頻度を増やすようにはたらく。たとえば、受容野全体が大きな白いスポットによって刺激されたときには、神経細胞はほとんど反応しない。この神経細胞はまさに、その受容野の「プラス」の領域にあたる光と「マイナス」の領域にあたる光を比べる（差し引く）、ちっちゃなアナログ・コンピュータなのだ。小さな黒い物体が飛んできて、この受容野のなかに入ると、受容野のプラスとマイナスの間のバランスが崩れ、細胞が発火する。「受容野」は、脳の大発明のひとつであり、よい発明がみなそうであるように、視覚だけでなく触覚、聴覚、味覚にもある。いずれの場合も基本は同じで、感覚信号の絶対値を送るのではなく、信号を比較して差異を強める。これは、株価が前日から2・6ポイント上昇したとか、サッカーのリーグでトップと3点差だとかいった表現と同様、「差異のシグナル」である。

　網膜の「虫検知器」だけでは、カエルは、虫がどこにいるかはわからない。それには、ある種のマップが必要だ。カエルの眼は、脳の視蓋と呼ばれる部分に連絡している。この視蓋は、脳の中央部分をおおっている細胞の層だ。ヒトの脳で視蓋に相当する器官は、瞳孔の大きさや眼球運動の制御に関

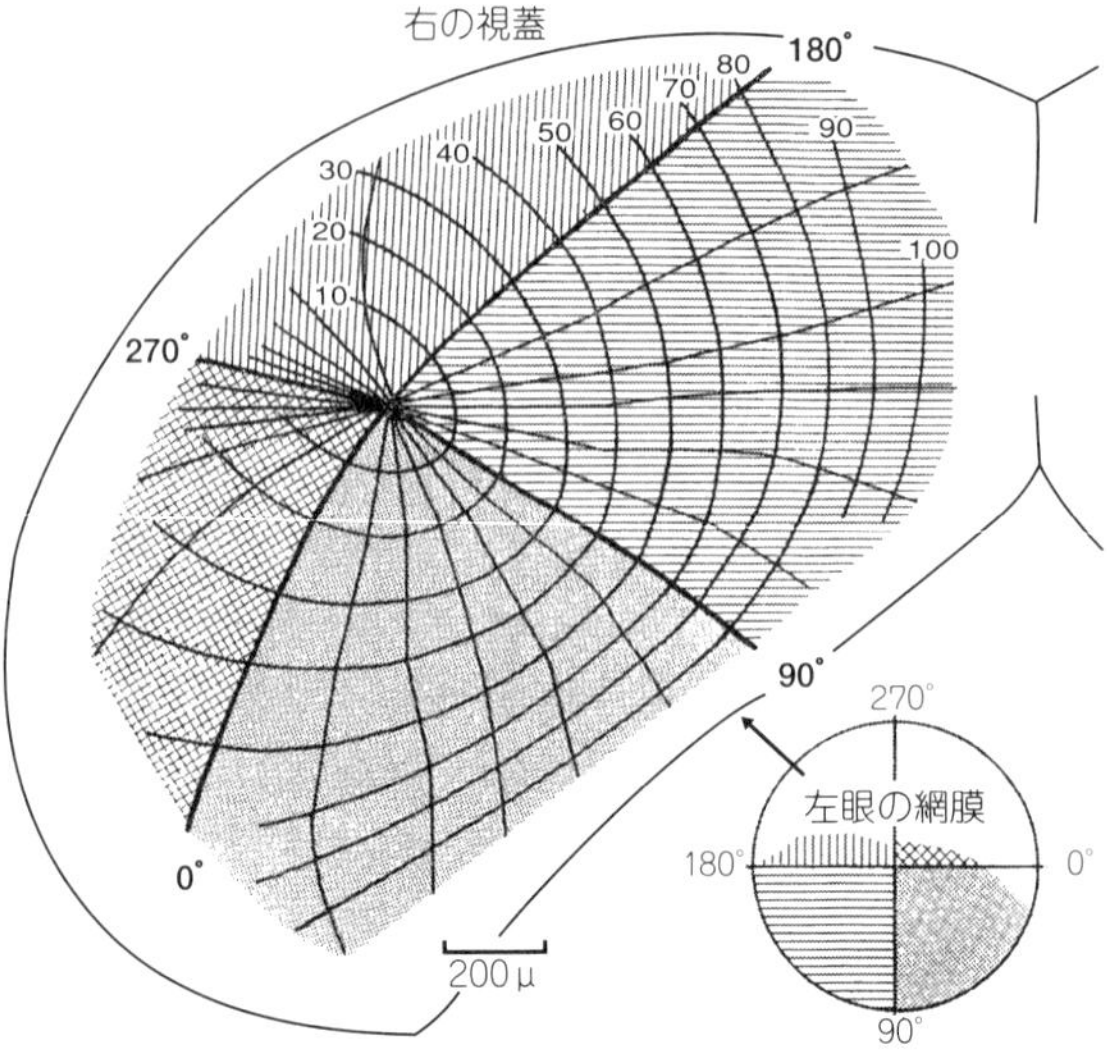


**図2・2　カエルの右の視蓋における左眼のマップ**

係している。カエルの視蓋のマップは規則的で、（図2・2参照）、カエルの鼻側の網膜から出た神経線維はマップの後部に到達し、こめかみ側の網膜から出た神経線維はマップの前部に到達する。これが、チャート上の経度のように、マップに第一の次元を与える。第二の次元（緯度）は、第一の次元に対して直交する軸上に投射される。網膜の上側の部分から出た神経線維は、脳の正中線にもっとも近いそれぞれの視蓋の部分に投射される。網膜の下側の部分から出た神経線維は、視蓋のもっとも外側の部分へと投射される。このことが意味しているのは、網膜にあたる光によって視蓋のマップの特定の部分が活動的になるなら、カエルは光がやってくる空間内の方向を知るのに必要な全情報をもっている、ということだ。

　不思議なことに、カエルの視野の左側は、

マップでは視蓋の右側に、視野の右側は視蓋の左側に投射される。なぜこのように「交叉」するのかはわかっていないが、この交叉は多くの脊椎動物に見られる（ヒトもそうだ）。これは問題ではない。というのは、鏡映像になったり回転したりしても、マップは依然として使えるからだ。オーストラリアで市販されている「マッカーサーの修正世界地図」は、南が上で、オーストラリアが（当然ながら）いい位置を占める。ふつうの地図は、ほんのわずかな例外を除けば北が上になっており、北半球の優位性を反映している。おそらくこれは、夜間の航海では北極星を基準に方角を知ったことから、北極星が重要であり、そのため北を地図の上にしたからである。しかし、これは慣例にすぎない。脳は自分用のマップとして、どんな慣例でも（規則性はなければならないが）自由に採用できるのだ。

しかし、どのようにして、眼と視蓋との間に最初に規則正しい連絡ができあがるのだろうか？　そして、どのようにして、カエルはマップ上の位置と空間内の対象の方向との対応関係が「わかる」のだろう？　連絡は、神経線維が網膜から視蓋へと伸びていくことによって形成されるのだが、神経線維はどこに行かねばならないかを知る必要がある。それはちょうど、クリケットで選手が試合のはじめにピッチに歩いて行くようなものだ。まず、打者はウィケットのところに行く。捕手はどちらの端に行くか――ロンドンのケニントン・クリケット場ならガス貯蔵場のある側だ――がわからなくてはいけない。投手は、ウィケットから歩測でポジションをとり、次の回にもすぐにわかるように、地面に軽く印をつける。野手は、グラウンドの特定の場所に行くわけではなく、行くところはほかの選手との位置関係で決まる。つまり、それぞれの野手についている名前は、ピッチの決まった位置を言うのではなく、打者やほかの野手との関係で決まる大体の守備位置である。したがって、基本的なやり方としては、次のものがある。目印のところに行く、目印を基準としたある位置に行く、ほかの選手との位置関係が適切になるような位置に行く。視神経線維はこれらのやり方のどれでも使うことが可能であり、そしてどれも使っていそうである。やり方としてもうひとつ「推測航法」——たとえば、パヴィリオンを出て、右45度方向に4ノットのスピードで2分間歩いて止まる——もありうるが、クリケット選手はこんなやり方はしないし、神経細胞もこんなことはしていない。

カエルの眼の連絡を調べる古典的な実験を行なったのは、カリフォルニア工科大学のノーベル賞受賞者、ロジャー・スペリーだ。彼は、カエルの視神経を切断して、眼球をくるりと180度回転させ、再生する視神経が視蓋へとどう伸びるかを調べた。いまや鼻にもっとも近いところにある眼の部分の神経細胞は、伸びて視蓋の本来の部分に行き着いたが、これは、個々の神経細胞が、正常に発達する際にすることとまったく同じだった。言いかえると、神経細胞は、眼が180度回されているといったことは無視して、視蓋のもとの場所へと視神経を伸ばしたのだ。クリケットのアナロジーを使うと多少回りくどくなるが、それはちょうど選手がグラウンドのいつもとは反対側にある更衣室からピッチに行くはめになったようなものだ。もし彼らがピッチの目印、そして相互の位置関係によっているなら、正しい位置に行けるだろう。もし推測航法で行こうとするなら、ほかのところに行き着いてしまう。これこそ、なぜ神経の航法システムとして推測航法を除外できるかの理由である。

神経細胞は、カエルの頭に対する新しい出発点の位置を計算に入れないので、視蓋のマップは今度は、網膜像に対して上下左右が逆になる。カエルは、こうしたことが起こっていることを知らず、以前のようにマップを読み続ける。地図を逆さにしてしまった探検家や、コースを逆にとるという誤りをしてしまった航海士のように、カエルは困った状況に陥る。視野の上のほうにいるハエをとろうと、下に舌を出す（あるいは、下のほうにいるハエをとろうと、上に舌を出す）のだ。

スペリーは、視神経が視蓋で正しい場所に行くには、化学的信号が役割をはたしているのではないか、と推測した。おそらく、それぞれの神経線維は、異なる「分子的サイン」をもっていて、このサインは視蓋の細胞ごとに異なっている。したがって、伸びていく神経線維の任務は、自分に合う分子的なサインをもった視蓋内の細胞を見つけることである。ちょうど空港の到着ロビーで「歓迎！P・スミス様」と書かれた紙を掲げている人を探すように、神経線維は自分に合う信号が見つかるまで、探し続けるのだ。神経線維が自分に合う信号を見つけると、その時点でそれ以上伸びるのを止め、連絡ができあがる。もしロッツェがこの考えを聞いたら、さぞ喜んだだろう。なぜなら、ここで仮定されている化学的信号は、まさに彼の言う「局所サイン」のようなものだからである。異なる神経線維の異なる化学的信号とは、異なる分子かもしれないし、あるいは同じ分子の量の違いかもしれない。ロッツェは、この可能性も考えていた。彼は、局所サインが、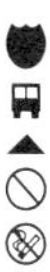のような恣意的サインではなく、1、2、3のようなある種の系列をなしているなら便利だろう、と記している。神経線維の任務は、自分にもっともよく合う分子濃度をもつ標的神経細胞を見つけることである。神経線維は、標的に出会うまでがむしゃらに動くのではなく、「指ぬき探し」のルールによって標的を見つける［訳注　このゲームでは、隠し手は、探し手が指ぬきに近づけば「熱くなった」、遠ざかれば「冷たくなった」と言って、指ぬきを探させる］。もし分子の信号が自分のとよく似ていれば、「熱くなる」し、似ていなければ「冷たくなる」。

イングランドのドーセットのチェジル・ビーチは、ブリッドポート港からポートランドビルのチェジルまでの29キロにわたって続く海岸である。浜には強い横流があるため、小石は大きさによって選り分けられ、規則正しく並ぶ。チェジルに近いほうは粒が大きく、ブリッドポートに近づくにしたがって小さくなる。闇夜に海からこっそり上陸する密輸業者は、足元の小石の大きさを頼りに、いま自分がどのあたりにいるのかが正確にわかる。彼らの上陸のしかたは、神経線維が視蓋のどこにどう行けばいいのかを見つけるのに似ている。多数の分子が、チェジル・ビーチの小石のように段階的に並んでいて、発生の過程で決定的な役割をはたし、どちらの端が頭で、どちらの端がお尻なのかを胚に教え、身体の左側に心臓をおく。カエルの網膜では、$TOP_{dv}$と$TOP_{ap}$と呼ばれる2つの分子が互いに直交方向に段階的な連続をなし、方向づけのための2次元の枠組みを構成している。

用いられる道標は、網膜と視蓋における分子の段階的な大きさの違いだけではない。神経線維は、最終的に視蓋に行き着くまでに、でたらめに紆余曲折を経るわけではない。途中にも道標がある。重要な中間地点は身体の正中線であり、ここで視神経線維は、左から右へ（あるいは右から左へ）交叉するかどうか、決断を迫られる。シャムネコでは、神経線維の一部はこの判断を誤り、その結果斜視になる。突然変異のベルギー・シープドッグの視神経線維は、正中線で交叉せず、その結果左眼はすべて左の脳に投射される。彼らに世界がどう見えているのかはわかっていないが、眼球運動に異常が見られるので、どうも正常には見えていないようだ。しかし、彼らの神経線維は、脳では規則正しいマップ状の配列になる（ただし、正常な場合と違って、脳の左右が逆だ）。このことは、脳の両側では化学的信号が同じであり、神経線維が左右の脳の正しい側に行き着くためには、さらになんらかの道標が必要だということを示している。正中線での神経線維の方向づけに関係するタンパク質もいくつか発見されている。視神経の軸索は、もしそれが「ロボ」と呼ばれるタンパク質を含んでいるならば、「スリット」と呼ばれる別のタンパク質によってはね返される。正中線を横切るよう運命づけられている軸索はロボをもっておらず、最初正中線のほうに引きつけられる。しかし、横切ったとたん、ロボを生成する遺伝子にスイッチが入る。このメカニズムによって、軸索は引き返さないようになるのだ。

1960年代、カナダのケベックの田舎では、家に電話がかかってくると、近所の家の電話も呼び出し音がなるしくみになっていた。だれの家にかかってきたかは、呼び出し音の鳴り方でわかった。電話の交換機から来る電話線は1本だけで、それが1軒だけでなく何軒かとつながっていたのだ。視蓋の初期の配線でも、これと似たようなことが起こる。すなわち、網膜の個々の神経細胞は、視蓋の複数の細胞に連絡している。その目的地に神経を案内する化学的信号は、1対1対応を指示するほどには正確ではない。個々の神経線維は、最初に視蓋に行きあたると、木が成長するように四方八方に枝を伸ばしてゆき、多数の神経細胞との間に連絡を作る。(専門家はこの最初の連絡を「喧噪的《ペチャクチャガヤガヤ》」連絡と呼んでいるが、これは、専門家集団というものがどんなことば使いをするのかをよく示している。) 発生のあとのほうの段階になると、連絡の多くは自ら死に、網膜とマップとの間に点対点対応の正確な対応関係ができあがる。

言いかえると、正しくない連絡の刈り込みが、正しい連絡の形成と同じぐらいに重要なのだ。考えられる可能性は、正しくない連絡が単純なルール――網膜上の隣り合う場所から出る神経線維は脳でも隣り合う場所に行き着かねばならないというルール――を適用することによってとり除かれる、というものである。「隣の人について行ってね」は、幼稚園や小学校では児童の列がばらばらにならないようにする賢明なやり方だ。しかし、神経連絡の場合、どのようにしてこのルールが適用されるのだろうか？　その手がかりは、網膜の神経細胞の発火を——シナプスでの信号伝達を化学的に妨害することによって——妨げる実験から得られる。このように刺激作用をなくすと、視蓋のマップは散漫なままで、精緻にならなかった。ストロボ光が時間をおかずに明滅する環境——網膜のすべての神経細胞を同時に発火させることになる——のなかでカエルを育てる実験でも、同じような結果になった。このことは、神経細胞のタイミングのなにかが、視蓋の網膜マップの形成に重要な役割をはたしている、ということを示している。そのメカニズムは、次のようなものかもしれない。もし、2つの神経線維の神経インパルスが、ちょうど同じ橋の上を歩く2人の人間のように歩調がそろっていると、それらは視蓋の同じ細胞上でお互いの連絡を強め合うが、歩調がばらばらだと、お互いの連絡を弱め合う結果になる。弱められた連絡は、枯れゆく枝葉のように、最終的には消え去る。

この本をちょっとの間脇において、部屋のなかを見回してみよう。見慣れた対象にではなく、光景を構成している色や光に注意を集中してみよう。部屋がへんてこな部屋でないかぎり、あなたの見ている光景が、ジグソーパズルのように、特定の色や明るさをしたいくつものピースがはめ込まれて構成されているのがわかるだろう。ジグソーパズルを組み上げるには、互いに似たピース（空の一片とか赤のドレスの一片とか）を探す。ジグソーパズルが色のランダムな配置からできている場合には、組み上げるのがとてもむずかしい。18世紀半ばの最初期のジグソーパズル——たとえばロンドンの彫版工、ジョン・スピルズベリー製作のもの（1766年）——は、地図を切って作られた。たとえば、彼のジグソーの「ドイツ海あるいは北海」のピースは、ただひとつの色だけで構成され、ほぼ実際の形どおりに切ってあった（子どもにとっては、地理のお勉強にもってこいだった）。

ふつうの映像では、近接する光の点は、ジグソーパズルのように、明るさと色が似ている。数学の用語で言えば、通常の映像には、サッカーの試合でスタンドで応援するサポーターたちが掲げるチームのスカーフの色のように、強い相関がある。これが意味するのは、網膜で隣接する点から来る２つの神経線維は、眼が通常の光景のなかを動き回るときには、一緒に発火する可能性が高い、ということである。網膜で互いに離れた点から来る神経線維どうしは、楽譜の違うページを歌っていることが多く、脳のマップでは同じ場所に行ってはいけない。歌がまわりと合っていない奴は「はずせ」。そうすりゃ、うまくゆく。これこそ、正確なマップを作り上げるメカニズムである。

このご近所ルールは、私たちが体験しないような環境では、はたらかないことがある。このルールを破ろうと科学者が作り出したのは、惑星ザーク［訳注　アーサー・C・クラークのSFに登場する惑星］のような、ものすごい稲妻がときおり瞬間的に光り、絶え間なく激しいブリザードに襲われている環境である。惑星ザークの環境におかれたカエルは、網膜と視蓋の間に対応する正確なマップを発達させることはない。それに、そんなものはあったところで、役に立たない。世界はどこを見ても同じようにしか見えないからだ。惑星ザークのような状況を作り出すひとつの方法は、フラッシュを使って稲妻をまねることだ。フラッシュは、すべての神経線維を――遠く離れた線維どうしであっても――同時に発火させ、その結果相関の原理を壊してしまう。つまり、フラッシュは、網膜上のすべての点の間に強い相関を作ってしまい、正常な発達を妨げてしまうのだ。光がまったくない世界で育った動物（人間の胎児の状況に似ている）はどうなるだろうか？ 当然予想されるのは、ちゃんとしたマップはできないだろうということだ。しかしどうやら、（まだ証明されたわけではないが）巧妙にも、網膜は、自発的に電気的活動を生じさせることで、この問題を解決しているようだ。これらの活動は、自然の像の場合の相関とよく似ている。もしこの考えが正しければ、人間では、胎児が発生・発達してゆく9か月の間、子宮は仮想現実の環境のようなものだということになる。

マップは読めなければ、使いものにならない。『最極秘情報戦』の著者、R・V・ジョーンズは、次のような注意書き付きで仕事場に届いた木箱について書いている。「注意！ この箱のなかの器具は、従来とは違う方法で梱包されています。従来の方法に対し、器具は上下逆さに梱包されていますので、箱は底のほうから開けなければなりません。混乱を避けるため、底には『上』と書いてあります。」空間を記述する方法として、ことばは理想的ではないように思える。カエルには、こういった問題はない。実際、カエルは、マップを「読む」必要などない。ハエや這っている虫をとるためにマップを使うだけだ。理論的には、カエルが、視蓋のマップにある情報を、脳のほかの領野のどこかを使ってシンボル形式――「42度方向にハエ」――に変換し、その信号を脳のほかの領野に送り、そこがそれを解読して、筋肉の運動にする、と考えることもできるだろう。しかし、スピードを第一に考えれば、こんな仲介役をおく必要などない。

実際、両生類は、役立たずの非空間的仲介役の助けなどなしに、獲物をつかまえる。サンショウウオは、視野のなかを動いているミミズのような物体を見つけると、まず頭を動かして、その物体を真正面に見据える。次に、一発で獲物をしとめられる近さになるまで、獲物に忍びよる。サンショウウオの脳には、視覚マップでの物体の方向を頭部の適切な回転運動に変換する方法があるのに違いない。視覚マップの真下には、「前運動」マップと呼ばれる第二のマップがある。視覚マップの各点は、真下にある前運動マップの各点へと直接連絡している。前運動マップには、脊髄に直接連絡する神経細胞があり、これらの神経細胞はそこで、首の筋肉を直接動かす神経細胞につながっている。前運動マップのなかの点は、たとえば、ひとつの筋肉に連絡する30の神経細胞（ここでは「L」と呼ぼう）と別の筋肉に連絡する50の神経細胞（「R」）とを含んでいる。30対50という比率が、頭が適切な方向に向くように筋肉を動かす。この場合にも、視蓋に、マップを読む「仲介役」などは存在しない。

カエルやサンショウウオが私たちに教えてくれるのは、脳のなかにはマップがあり、そしてそれらのマップが行為に直接変換されるということだ。マップは、最初にわけのわからない非空間的表象に変換などされなくてもよい。しかしおそらく、このことから、私たちの知覚についてはなにも言えない。カエルやサンショウウオは、デカルトの言うような、空間の自覚をもたないまったく無意識的な自動機械だとも言える。実際、精巧な自動機械を作ることは可能だ。たとえば、18世紀にジャック・ドゥ・ヴォーカンソンが製作した機械仕掛けのアヒルは、羽をはばたかせ、本物の穀粒を食べ、テーブルの上でウンチをした。このアヒルは、カエルの神経細胞の数に比べればかなり少ないものの、1000個を越える可動部品からなっていた。おそらく、カエルが獲物をつかまえるのは、たんなる無意識的な反射であって、マップは反射に用いるためだけにある。次の章では、人間の脳のなかのマップを紹介しながら、それがカエルにとってのマップと同様、私たちにとって重要だということを見ていこう。

# 第3章 「積年の問題」

1904年の旅順要塞におけるロシア軍の敗北は、20世紀における大事件のひとつだった。これが東洋における西洋の帝国主義の凋落の端緒となり、1942年のシンガポールでのイギリス軍の敗退へ、そして54年のディエン・ビエン・フーでのフランス軍の敗退へと続いた。この日露戦争のとき、ひとりの若き日本人医師が、後頭部にある後頭葉の視覚マップをはじめて詳細に描いた。ヒトの脳のマップについての知識の多くは、病気や負傷といった悲劇によってもたらされる。脳の後部にある網膜マップの場合も、そうだった。

ヒトの脳の表面は、大氷原のクレヴァスのように、深い溝が縦横に走っている。最大のものは、脳を左半球と右半球に分ける垂直の溝である。後頭部には、このほかに見てはっきりわかる溝がもうひとつあり、それぞれの半球の内側面を分けている。これが「鳥距溝《ちょうきょこう》」である。視索の神経線維が行き着く一次視覚野は、鳥距溝をはさんで上側と下側に位置する。網膜からの情報は、このクレヴァスの両側の表面の薄い層に伝えられ、さらにそこからほかの部位へ、そして最終的には脳の表面の半分以上に伝えられる。一次視覚野のここで、両眼からの神経線維が一緒になり、単一のマップが形成される。

左右の眼で光景を互い違いに見ると、見え方がよく似ていることがわかる。確かに、わずかな違いはある。レオナルド・ダ・ヴィンチも記しているように、右眼には右うしろが余分に、左眼には左うしろが余分に見えている。一方の眼では、ある対象が別の対象の陰に隠れているのに、もう一方の眼では、その隠れている対象が見えることもある。それらを除けば、2つの眼を通しての意識体験は、ほとんど同一である。それはあたかも、2つの眼が脳のなかに単一のマップを作っているかのようだ。ニュートンは、1704年に『光学』の初版のなかで、このことについて記している。左眼の左側からの神経線維は、正中線で交叉せずに左の脳に行き、右眼の左側から正中線を交叉して来る神経線維とそこで合流する。このようにして「線維はひとつの完全な心象あるいは映像を作り上げる」とニュートンは述べた。それぞれの網膜の鼻に近い側からの神経線維は交叉して、χの形をした視交叉を形作る。この図式から予想されるのは、視交叉が切断された場合には、反対側の脳に神経が行かなくなるので、左眼で見ると左視野が見えなくなり、右眼では右視野が見えなくなる［訳注　網膜の左半分には右視野が、右半分には左視野が映っていることに注意］ということだ。また、片側の脳を損傷した場合には、どちらの眼で見ても、損傷したのとは反対側の視野が見えなくなると予想される。

左右の眼の同じ側の神経は同じ側の脳に行くという考えにニュートンがどういう経緯で到達したかは知る由もないが、彼の直観的な推測は、イギリスの医者で科学者でもあったウィリアム・ウラストンによって、1824年に確認された。ウラストンは元素のパラジウムやロジウムを発見したが、ここで興味深いのは、彼が一種の偏頭痛に悩まされていたことだ。彼自身のことばによると、

私が最初にその特殊な見え方をするようになったのは、かれこれ20年以上も前のことだ。その直前の2時間か3時間激しい運動をしたのが悪かったのかもしれないが、突然、眼の前にいる相手の顔が半分しか見えないということに気づいた。顔だけではなかった。眼に入るすべてのものがそうだった。ドアにかかっている JOHNSON という名前を読もうとしたが、見えたのは SON だけだった。名前の前半部分は、完全に視野から欠落していた。

彼には空間の左半分が見えなかった。ウラストンの単純だが決定的な観察は、それがどちらの眼で見るかとは無関係だということだった。見えないのは、どちらの眼で見ても、左側の空間だったのだ。そこで彼は、「2つの眼のなかの対応点が共鳴しているかのように見えないわけだから、そうした共鳴は明らかに構造に由来するものであって、一緒のものとして感じるというたんなる習慣に由来するものではない」と考えた。つまり、左右の眼の対応する部分間の学習された連合が病気によって壊されるということはありそうにないので、彼は、両眼が寄与するマップがあるという示唆をした。彼が考え出した説明は、偏頭痛によってそのマップ（彼はこれを視床と呼ばれる脳のなかの小器官にあるとした）の半分がはたらかなくなってしまった、というものだった。幸い、彼の症状は一過性だった。しかし、彼の友人は不運にも、この症状がずっと続いていた。おそらく、その友人は、脳卒中によって

脳の片側を損傷していた。

脳の後部の視覚マップを最初に精密に描いたのは、日本の若き眼科医、井上達二だった。彼は、日露戦争で負傷した兵士の治療にあたっていた。井上が調べた患者は、ロシアの新型銃モシン・ナガン銃から発射された高速の小さな弾丸で頭部を損傷していた。銃創の入口と出口を結べば、弾丸が脳のどこを貫通したのかがはっきり確認でき、このことによって、脳のどこがやられたのかを容易に知ることができた。井上が書いているところでは、最新兵器によって恐ろしい破壊が引き起こされるということを人々に知らしめるという希望をもって、自分が診た症例を公表することを決意した。「先の戦争の辛苦と残虐性が、私をして以下の観察の公表に駆り立てた。戦争の恐怖と戦慄は、戦地に赴かなかった者にとっては想像だにできないものであるが、同時に、私も含めすべての医師に、将来的に戦争というものをなんとか防止できるのではないかという希望を芽生えさせた」(Tatsuji Inouye, 1908)。

もちろん、これははかない希望であった。戦争はその後も続き、第一次世界大戦は、銃弾による負傷でさらに多くの人々を盲状態にし、井上の症例を再確認することになった。井上は、脳の後部に限局された損傷が局所的な盲を引き起こすことを発見し、それを「暗点《スコトマ》」と名づけた。彼は、たとえば患者であった田中氏の負傷後405日目の視野欠損を垂直軸に沿って測定している。「このため、私は、涙管を広げるのに使われる細い器具の先端に直径6ミリの脱脂綿をとりつけ、これを小さな白い検査視標として使用した。視標を1秒ほど見せては隠すということを繰り返しながら、視野の欠損のある側から注視点に向かって、視標を動かしていった。私は、検査視標に気づいたら、はいと答えてくれと言った……」。井上の日誌の印象的な特徴は、かならず天候について述べていることである。

あるときは「やや曇りがち」、またあるときは「快晴であった」。検査は陽光のもとで行なわれていたので、光の量は視力に影響した。

局所的な損傷は、局所的な盲の状態を生じさせる。たとえば、左半球の鳥距溝後部の上辺縁部の損傷は、右視野の中央の領域の下半分を完全に盲の状態にするが、左半球後部全体を損傷した場合には、右視野全体が盲になる。盲の領域は、(ウラストンの場合のように)患者が右眼で見ようが左眼で見ようが、同じだった。このことから、両眼からの入力が脳のなかの同じ部分に入ることがわかる。

井上は、彼のすべての患者で得た情報を総合して、鳥距溝周辺のマップを作成した(図3・1参照)。彼はまず、左右の眼の視野を半球であるかのようにプロットした。極は、視力がもっともよい視野の中央に対応し、赤道は、視野の外周部に対応する。地球のグリニッジにあたる子午線は、視野を左と右に分ける。緯線は、極の0度から赤道の90度まで同心円を描く。網膜は、完全な球ではなく、半球としてあつかわれるので、もう一方の半球はない。

どのようにすれば、この半球を、鳥距溝の2次元の表面上にマッピングできるだろうか? 表面の層は、国土地理院の地図のように広げることができる――クレヴァスの底が一番大きな折り目に相当する。さて、半球を平たい2次元のマップ上に展開してみよう。これは、地図製作者が球を平面に表わそうとする際に、かならず頭を悩ませる問題である。よく知られた解決法のひとつは、メルカトールの投影図法であり、経線が極へと集まることなく平行線として描かれる。

この大きな欠点は、極の近くの領域が誇張されることである。これは公平ではないが、眼の極の地域を誇張すること自体は問題ではない。というのは、眼のなかでは、極(視野の中心)には、赤道

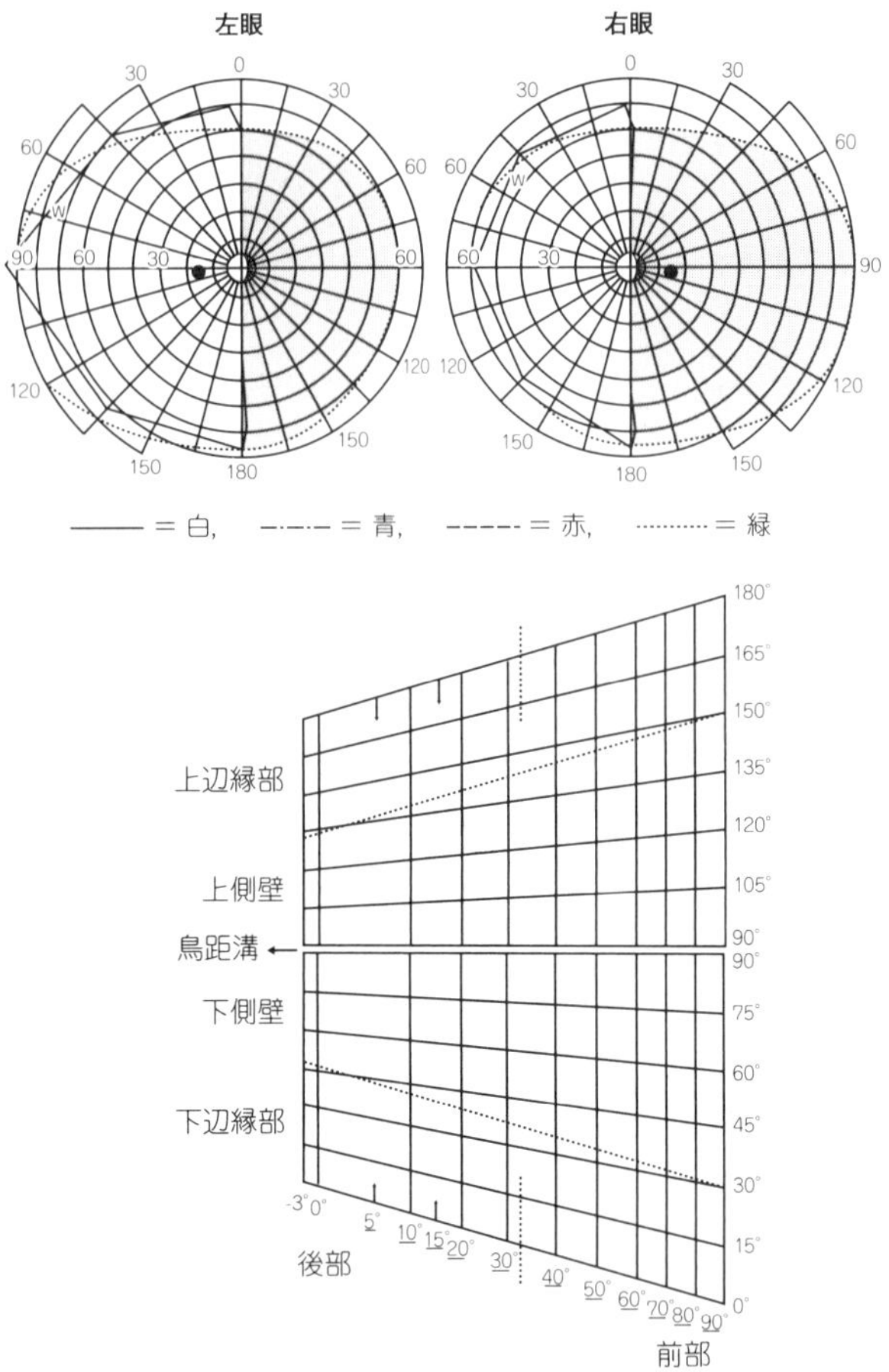


**図3・1　井上の第二症例（武田U。射砲の砲弾で負傷した歩兵）の視野とマップ**

井上のマップでは，上視野が鳥距溝の下側に，下視野が上側に位置している。左右の半球間の間隙が，左視野と右視野を分ける子午線に相当する。鳥距溝は，上下の視野を分ける90度の線に相当する。緯度は，溝の前部から後部へと変化する。網膜の中心（極）は，溝の後部に位置し，外から見える脳の後部にも広がっている。視野の外周（赤道）は，鳥距溝の最前部の奥深くに位置し，外からは見えない。このことは，脳の最後部だけを損傷すると，視野の周辺は損なわれることなく，中心だけが盲の状態になる，ということを意味する。

（周辺視野）の同じ面積の領域よりも、より多くの神経細胞があるからである。これこそ、なぜ私たちの視力は周辺よりも中心がよいか、そしてなぜふつうの大きさの文字はそこに眼をやらないと読めないかの理由である。周辺視野で文字を識別可能にするには、文字をかなりの大きさにする必要がある（図3・2参照）。脳のマップで緯度0度と10度の間にあてられている領域の面積は、緯度60度と90度の間のとてつもなく広い領域の面積とほぼ等しい。

脳にある網膜マップは民主的だ。網膜で等しい数の神経細胞が、脳のマップではほぼ等しい面積の領域によって表わされる。この点では、選挙区が地理学的な面積によってではなく、有権者数によって表示される投票マップに似ている。たとえば、2000年のアメリカ大統領選挙のマップでは、ニューヨーク州はユタ州より大きかった。ニューヨーク州選出の選挙人の数は33人だったのに、ユタ州は5人にすぎなかったからである。

井上の患者たちも、ウラストンの一過性の盲状態も、左眼と右眼がマップの同一の部分に投射されていることを証明してはいない。左眼と右眼は、マップのなかの隣接する位置に投射されているのであって、同一の細胞に投射されているのではないかもしれない。カラーテレビは、3つの色のプロジェクターの映像を合成して単一の像を作り出しているように見えるが、実際には、赤、緑、青の点が点描画風の像を構成している（これは拡大鏡で見るとよくわかる）。おそらく子細に調べてみれば、右眼のマップと左眼のマップは、脳のなかでも、はっきり違っているだろう。ウラストンが「2つの眼によるひとつの視覚という積年の問題」と呼んだものは、1960年代から70年代にかけて、デイヴィッド・ヒューベルとトーステン・ウィーゼルの研究が発表されるまで決着しなかった（この研究

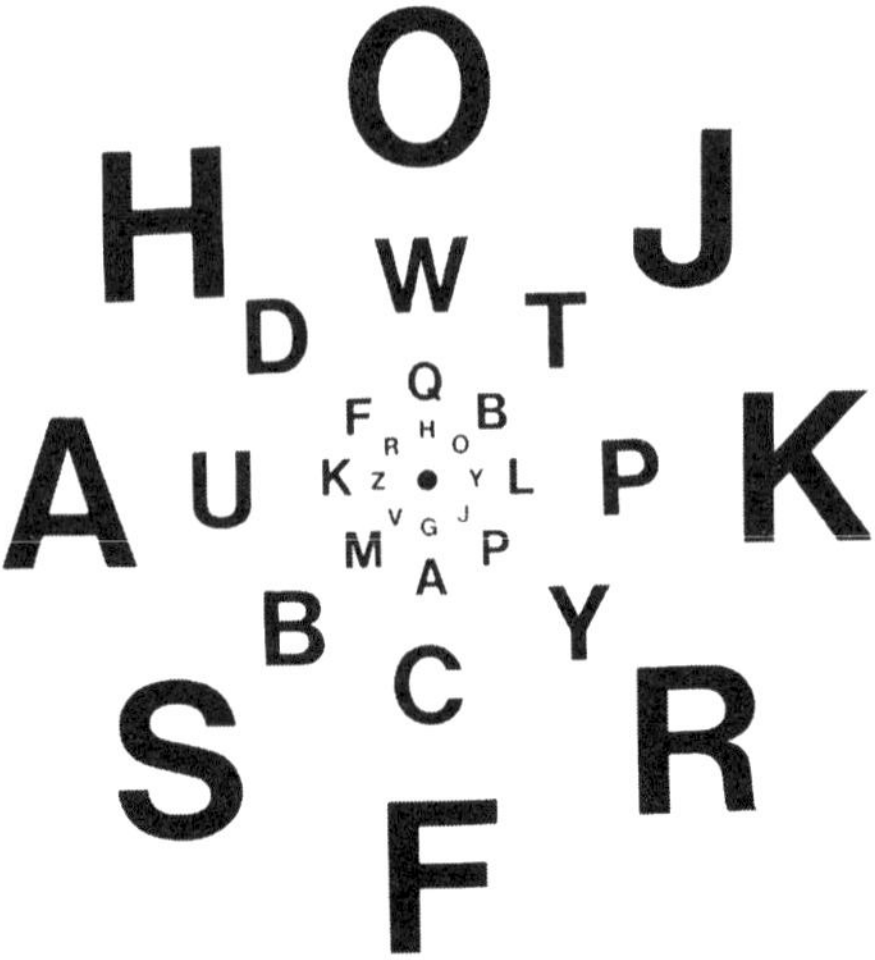


**図3・2　アンスティスの視力表**

私たちの視力は，眼を向けたところがもっともよく，網膜の中心から離れるにつれて，急激に低下する。これを表わしたものが，アンスティスの視力表である。この表では，読みやすさが等しくなるように，中心から周辺へと文字を大きくしてある。この表の中心を見ると，ほぼ同程度の容易さですべての文字が読めるが，これは，文字を中心からの距離に比例して大きくしてあるからである。皮質では，この視力表のそれぞれの文字は，ほぼ同数の神経細胞が担当している。

はノーベル賞を受賞した)。彼らは、ネコとサルに局所麻酔をし、微小電極を用いて視覚マップ内の単一の神経細胞の電気的活動を記録した。彼らの驚くべき発見は、左眼のマップと右眼のマップが一体になるというよりも、テレビ画面の色マップのように、脳のマップの異なる部分を構成している、ということであった。このマップ内で彼らが記録した個々の神経細胞の多くは、両眼によってではなく、どちらか一方の眼によって駆動された。右眼のマップが黒く染色され、左眼のマップは染色されず白く見えるようにして、脳の表面から見ると、2つのマップはシマウ

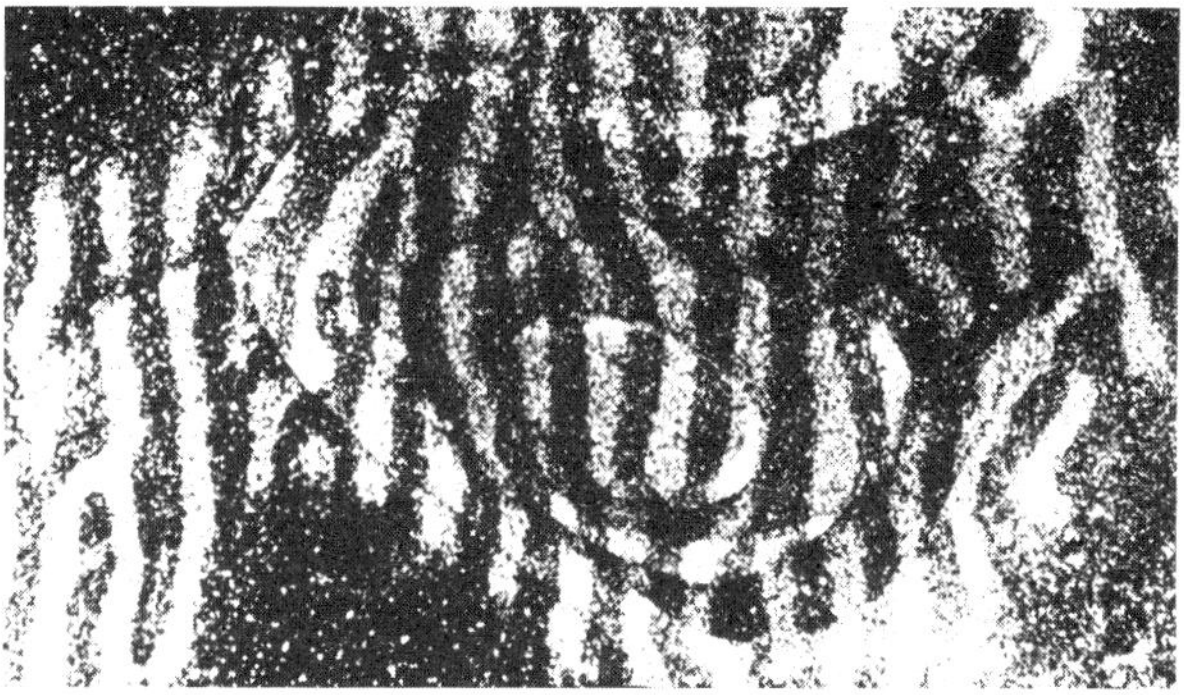

**図3・3　サルの視覚皮質の眼球優位縞**

一方の眼に放射性同位元素を注入すると，それが視神経を通って脳へと移動し，黒い縞になる。黒い縞は，この元素を注入されていないほうの眼の白い縞（染色されていない部分）と交互のパターンを構成する。

マのような縞模様を構成していた（図3・3参照）。

ヒューベルとウィーゼルのマップは、新大陸を上から見たようにも見える。しかし、有線野のマップは、ある重要な点で、地図製作者の作るマップとは異なっている。それは平面ではなく、3次元なのだ。大脳皮質の表面、いわゆる灰白質は、厚さがわずか数ミリしかないが、それでもマップのなかの各点にはおびただしい数の神経細胞が詰まっている。これらの細胞は、サンドイッチのように明瞭な層をなしている。そのひとつは、イタリアのパルマ大学の医学生であった、フランチェスコ・ジェンナーリによって最初に発見された。彼は、1782年に「脳の特殊な構造について」と題する研究論文のなかで自説を展開した。ジェンナーリは、凍らせた脳を薄く切り、その表面の下に、表面と平行して走る薄い白い縞を発見した。この「ジェンナーリの縞」は、大脳の後部にある視覚領野に対応する脳領域にはっきり現われる。「有線野」という名称は、この縞に由来する。有線野は6層からなり、視索（視神経路）の神経線維は、このうち4番目の層（Ⅳ層）に入る。これらの層はさらに細かく分けることができ、ジェンナーリの縞は正確にはⅣcの層である。ジェンナーリは、偉大な神経解剖学者の列のなかに入れられているが、残念なことに、長年のドン底生活の末（それはギャンブルに取り憑かれたことに起因するようだ）、貧窮のなか45歳でこの世を去った。

ジェンナーリの縞では、すべての神経細胞が右眼と左眼どちらかによって駆動されるが、ケーキのように見える層の上部の層（脳の表面に近い層）では、様相が変化する。2つのマップはひとつにまとまるようになる。多くの細胞は、左眼と右眼、2つの網膜マップの対応する位置から来た刺激作用に対して等しく反応する。また、ほかの細胞は両眼の刺激作用に反応するが、どちらの眼を「好む」かに違いがある。ウラストンの「積年の問題」は解決された。両眼からの神経線維は、はじめは交互に入り込むようにして縞模様をした2つの別々のマップになるが、それ以降ではまとめられて、ひとつのマップになる。有線野を除けば、脳はひとつ眼のポリュフェモス［訳注　ホメロスの『オデッセイ』に登場する巨人。第4章冒頭も参照］のようなものだ。

視覚皮質の細胞は、カエルの網膜の「虫検出器」のように、一種の計算器だ。それらは、「受容野」をもち、像の間の明るさのレベルを比較し、差の信号を算出する。しかし、ヒューベルとウィーゼルが発見したのは、有線野の単一の神経細胞のアナログ計算能力が、カエルの網膜の計算能力をはるかにしのぐ、ということだった。虫検出器の受容野は、円形をしており、その受容野に入る像はどんな向きでもよかった。ヒューベルとウィーゼルは、多少偶然も手伝って、有線野の細胞が、光のスポットよりも、細長い長方形を「好む」ことを発見した。それらは、特定の向きの長方形に――たとえば水平の長方形よりも垂直の長方形に（▬ vs ▮）――もっともよく反応した。こうした反応が可能なのは、それらの細胞の受容野が長方形だからであり、これもアナログ計算のもうひとつの例である。それぞれの細胞は、その受容野にもっともよく合った像を「好み」、錠をはずすには特定の形と大きさの鍵が必要であるように、受容野には、形と大きさのあらゆる組み合わせがある。ほかの細胞は、特定の方向に動く特定の傾きをもった線を好み、空間的に傾いた受容野をもっている。あとで見るように、これらのアナログ・コンピュータは、動きの知覚を可能にする。

マップのなかの各点には、左右の眼の優位性や傾きに選好性をもつ細胞が詰まっているため、マップは複雑な様相を呈する。ヒューベルとウィーゼルは、同じような傾きを好む細胞が脳の表面に対して直交するコラム（柱）を形成していることを発見した。コラム内には、網膜上の少しずつ異なる位置に受容野をもつ細胞がある。隣り合うコラムは、好みの傾きは似ているが、同じではない。有線野における傾きの選好性を色を用いて表示すると、「風車《かざぐるま》のような」きれいなマップができあがる（カラー図版2参照）。似た傾きに選好性をもつ細胞は、風車の同じ羽の上に並んでおり、好まれる角度は、花火のまわりを時計回りに回るにつれて、少しずつ変化する。どの羽も、風車の中心に集まり、そこでは選好性が消え、ブラックホールの「特異点」のようになる。

サルの有線野は、約2平方ミリのタイル状の小さな領域が敷き詰められていて、それぞれの領域内に左右眼の優位性とすべての傾きの選好性が表現されている。ヒューベルとウィーゼルは、これらのタイルを「ハイパーコラム」と呼んだ。それぞれのハイパーコラムは、マップ全体のなかで異なる部分を受けもっている。ひとつのハイパーコラムには、およそ10万の細胞が詰まっていて、それらの細胞間で、そして隣接するハイパーコラムとの間で、複雑な連絡が形成されている。各ハイパーコラムは、いわば高性能のアナログ・コンピュータで、それ自体が、小さなアナログ装置（個々の神経細胞）からなる。ハイパーコラムのコンピュータの機能は、たとえば顔のような対象の認知のために、像の分析を開始することにある。マップのなかの位置に関係なく、ハイパーコラムには、ほぼ同じ数の細胞がある。視野の中心にあたるハイパーコラムは鋭敏な視力をもたらすが、それは、それらのハイパーコラムの細胞数が多いからではなく、より広い面積を担当する周辺視野のハイパーコラムとほぼ同数の細胞をもつからである。ハイパーコラムと網膜上の面積の関係は、イギリスの議会選挙における選挙区どうしの関係に似ている。選挙区の面積は、地域によって大きな違いがあるが、有権者数はほぼ等しい。

有線野はマップではあるが、きわめて特殊な種類のマップだ。その要素は、網膜像に対応するように空間的に配列されている。しかしそれらは、地理的なマップのような点ではない。それぞれの点は、ハイパーコラムという複雑なアナログ・コンピュータなのだ。有線野のマップは、像とはまったく違う。あまりに違うので、研究者のなかには、そこが脳のなかで視覚的意識の生じる場所ではないかと疑った者もいた。おそらく、有線野は、脳のなかにあるいわばもうひとつの網膜であって、視覚的意識のほんとうの場所は、これとは別の脳領域にある。この問題についても、次に示すように、井上の患者の症例が、以前には発見されていなかったこれらの部位について、手がかりを与えている。

井上の報告している第二の症例（武田U。歩兵、24歳。召集される前は農業に従事）は、弾丸が右の額から入って、左の後頭部に抜け、左の有線野が完全に破壊されていた。そのため、左視野は無事だったが、右視野が盲の状態になった（図３・１参照）。一方、田中氏は、右視野におかれた小さな白い対象の主観的な体験がなかった。左視野の場合にはそうした体験があったが、このことは、左の視野が正常に見えていたということを意味しない。まず、彼は文字が読めなかった。負傷する前は、書くことはかなりよくできた。負傷後は、右手では、ぎこちないが正確に名前が書けたし、ひらがなで綴ることもできたが、自分が書いた文字を見せられても、それを読むことができなかった。茶碗や本を見てその名称を言うことはできたが、そのほかのものについてはできなかった。赤、緑、青に混同が見られた。

井上は、田中氏の物体認知の障害を記述するのに、古い名称「精神盲《ゼーレンブリントハイト》」を用いている。同様の症状は、現在なら「視覚物体失認」と呼ばれ、色の名前を言うことができない症状は「大脳性色盲」と呼ばれている。井上の研究の翻訳者は、時代の違いによる用語の混乱を避けるため、現在の英語文献でも用いられる「統覚盲」という古くからの用語をあてている［訳注　井上の原論文は日本語ではなく、ドイツ語で出版された。この研究は、イギリスのグリックステインらによって再発見され、彼らの手で英訳されて、２０００年に出版されている］。『オックスフォード版・心の事典』によれば、「統覚」は、受動的知覚と見えているものの理解とを区別するために、哲学者のゴットフリート・ヴィルヘルム・フォン・ライプニッツ（1646-1716）が考え出した名称である。茶碗のような対象は、それが「茶碗」と呼ばれるとか飲み物を飲むためのものだとかいった知識がなければ、特定の輪郭をもった白い対象としてしか感じられない。言いかえると、統覚盲は、それが茶碗だという統覚をもたずに、視野のなかにある対象を知覚する。

バートランド・ラッセルによれば、無意識的知覚と意識的知覚とを最初に区別したのは、ライプニッツである。ライプニッツは、眠っているときも、（極端な場合には）死んでいるときも、私たちはつねに知覚しているのだが、十分に意識をはたらかせているときにのみ、知覚していることに気づくのだと言う。この後者の状態が統覚である。

統覚は、カントの『純粋理性批判』で重点的にあつかわれている。この本のなかで、カントは、知覚が空間と時間のなかで起こるときにのみ、観察者は異なる知覚が自分に属するという経験をもちうるのだということを示そうとした。言いかえると、赤さとトマトであることとが「空間」という媒体のなかでとにかく一緒にならないかぎり、赤いトマトを見ることはできない。ある場所にあるトマトが同じ場所にあるリンゴと区別できるのは、「時間」があるからである。だれかが言った次のことばは、これをもっと明確に表現している。「時間は、すべての凶事が一時に起こらないようにし、空間はそれらすべてがあなただけに降りかからないようにする。」

井上は、彼の患者、田中氏の精神盲が有線野ではなく、それを囲む脳領域への広範囲におよぶ損傷によって引き起こされたのだ、と推測した。井上は次のように書いている。

> 私が考える視覚領野全体は、機能の点からは、2つの部分からなるものとして記述できる。ひとつは、主視覚領野であり、もうひとつはそれに隣接する視覚領野である。主視覚領野は、これまでたんに視覚皮質と称されてきた。この視覚皮質では、皮質上に網膜がそっくり再現されているという意味で、正確な投射が起こっている。隣接する視覚領野も、投射は正確とは言えないものの、ある

程度の投射関係をもった視覚領野を含んでいる。

井上のマップは、その後の探検家たちに大いに役立った。一次視覚野をとり囲む未知なる地平が、井上自身も想像だにしなかったほどに詳細なマップとして描かれた。解剖学者は、この世でもっとも複雑なマシーンの配線を解き明かすための、いろいろな技をもっている。ひとつは、「使うか‐失うか」の原理にもとづいている。もし脳のある小さな領域を損傷したなら、そことほかの領域とをつなぐ神経線維は機能しなくなって、変性が起こる。変性部分を特殊な方法で染色すると、それがどこにつながっているかがわかる。この方法によって、井上の「主視覚領野」（現在はV1と呼ばれる領野）とその周囲の領野との連絡が明らかにされ、次にこれらの領野の機能が、そこにある細胞の活動を記録することによって研究される。たとえば、ロンドン大学のユニヴァーシティ・カレッジのセミール・ゼキは、「V5」と呼ばれる領野には、動く刺激にとりわけ活発に反応する細胞があることを発見した。すぐさま、さらなる発見が続いた。もし色の塗られたマップ上に「V」として知られる領野が広がってゆくさまを見ることができたとしたら、まるで帝国の領土拡大のように、視覚領野がサルの皮質のおよそ半分を支配下に入れるまで広がってゆくのを見ることができるだろう――この帝国は、後頭葉のみならず、頭頂葉と側頭葉のかなりの部分におよんでいる（カラー図版3参照）。

鳥距溝の両側に位置する、V1のすぐまわりの領野は、V2と呼ばれている。V2の特殊性は、それが必然的に鳥距溝の上下（視野の下半分、上半分に対応する）という2つの互いに離れた部分にあることである。半分のマップどうしは神経線維によって結ばれており、これらの神経線維は大きな連絡ケーブル（脳梁）を介して2つの大脳半球の間を行き来する。さらにV2は、V1のマップとある程度似た、それとわかる視野のマップをもっているが、井上も推測した通り、マップはそれほど正確ではない。V2にある細胞はそれぞれ大きな受容野をもつので、網膜の広い領域を担当していることになる。視覚に関わるほかの領野は、脳の表面にわたって側頭葉や頭頂葉へとあらゆる方向に広がっている。ゼキは、V4領野の細胞の大半がマップの各部分にある刺激の色に選択的に反応することを発見した。これは、V1の場合とは異なっている。V1では、ほんの一部の細胞しか色への選択性を示さない。一方、V5の細胞は、色ではなく、動きに強い選択性を示す（色への選択性も多少はある）。もちろん、動きへの選択性は、V5だけでなく、V1にもあるが、すべての細胞にあるというわけではない。

このへんで整理をしておこう。なぜ、このようにマップがいくつもなければならないのだろう？　どうして複数のマップがあるのだろう？　これらのマップと空間の体験は、どのような関係になっているのだろうか？　マップの機能を考える際に手がかりになるのは、カエルの視蓋である。カエルの網膜は、視蓋の上の層へと直接マッピングされ、次にこのマップがその下の前運動マップへと連絡し、これによってカエルは獲物に向くことができる。このシステム全体がアナログ・コンピュータであり、空間は、入力から出力へ連続する表象をもつ。しかし、このコンピュータがはたらくのは、マッピングが規則正しく行なわれるからである。もし、前運動マップが空間内の方向とランダムに関係していたとしたら、どんな問題が生じるだろうか？　視蓋の上層のマップにあるそれぞれの神経細胞は、下の階の前運動マップ内のすぐ隣の神経細胞にではなく、任意の神経細胞にたどり着かなければならない。たとえこうなっていてもなんとかやれるかもしれないが、きわめて複雑な遺伝プログラムが必要になる。長い目で見れば、試行錯誤による学習によっても、うまくやれるようになるだろうが、経済学者のJ・M・ケインズがよく言っていたように、長すぎると、みんなこの世からいなくなってしまう。

ランダムな配線には、もっと根本的な問題がある。カエルの眼は、私たちの眼と同様完璧なものではないし、獲物のハエや虫は十分な大きさがある。結果的に、獲物は、多くの神経細胞の受容野をおおう、ぼけた像として投影される。もしこれらの細胞が視蓋に（緊密な集団としてではなく）ランダムに分布しているなら、そしてそれぞれが前運動マップ内のランダムな点に投射されているなら、配線は、信じられないほど正確でなければならないだろう。網膜のそれぞれの細胞は、視蓋のひとつの細胞に投射されなければならないし、その視蓋の細胞も前運動マップのひとつの点に投射されなければならない。細胞がその正しい相手とだけでなく、その隣と連絡していても、完全な混乱が生じる。前運動マップ内の近隣は、運動マップに正反対の指令を出すかもしれない。ちょうど複数の上官から矛盾する命令を受けとった軍隊のように、頭はどうにも動けなくなってしまうだろう。

この悪夢は、カエルの視蓋のアナログ・マップによって回避されている。前運動マップにおいて隣り合う細胞が似たような頭の動きを引き起こすならば、混乱を起こさずに一群の細胞を活性化させることができる。逆説的だが、大まかなアナログ・マップは、1対1対応の正確な配線をしないようにしているのだ。カエルは、ひとつの細胞ではなく、複数の細胞からの指令に応じて頭を動かす。これがいわゆる「集団コード」である。集団コードでは、大集団をなす神経細胞のそれぞれが特定の結果に賛成票を投じ、最終的な投票結果には、すべての票が反映される。議会選挙で言えば、これは、多数票方式ではなく、比例代表方式にあたる。しかし、この投票システムがカエルでうまく機能するのは、近隣の人々が選挙では同じような投票行動をとるのと同じく、カエルのマップのなかの近隣の細胞がほぼ同じように投票するということが前提となっている。

こうした投票システムは、私たちの脳でもはたらいており、眼の動きを制御している。進化においては、よいしくみというものは何度も出現する傾向にあり、アナログ・マップが広く出回っている。ヒトの眼球運動の動力室は、中脳の上丘と呼ばれる部位にある。カエルの視蓋（上丘は視蓋から進化した）の構造と同様に、上丘はいくつかの層からなり、一番上の層には網膜のマップがある。より深い層への刺激は眼球運動を誘発し、この運動方向は刺激されるマップの部分に依存する。隣り合う部分が刺激されると、同じような方向への動きが引き起こされる。もしマップの2つの部分が同時に刺激されると、2つを平均した経路に沿って、眼が動く。このシステムは、マップにもとづく、いわばもうひとつのアナログ・コンピュータだ。

なぜ、脳には、マスターマップがひとつあるのではなくて、こんなに多くの異なるマップがあるのだろう？　セミール・ゼキが『脳のヴィジョン』のなかで説得力をもって論じているように、その答えは、脳のマップが受動的なマップではなくて、さまざまな活動を行なう能動的な装置だからである。アナログ・コンピュータは、自分のすることはよくできるものの、ひとつのことしかできない。眼を動かすコンピュータは、顔を認識することも、色を感じることもできない。その結果、ある種類の脳損傷をもつ患者は、眼球運動にはなんの問題もないが、色を見ることだけがまったくできなくなる。

眼球運動を制御するコンピュータは、色を感じとることはできない。色は、眼球運動とは異なる部分で分析される。特別な用途のためのコンピュータがたくさんあることは、無駄が多いように見えるが、アメリカ大統領の脳のなかにある神経細胞の数は、アメリカの年間総軍事予算のドル札よりも多いのだ。私たちの脳は、特別な目的のためのたくさんのアナログ・システムをもっており、これらをうまく用いている。大脳の灰白質だけでも、100億の細胞があり、それらの間には60兆の連絡がある。この数には、小脳は含まれていない。小脳には、ひとつのプルキニエ細胞あたり、入ってくる神経線維との間に20万にのぼる連絡がある。この大規模なシステムによって、脳は、異なる仕事を担当するたくさんの特別なアナログ装置をもつことが可能になる。これらの仕事は同時に——専門的な言い方をすると「並列的《パラレル》に」——行なえる。個々のアナログ装置の処理速度は遅いが、こうした並列処理がその弱点をカバーする。ペンティアムのマイクロプロセッサは1秒に1億回ほどの演算が可能なのに対し、神経線維の発火は1秒間に最大でも千回程度にすぎない。もし、数百万の神経細胞が同時に活動してさまざまな計算をこなすということがなかったなら、脳の処理の遅さは、致命的な欠点になっていたはずだ。神経線維のスピードの欠点は、量によって埋め合わせられる。

次の章では、脳が、その空間マップのなかで3次元をあつかうために、どのような多くの特殊なシステムをもっているかについて述べる。バークリー卿も書いているように、眼に届く光は、それがどれぐらい遠くから来たのかは教えてくれない。では、私たちは、どのようにして物体の3次元的な形がわかるのだろうか？　どのようにして、それらがどれぐらいの距離にあるとわかるのだろうか？

この2つの疑問（形と距離）に対する答えは、かなり違ったものになる。脳のなかには、世界の3次元のマスターマップがあるわけではなくて、あるのは有権者による通常の複雑な民主主義だ。

# 第4章　ひとつ眼の視覚

ティリンスの城壁は、ギリシアのアルゴリコス湾の端にあって、厚さが7メートルもある。ギリシア神話では、ティリンスの城壁も、その近くにあるミケーネの要塞も、巨人のサイクロプス族の末裔によって築かれたとされている（建築用語で「サイクロプス族の《サイクロピアン》」が「巨大な」を意味するのは、そういう理由からだ）。1960年代にできそこないの集合住宅をあちこちに建てた建築家たちと同様、ミケーネの建築家も粗野な連中だったが、彼らはすぐれた3次元的な視覚をもっていた。ポリュフェモスは、人殺しをする陰鬱なサイクロプス族のなかでもっとも有名で、動いているものをひっつかんで壊すことに秀でていた。「彼には情けや容赦のかけらもない。一足飛びに私の仲間2人を子イヌをつまみあげるようにひっつかんで、脳ミソをたたき割り、床にまき散らした」。ポリュフェモスは、額の真ん中にひとつだけ眼があった。では、彼はどうやって奥行きが見えたのだろうか？　だれもが知っているように、3次元を見るには両眼が必要なはずだが、ポリュフェモスは、両眼をもつ人々以上にこのような破壊行為ができたのだ。『オデッセイ』には、ポリュフェモスが片眼であることがハンデだったとは一言も書かれていない。

世界を立体的に見るためには2つの眼が必要だというのは、思い込みにすぎない。片眼のテストクリケット選手［訳注　最高レベルのステータスをもつ10か国による「テストマッチ」の選手］もいたし、隻眼の海賊も、かの有名な片眼の名司令官［ネルソン提督］もいたからだ。2つの眼があるからといって、空母に着陸しようとするパイロットの助けになるわけではない。3Dのハガキや立体映画を売る側の宣伝文句に反して、ふつうの絵画や映画も、平べったくは感じない。絵の具とカンヴァスの面は平たく見えるが、その面を通して描かれた光景は3次元的に見える。もし、面の構造がわかるものをすべてとり除くなら（ちょうど、うしろから光をあてるタイプのスライドヴューワーを通してスライドを見るときのように）、曖昧さがなくなって、奥行き感だけが得られる。

バークリー卿（彼以降のほかの多くの人々もそうだが）は、立体視の問題が奥行きを測ることだと誤って考えていた。物体から来る光線は、どれぐらい遠くから来たのかという情報はもたらさない。したがってこれが問題になる。これは、計測機器なら距離計の仕事なので、奥行き距離の測定の問題だとも言える。距離計の原理は、2点の距離がわかっていて、その2点と目標物のなす角度がわかれば、そこまでの距離が計算できるというものである。この方法は天文学者も用いていて、太陽のまわりを回る地球の軌道の直径を基線（底辺）にして、星（地球の近くにある星）までの距離を測る。軍隊で用いられた初期の距離測定装置は、ウォトキンのメコメーターである。これは、基線が紐でつないだ2人の兵士だった（図4・1参照）。一方の観察者は、遠くの目標物にまっすぐ向き、もう一方の観

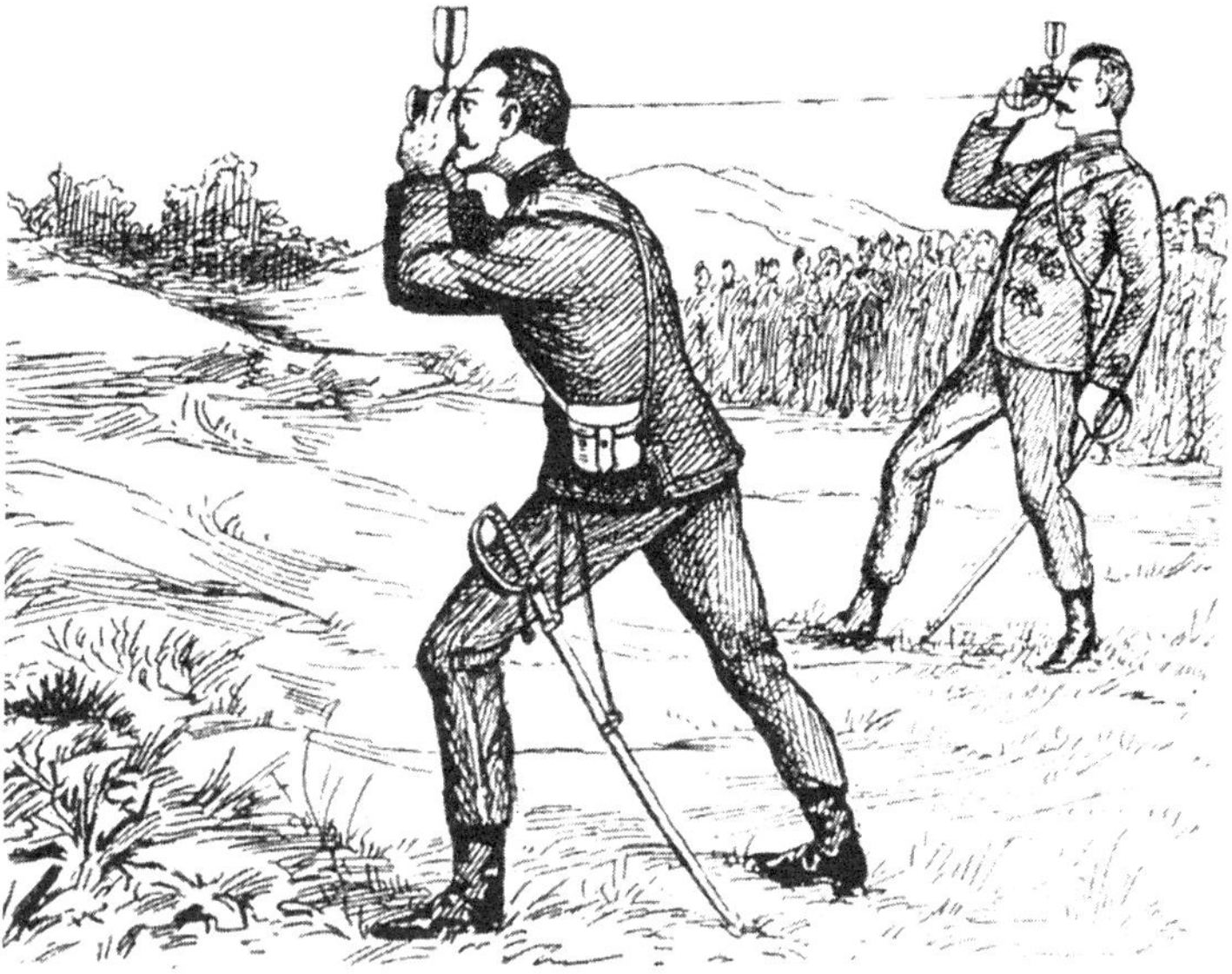

**図4・1　ボーア戦争で奥行き距離の測定に用いられたウォトキンのメコメーター**

紐の長さを一定にし，２人の観察者のうち一方が，この紐と直角になるように位置どりする。これによって，もうひとりの観察者と目標物がなす角度から距離が計算できる。ところが，敵もさる者。ボーア人はこの紐の長さを知り，その見かけの大きさを使って，メコメーターまでの距離を割り出した。

察者が望遠鏡越しに目標物を見て、そのときの望遠鏡の角度を測った。メコメーターはボーア戦争で使われたが、あろうことか、知恵のはたらくボーア人は紐の長さを知り、その見かけの大きさを測ることによって、観察者までの距離を計算し、立場を逆転させてしまった。

次の世代の距離計は、２人の観察者の代わりに、プリズムと鏡を用いた。この方式の距離計は、観察者が２つの視点から見た対象の像をぴったり重ね合わせることによって両者間の角度を測るものだった。すぐ気がつくように、私たちの両眼はメコメーターの2人の兵士と同じような関係にある。実際、カメレオンも、舌を突き出して獲物をとるときには、距離を測るために両眼の間の角度を用いている。彼らの両眼はソケットのなかのボールベアリングのように眼窩のなかで回転し、両眼の位置を感じとることによって、距離を決定する。私たちも、ある程度これと似たことをしている。テーブルに2枚のペニー硬貨をおいて、両眼の向きを交叉させて、2つの像を融合させてひとつにすると、融合した硬貨は実際よりも近くに、したがって小さく見える。しかし、距離を測定するこの方法は、きわめて粗っぽいものでしかない。実験が示すところでは、私たちの脳は、数メートル向こうの距離を測定するほど十分には、自分の両眼の正確な位置がわからないのだ。初期のギリシアの天文学者は、地球から太陽までの距離を算定しようとして、その角度があまりにも小さすぎて測ることができなかったが、私たちは彼らと同じ立場にいる。

実際には、奥行きを見るためには、2つの眼は必要ない。もし2つの眼が必要だったなら、映画や絵画は、平べったい切り抜きのように見えるだろうし、見るに耐えない代物になるだろう。だが、それらは、生き生きした立体感をもたらす。絵のなかの距離は正確に見積もることはできないものの、その絵は平べったくは見えない。奥行きを見るという問題は、距離を計算するのと同じではないのだ。その理由は、距離というものは多くの種類の奥行き情報のひとつでしかないからである。像は平たいが、その像には、脳がフルに使う情報がたくさん含まれている。こうした奥行き手がかりの多くは、絵画のなかに見ることができる。カラー図版4に示したセバスチャン・ストスコッフの静物画、『五感』を例にとって考えてみよう。

『五感』は、ストラスブールの大聖堂にある美術館に所蔵されている。この美術館は、同じストスコップの『グラスの入った籠』も所蔵している。これは、グラスの立体的な形をほぼ光の反射だけによって表現した作品だ。『五感』は、1633年に描かれた。美術館発行の目録の解説によれば、ニオイは花瓶の花によって、触感はチェス盤上のサイコロによって、音はいくつかの楽器によって、味は果物の入ったボウルによって、視覚は黒いイヌによって表現されているそうだ〔訳注　ほかの解説では、視覚は地球儀としている。巻末の注も参照〕。

『五感』のなかではっきりわかる奥行きの表現法は、以下の7つである。

**陰影による形**　地球儀、花瓶、若い女性の首は、右側が影になっており、光が左からあたっていることを示している（これは、壁にかけられたヴァイオリンの影のつき方や開いたままの楽譜（「賛美歌第76番」のページ）についた陰影とも一致している）。光が左からあたっていることから、テーブルクロスの（左から右への）ひだの連続は、凸の次に凹がくるものとして解釈できる。「陰影による形」は、デジタル映像だけで構成した映画（たとえば『トイ・ストーリー』）に驚くべき実在感を与えるトリックのひとつだ。光がどちらからあたっているかがわかれば、たとえその物体が実在しないものであったとしても、私たちは像のなかの陰影のつき方を計算できる。コンピュータ・グラフィックスのデザイナーは、これを「照明モデル」と呼ぶ。

あいにく、照明モデルは、逆にはたらいてくれるとはかぎらない。多くのアルゴリズム――自動的に適用される数学的ルール――に関しては、陰影から逆に3次元的な形を復元することはできない。たとえば、総選挙で各選挙区ごとの各党の得票数がわかれば、新しい議会の各党の議員数は計算できる。しかし、この逆の計算はできない。これと同様に、像のなかのある対象の陰影のつき方を見たとしても、そこから、光のあたり方とその対象の形の両方を推論することはできない。3次元世界には2つの情報（光のあたり方と形）があるのに、像のなかにはひとつの情報（陰影）しかないからだ。同じ像を生み出す光のあたり方と形の組み合わせは無数にあり、陰影から形を推論できるのは、光源についての証拠があるか、あるいはそれについて推論できる場合に限られる。光源の位置は時には、鏡やガラスの直接的な反射によってわかることもあるが、『五感』のなかには、こうした「鏡面反射」はない。証拠がないとき、私たちは、（図1・4の円盤の凹凸がどう見えるかという例で示したように、光は上からあたっているという）仮定に頼らざるをえない。ただし、『五感』では部屋のなかの光景だということがわかるため、この仮定は有効ではない。

陰影と形の関係は微妙であり、つねに直観的に明確なわけではない。たとえば、光景が太陽のような単一の光源によって照らされていれば、その光景のなかのすべての物体の影は、同じ方向を指すはず、と思う人が多い。しかし、そうではない。影の方向は、投影される面の向きに依存するのだ。ルカ・シニョレッリの絵画『鞭打たれるキリスト』では、右側の人物は、2つの脚それぞれの陰影のつき方が異なっている（カラー図版5参照）。最初は一見これが誤りのように思えるのだが、よく考えてみると、誤りではないことがわかる。2本の脚の影は、胴体《トルソ》の影と合わさらねばならず、したがって必然的に「V」の形になる。

**遠近法**　『五感』では、チェス盤がひずんだ四角形をしていて、その表面が観察点から奥行き方向に傾いているということを示している。リュートの表面の曲線は、その形を露わにしている。壁の金庫の右側の扉は平行四辺形で、外に向かって開いていることを示している。（美術館発行の目録によると）壁の金庫は銅の枠内で少し引っ込んでいる。しかし、金庫は壁より張り出しているのではないだろうか？　あるいは、「壁の金庫」はだまし絵にすぎず、向かいの壁の上に眼をあざむくために描かれ、それをストスコッフが忠実に再現しているのではないだろうか？　この絵だけからなにかを言うことはできない――まず最初に実際の形はどうなのかがわからなくてはならない。網膜像の形、あるいは絵画のなかの形は、もともと多義的である。というのは、同一の像を投影する3次元的な光景が無数にありえるからである。たとえば、北斗七星のような星座は、なんの関係もない星どうしがたまたまそういう形を構成するにすぎない。陰影が示す形の場合と同様、遠近法も3次元の形を示せるが、それは私たちがそう仮定するからにすぎない。

**テクスチャーの勾配**　チェス盤上の白と黒の正方形は、遠くになるにつれて、大きさが組織的に減少する。こうしたテクスチャーの勾配が奥行きを示す。近くのものほど、網膜には大きく映るのだ。タイル張りの床、砂利道の砂利、草原の草木なども、テクスチャーの勾配の例である。この表現法は、単独で強い奥行き感を生じさせるので、オプアートの作品では奥行き効果を出すためによく用いられている。

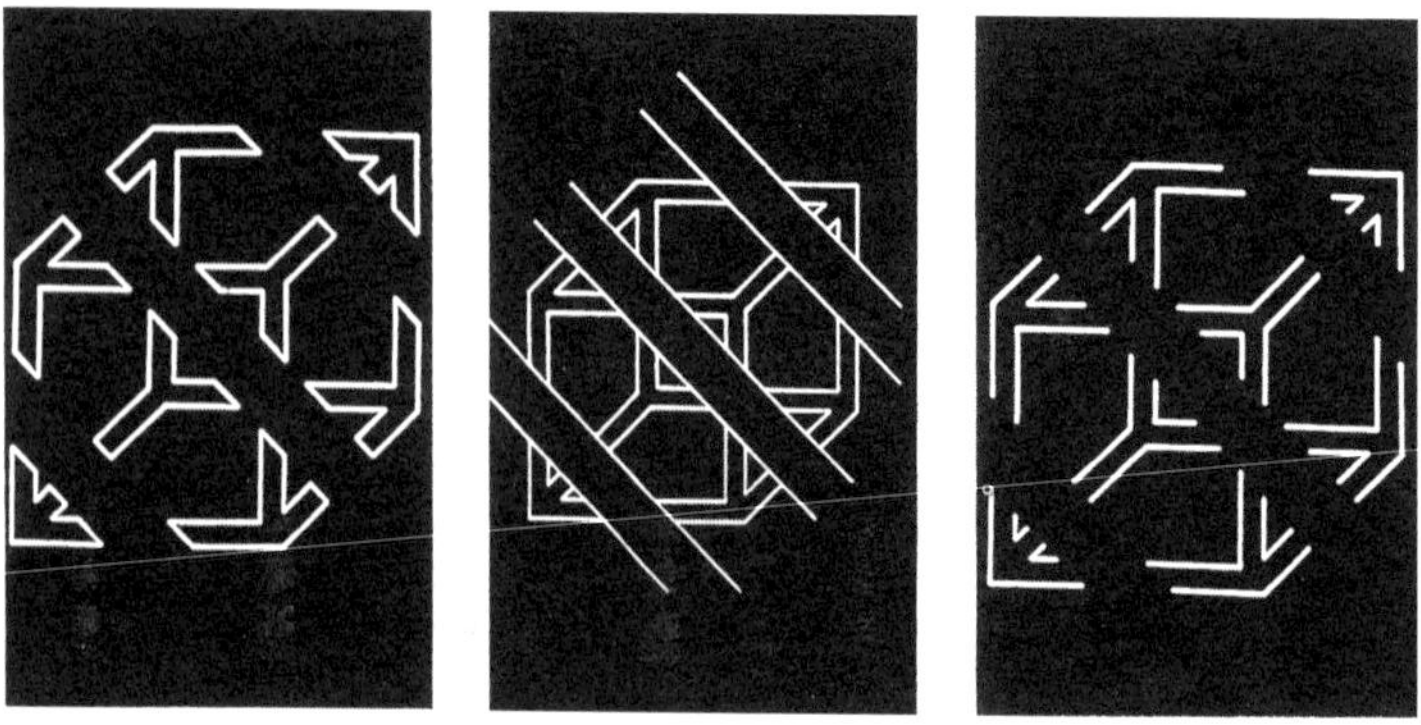

**図4・2　グレゴリーによるネッカーの立方体の部分的遮蔽**

左の図は，ほとんどの観察者には，バーが立方体の手前をななめに横切っているように見える。バーは，ページのほかの部分と同じ輝度であり，立方体の断片をとり去ると，完全に消え去ってしまう。この図の遠近は多義的なので，見ようと思えば，立方体は奥行き的に「反転して」見える。立方体の断片の輪郭が閉じた右の図では，ほとんどの観察者には，立方体が見えなくなる。閉じた断片を縁どっている白い線は，黒いバーによる遮蔽という仮定と矛盾する。

**遮蔽**　リュートの上には「賛美歌第76番」のページが開いて載っているが、その部分のリュートは見えない。さらに、リュートもテーブルクロスの部分を隠している。若い女性の髪も、背後の壁の垂直の線を隠している。あるものがほかのものを遮っているとき、遮られているもののほうが遠くにあるように見える。この場合も、その解釈は、途中で途切れている線は同じ対象に属しているという仮定に依存している。この仮定はかなり強いので、手前に対象があるという証拠がないときも、そのように仮定することがある。図4・2では、ななめの「バー」の明度は背後のそれと同じであるにもかかわらず、遮られた立方体の手前に、いわゆる「主観的輪郭」が見える。

**絵の面上での高さ**　バークリーも書いて

いるように、私たちは、足元を見るときには眼を下に、空の雲を見るときには眼を上に向けなければならない。遠くの対象は像のなかではより高い位置に投影されるという法則は、多くの絵で用いられており、とくに子どもが奥行きを描く際によく用いる手法である。『五感』では、絵の面上でもっとも下にあって、同様にもっとも近いものは、テーブルクロスである。野外のテラスにいる遠くの人物は、絵の上ではなかほどの高さに描かれており、彼女の上にはさらに遠い丘がある。この法則には、例外も多くある。若い女性の顔は、彼女は背が高くて近いので、絵の面では丘よりも高いところに描かれている。壁の金庫の上の縁はヴァイオリンよりも上にあるが、これだけからは距離を推論できない。

**見知った大きさ**　テラスの上の女性は、前景の若い女性に比べて小さく描かれている。彼女は小さいのだろうか、それとも遠くにいるのだろうか？　彼女がふつうの身長だと仮定するなら、遠くにいると推論できる。この推論の問題点は、それが循環論法になりかねないという点だ。私たちが彼女が遠くにいると推論するのはその像が小さいからだが、（像が小さいのに）彼女の身長がふつうだと推論するのは、彼女が遠くにいるように見えるからである。心理学者は、後者のような推論を「大きさの恒常性」と呼んでいるが、ものが同じ大きさに見えるのは「大きさの恒常性」がはたらくからだと言うことは、アヘンを吸うと眠くなるのは「催眠性原理」がはたらくからだと説明するようなものだ。「月の錯視」を説明する際に出てくるのが、まさにこの問題であった。天文学者で数学者であったプトレマイオスは、地平線近くにある月が天頂にある月よりもはるかに大きく見えるという事実について記した。よくあげられる説明は、地平の月は木々や家の向こうにあるので遠くにあるように判断され、その結果「大きさの恒常性」がはたらいて大きく見えるのだ、というものである。しかし、多くの人は、地平の月が天頂の月より近くに見えるように感じる。そして、このことは、地平の月が大きく見えるからということで説明されてきたのだ！

**大気遠近法**　遠くの木や山ほど、不明瞭になり、短波長の光は長波長の光よりも散乱されるので、青みがかる。

つまりは、片眼のポリュフェモスは、3次元の世界についての情報にこと欠かなかったことになる。しかも、彼は、『五感』のなかに示されている手がかりよりももっと強力な種類の情報ももっていた。彼は動き回ることができ、網膜に映るその結果を観察することができた。大きな樹の下に横たわって、上に広がる枝の天蓋を片眼を閉じて見てみよう。すると、それは驚くほど平べったく見える。枝々の天蓋の壮観な厚みを感じるには、頭を30センチほど、1秒に1往復の速さで左右に動かすとよい。写真の現像で印画紙に像が浮かび上がってくるように、木の量感が出現する。これが運動視差で、3次元の光景を違った視点から見た場合に生じる違いである。頭を動かすと、葉や枝の相対的位置がその距離に応じて変化する。より近くの対象の像は、遠くの対象の像よりも網膜上で動く角度が大きい。像のなかのこの相対的な動きは、形と奥行きについての強力な情報源として用いられる。

ほかの奥行き手がかりと同様、運動視差も仮定に依存していて、それが誤っている場合には不思議な効果が生じる。そのひとつが、エルンスト・マッハが気づいた錯覚である。マッハは、音速の測定

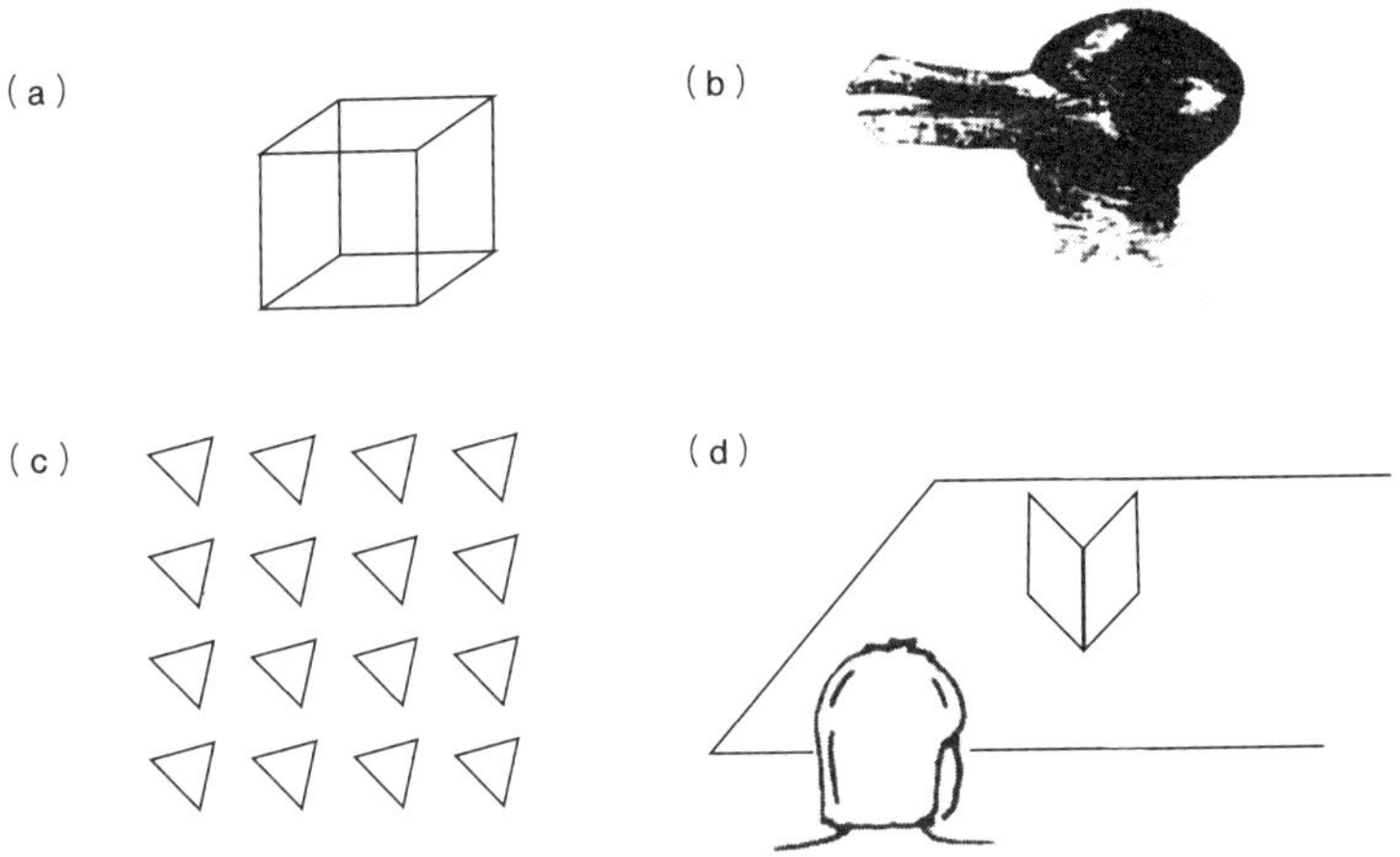


**図4・3　知覚的多義図形**

(a)ネッカーの立方体。(b)ジャストローのアヒルとウサギ。(c)向きが一斉に変わるアトニーヴの三角形。(d)マッハのカード。

にマッハ数を発案し、また視覚系がアナログ・コンピュータのように像のなかの異なる部分の光を比較しているということをはじめて指摘した物理学者である。この錯覚は「マッハのカード」と呼ばれている。ハガキ大のカードを折り曲げて、山側が手前にくるようにテーブルの上に置いて観察してみよう。すると、それを内側から見ているような「錯覚」が起きる（図4・3d参照）。片眼を閉じて、もう一方の眼でカードを1分ほど眼を動かさずに見つめると、そのうちカードの奥行きが「反転する」ように見え、こちら側に向いていた折り目の山が、次の瞬間には向こう側の谷のように見える。これは、網膜に映る2次元的な像だけでは、折り目の向きを区別することができないからである。その結果、ビュリダンのロバ［訳注　2つのまったく同じ大きさの藁山の間に立っているロバが、どちらを食べるか決断できずに飢え死にしてしまうという寓話」のように、どちらか決まらないということが起きるのだ。カードの向きが実際とは「違って」見える状態になったら、頭を左右に動かしてみよう。すると、頭の動きと同期して、カードが折り目のところで動いて見えるだろう。

パラノイアの被害妄想は、狂ってはいても論理的な必然性をもっていて、次から次へと展開する。たとえば、パラノイアの人に、「あの人がミキサーのなかにX線装置を隠して、あなたを陰謀に陥れるわけなんかないですよ」と助言しようものなら、それは解決になるどころか、あなたも陰謀の一端になるだけだ。実は、マッハのカードでは、脳のなかでこれと同じようなことが起こっている。私たちの脳は、カードの遠いほうの端が向こうではなく、こちらを向いていると仮定している。頭を横に動かすと、生じる運動視差はこの仮定に合わない。合うようにするには、実際はカードが動いたとさらに仮定するしかない。その結果、少なくともしばらくの間は、カードが私たちの頭の動きと同期して動くように見えるのだ。

運動視差は強力だが、動くと自分に注意を引いてしまうから、これはかならずしも得策ではない。動きに代わる方法は、両眼の像どうしを比較するというやり方である。これがもうひとつの視差である。脳が両眼視差を用いていることを最初に示したのは、物理学者のチャールズ・ホイートストンだった。彼は、鏡を用いて単純な物体の線画を左右の眼に別々に提示する簡単な仕掛けを作った。右眼用と左眼用の線画は、互いに少し異なる視点から描かれていた。彼の発明は、「客間《パーラー》ステレオスコープ」の原型になった。この発明品は、ヴィクトリア朝時代の人々を「ステレオプシス（両眼立体視）」――文字通り「立体の視覚」――の感覚で魅了した。それは、大英帝国と荘厳なものに対するヴィクトリア朝時代の熱狂に驚くほどよくはまった。ステレオスコープを覗くと、女王陛下の君臨するさまざまな異国の風景や人々や、切り立った崖や山々を見ることができた。

新しい発明品にはよくあることだが、ステレオスコープも、ホイートストン以前にすでに発見されていたという主張がすぐになされた。スコットランドの物理学者で発明家であったデイヴィッド・ブリュースター卿も、その仕掛けを最初に考えついたのが自分ではなく、ホイートストンだとはどうしても信じられなかった。そしてＡＢＷの原則――Anyone But Wheatstone（ホイートストンでなきゃだれだっていいさ）――にのっとって、あまたの無名の発明家の主張を後押しした。１８５６年10月15日の『タイムズ』紙で、ブリュースター（「Ａ」という匿名を用いている）は、ステレオスコープが「エジンバラ大学で数学を教えていたジェイムズ・エリオットの発明であり、１８３４年に考えついていたが、３９年までそれを実行に移さなかったのだ」と主張した。ホイートストンは、不機嫌に次のように応じている。

前略。Ｄ・ブリュースター氏も、投書なさった方も、エリオット氏がステレオスコープを１８３４年に着想し、それを１８３９年に形あるものにしたと主張なさっています。エリオット氏がほんとうにこれらの年に発明・製作したのだとしますと、３４年は、私が実験をオフィシャルな研究として発表した後のことですし、３９年は、私が装置の全容を述べて、それが一般に知られるようになった後のことになります。さらに、エリオット氏は、私の結果が広く知れ渡るようになって18年もしてから、実はそれを発明したのは自分だと主張なさり、それまで公けには一言も言っておられな

いのです。（『タイムズ』紙、1856年10月18日）

ブリュースターは、プリズム式のステレオスコープの特許をとった。彼の方式は、ホイートストンの鏡式よりも手軽で、使いやすかった。彼はまた、万華鏡の特許もとった。これに対して、ホイートストンは、コンサーティーナ〔訳注　アコーディオンに似た蛇腹式の六（八）角形の楽器〕とホイートストン・ブリッジ〔訳注　抵抗測定器に用いられる電気回路〕を発明した。現在から見れば、その栄誉はどっこいどっこいだと言える。

ステレオスコープは、両眼視差がそれ単独でも立体感を生じさせることができるということを、疑いのないものにした。両眼視差のひとつの長所は、その驚くべき正確さである。私たちが両眼を使って見分けることのできる距離（奥行き）の最小の違いは、約10メートルの距離にある1枚のコピー用紙の厚さに相当する。これは一見不可能のように思われる。というのは、網膜上でそれに等しい視差は、錐体ひとつの大きさの10分の1しかないからである。ヒトの眼の視力は、花から花へ蜜を求めるマルハナバチの飛翔のように、一見説明が不可能のように見えるが、脳は、両眼の像を比較する特殊なアナログ・コンピュータによって、不可能に思えることをなしとげているのだ。これらのアナログ装置は、両眼と連絡している神経細胞である。

これらの「両眼性の」神経細胞は、左右の眼の受容野にあたる光の量を比較する。視差は両眼間の差異を生じさせるが、この差異は、これらの両眼性の単一細胞によって検出できる。だが両眼性の細胞ひとつだけでは、両眼間の光の量の差異を生じさせるほかの原因と、ほんとうの視差とを区別できない。しかし、十分な数のこうした細胞があれば、それが可能になる――これは細胞の集団コードのもうひとつの例である。千分の2、3ミリほどの像の違い（私たちに検出可能な視差の最小値）は、ひとつの錐体にあたる光の量の5％ほどの違いでしかないが、この違いは単一の細胞が感じとるのに十分である。視差検出のコンピュータ・モデルは、人間の観察者のしていることを完璧にシミュレートできた。

両眼視のもうひとつの利点を知るには、片眼をつぶって野イチゴを摘んでみるとよい。手を伸ばしてものをとったり、針の穴に糸を通したりするのは、単眼よりも両眼のほうが、速くかつ正確にできる。全人口の7％ほどの人は正確な両眼立体視を発達させ損なっているが、これは、子ども時代の早い時期に斜視を矯正しなかったために起こるようだ。こうした両眼立体盲《ステレオブラインド》の人々は、日常生活ではうまくやっているのだが、実験室でテストしてみると、投げられたボールを片手でとるなどの課題では対照群の人々よりも成績が多少悪い。ポリュフェモスにとって、生きる上で、野イチゴは重要ではなかったに違いない。

野イチゴを摘むのが平均以下ということをもって、両眼視が進化したのは手の親指とほかの指の対向性（これこそ霊長類にすぐれた手先の器用さを授けている）によるとするのは、議論として弱いように見えるが、自然淘汰による進化が起こるには、ほんの小さな利点があるだけでよい。色覚を例にとろう。色覚がなくとも、往年のモノクロ映画『カサブランカ』は楽しめる。ほとんどの場合、色がなくてモノクロでも、対象を特定するだけの十分な情報が像のなかにある。たとえば、動き、陰影のある形、くっきりとした白黒の縁、などなど。しかし、「ほとんどの場合それでうまくゆく」という言い訳は、サルの場合には通用しない。まだらになった木洩れ日のなかでは、緑の葉陰から少しだけ顔を出している赤く熟れた果実を見つけそこなってしまうからだ。アメリカの技術者は、設計のまずい機器を指して、「お役所仕事なら十分さ」と言ったりするが、「十分」ということばは、自然淘汰の辞書にはない。改善をもたらすどんな遺伝子も――それがどんなに小さな改善であっても――その遺伝子をもつ者が生き残ってその遺伝子のコピーを次世代に伝えるなら、集団内に広まってゆくだろう。自然淘汰は、「最善は善の敵」という格言［訳注　哲学者ヴォルテールのことば］には従わない。改善の余地はつねにある。

テクスチャーの勾配、見知った大きさ、遠近法、運動視差や両眼視差といった、選択し解釈すべき手がかりがすべてそろったとしても、奥行きの次元を迅速かつ確実に分析できるというのは、『ハムレット』を逆からそらんじながら階段を駆けおりるという芸当ができないのと同様、ありえないことのように思える。しかしそう思うのは、私たちがこのプロセスを、あたかも視覚系が洗練された推論処理を行なっているかのように、ことばを用いて記述するからである。実際、立体視は、多数の独立したアナログ計算回路によって行なわれ、最終的にこれらの回路の「採決」により、確実そうな解釈がもたらされる。両眼視差の検出は、左右の眼のわずかに異なる位置の受容野をもつ単一細胞によっている。遮蔽の検出は、線をほかの線や境界が遮るT交叉を見つけることによっている。T交叉検出のためのアナログ回路は、ヒューベルとウィーゼルが一次視覚野で発見した線の傾き検出器を用いると、かなり簡単に作れる。実際に、形の分析や認知を担当する脳の部位（側頭葉）に「T」検出器が見つかっている。

もうひとつの例は、「陰影による形」である。視覚野V4の細胞には、光が上からくるような像を好む細胞がある。同一の像を90度回転させてしまうと、それらの細胞はほとんど反応しなくなる。これらの細胞にとって、陰影の方向が問題であり、その受容野のなかの刺激の位置は問題ではない。テクスチャーの勾配に反応する単一細胞も、見つかっている。これらの細胞は、奥行き方向に後退している面を示すドットパターンには反応するが、テクスチャーの勾配を逆転させると、反応しなくなる。なかでももっとも注目に値するのは、これらの同じ細胞（サルの頭頂葉の領野にある）が、両眼視差によって傾いているように見える面にも反応するということである。これこそ、奥行きについての異なる情報源が単一の神経細胞で一緒になるという、直接的な証拠である。

両眼視の話には最後にひとつ、新たな展開がある。1940年12月、英国空軍の偵察機スピットファイアーがドイツのケルン上空を飛んで、立体の航空写真を撮影した。この年は、例年にない厳冬で、ライン川は流氷で埋めつくされていた。「干上がったライン川」の話は、オックスフォード大学の心理学者、故バビントン＝スミスが語ってくれたものだ。彼は、その当時写真偵察にたずさわっていた。撮影した立体写真のペアを見た観察者は、流氷がライン川に浮いているのではなく、深い谷底にへばりついているように見え、わが眼を疑った。2枚の写真を撮影する時間の間に氷片が下流へと流れ、2つの像の間にニセの視差を作っていたのだ。

だが、「干上がったライン川」のこの説明は、別の問題を生じさせる。似たような形の氷片が山ほどあるのに、どのようにして観察者は、ある特定の氷片が下流へと流れたとわかるのだろうか？　一方の眼の氷片と他方の眼の氷片とを合わせるためには、個々の氷片の形を見分けなくてはならないの

**図4・4　ユレシュのランダム・ドット・ステレオグラム**

だろうか？　これはありそうもないことのように思える。それに、氷片の多くは似たような大きさと形をしている。「干上がったライン川」のこの謎に対する答えは、ニュージャージーにあるベル研究所のベラ・ユレシュの「ランダム・ドット・ステレオグラム」の発明まで待たねばならなかった。図4・4に示したのは、彼の作成したステレオグラムの一例である。この図は、コンピュータによって生成された川の上の流氷パターン――白いドットが氷片で、黒いドットが川面――だとみなすことができる。右側と左側の画像は、中央の正方形の部分の氷片が右に移動して、周囲の氷片に対して両眼視差を生じさせているということを除けば、まったく同一である。2つの画像をステレオスコープを通して見ると、中央部分の正方形が背景よりも手前に浮いているように見える。

　ユレシュの発見は、両眼視差は対象が認知されたあとではなく、それよりも前に検出される、ということをはじめて明らかにした。ランダム・ドット・ステレオグラムのなかの正方形は、一方の眼のパターンだけでは見えないし、両眼立体盲の人では、両眼でステレオグラムを見ても、正方形は見えない。正方形が見えるのは、両眼間の関係だけによっている。正方形は、それぞれの像のなかに隠れていて（カムフラージュ）、両眼立体視によって見えるようになるのだ。このカムフラージュという概念は、両眼立体視を進化の観点から見直させる。ある種のガは、自分が止まる木の幹と同じ色や模様をしているが、止まるとき完全に平べったくなるわけではない（もちろん、ガも含め昆虫の多くは、できるだけ身体を平たくするが）。両眼で見ると、ちょうどランダム・ドット・ステレオグラムの正方形のように、ガは木の幹から浮き上がって見える。これは、なぜ鳥の両眼立体視がすぐれているかというひとつの理由だ。両眼立体視のもつカムフラージュを見破るこの力は、木の枝の天蓋を見上げるときに発揮されるものと同じだ。個々の葉や枝の複雑さは、『五感』にあるような奥行き手がかりを使えなくするが、両眼で見ると、森を見ずに木々を見ることができる。

こういうカムフラージュは、一次視覚野の視差検出器をあざむくために特別にデザインされているような印象を与えるかもしれない。これらの検出器は、右眼と左眼で少しだけ異なる位置の受容野をもっているため、一定の視差によってもっともよく刺激される。しかし、ランダム・ドット・ステレオグラムのように、ランダムなノイズの画像は、これらの検出器のほとんどすべてを刺激してしまう――すなわち、左眼に白いドットがあると、右眼の対応する位置には白か黒のどちらかのドットがつねにあり、ほかのどの位置についても、これが言える。中央の正方形も、左眼の白黒のドットのすべてが右眼の白黒のドットに対応しており、一定距離だけずれているということを除けば、特別なことはなにもない。問題は、この一定の距離を発見することである。

アナログ・コンピュータは、外界の物理法則に対応する法則に従う。したがって、ランダム・ドット・ステレオグラムをアナログ方式によって解くには、これに関係する外界の性質を記述する物理法則を探さなければならない。ひとつの光学的法則は明白であり、そのまま使うことができる。すなわち、外界のなかのあるドットが左眼にある色（黒か白）を投影するならば、右眼にも同じ色の像を投影するだろう。したがって、白黒のドット間の対応の可能性はすべて無視でき、問題の規模は一気に半分になる。視差を感じる神経細胞がするのは、まさにこれである。神経細胞は、２つの種類――両眼の白いドットを好む細胞と、黒いドットを好む細胞――に分かれる。

以下に述べる物理的側面は、もっと興味深いものだ。ランダム・ドットの画像の解読がむずかしいのは、一方の眼のあるドットに対して、他方の眼でそれと対になる候補のドットが山ほどあるからだ。だが、もし画像のなかの個々のドットの数を減らすことができれば、この問題は簡単になるはずだ。これをするには、像をぼかすとよい。像をぼかして、個々のドットの境界をとり去ると、個々のドットが大きな「かたまり」になる。もちろん、私たちは、ランダム・ドット・ステレオグラムを解読するために、眼を細めてピントをぼかして見るわけではない。視差を計算する神経アナログ・コンピュータは、頭のなかだけでピントをぼかす。大きな受容野をもつことによって、像の各領域にわたる光を効果的に平均化するのだ。これは、像をぼかすのとまったく同じ効果をもつ。受容野が大きくなるほど、像のぼけの程度も大きくなる。最大の受容野をもつ視差検出器の出力に注目すると、ランダム・ドット・ステレオグラムの解読は飛躍的に容易になる。

この最後の物理的側面を考えてみるために、メタンの氷の結晶の雲が渦巻く惑星ザークに戻ることにしよう。個々の結晶の視差は、隣の結晶の視差とはまったく関係がない。というのは、どの結晶も異なる距離にあるからである。幸い、私たちの星、地球はこうではない。隣り合う点の光の強さの間には、強い相関がある。私たちからそれらの点までの距離についても、同じことが言える。その理由は、私たちの世界が対象からなっており、隣り合う点が空間領域としてよく似ているからである。ランダム・ドット・ステレオグラムのなかの正方形が奇妙な対象なのは、隣り合う点の明るさが相関しないのに、距離には強い相関があるからだ。脳のなかの暗号解読のアナログ・コンピュータにとっては、これが最大の泣きどころだ。そもそも、ランダム・ドット・パターンは、視差に反応する神経細胞の大きな集団を刺激するが、そのなかには両眼間の誤った対応に反応してしまう細胞もある。しかし、ここで、マップのなかで近くの細胞どうしが（ちょうど近所どうしがそうするみたいに）話し合うと仮定してみよう。特定の視差に反応する細胞は、近くにいる似たような細胞へ（神経連絡によって）、「もっと激しく反応してよ」というメッセージを送る。その結果、視差が同一の像領域があれば、この視差に反応する細胞は「誤った」神経細胞との競争に勝つだろう。

コンピュータ・シミュレーションが示すところでは、この単純なアナログ計算は、前に述べた別の2つのルールと組み合わさると、ランダム・ドットの問題をとりわけ効率的に解決する。しかし、それは、神経細胞がマップをなすように配列されていて、隣どうしが像のなかの隣り合う点に対応するという場合にのみはたらく。もちろん、アナログの過程全体は、デジタル・コンピュータでシミュレーション可能だが（これまでの検証のしかたはそうだった）、実際の脳のなかでは、細胞が視覚皮質全体にわたってランダムに分布しているとは考えにくい。脳の発達につれて、そうしたシステムの配線を作り上げてゆくというのは、大変な作業である。隣り合う神経細胞の間に連絡を作るルールがあれば、この作業ははるかに簡単になる。予想されるのは、両眼視差のマップがあって、そのマップでは、互いに近い細胞は同じ視差に反応する、というものだ。これらのマップはこれまでとらえるのがむずかしかったが、最近のいくつかの証拠は、それらが視覚野のＶ５にあることを示している。ここには視差を感受する神経細胞が多数ある。これらは、予測された通り、近隣の細胞が同じような視差に選好性をもつ区画として構造化されているようだ。

バークリーは、奥行き知覚を距離知覚と同じものと考えたが、奥行きという第三の次元の知覚は、彼が考えていたよりもはるかに複雑だ。奥行き距離の計算は、立体視の機能のひとつにすぎない。距離知覚は、木の枝から枝へと飛び移るサルにとっても、獲物をとろうと長い舌を突き出すカメレオンにとっても、コップをとろうと手を伸ばす私たちにとっても、確かに重要であるには違いないが、それは話のほんの一部にすぎない。陰影、テクスチャーの勾配、視差は、絶対的距離を教えてくれるわけではないが、対象の形について教えてくれ、さまざまなもののある背景のなかから対象をとらえるのを助けてくれる。脳のなかに、３次元世界のもとになる単一の「奥行き距離マップ」があるわけではないのだ。

３次元知覚から言えるのは、脳がここで紹介したすべての手段を使っており、それぞれは、特殊化されたアナログ方式の計算メカニズムを用いているということだ。同じことは、動きの知覚についても言える。これが次章のテーマだ。

# 第5章 「動くものは痕跡を残さない」

1838年にルイ・ジャック・ダゲールが撮影したパリの『タンプル大通り』の写真（図5・1参照）は、ぼけた靴磨きとその客の姿を後世に伝えている。感光板に記録されるほど長く同じ場所にとどまっていたのは、この2人だけだった。現代の写真のフィルムの露出時間は1秒の何十分の1かだが、当時のダゲレオタイプは、数分の露出時間が必要だった。これだけ長ければ、動くものは同じ場所にいないから、感光板には形を残さない。動くものは像がぼけ、とらえることができない。

ダゲールは、この「ダゲレオタイプ」の権利を、自分が生きている間毎年6000フランを受けとることを条件に、フランス政府に譲渡した。ダゲールの感光板は銀メッキされた銅板で、ヨウ素の蒸気の入った箱のなかで現像された。モールス信号の名前のもととなった画家で発明家のサミュエル・F・B・モールスは、1837年にパリを訪れ、もっとも初期の「ダゲレオタイプ」について、『ニューヨーカー・オブザーヴァー』紙に次のようにコメントしている。

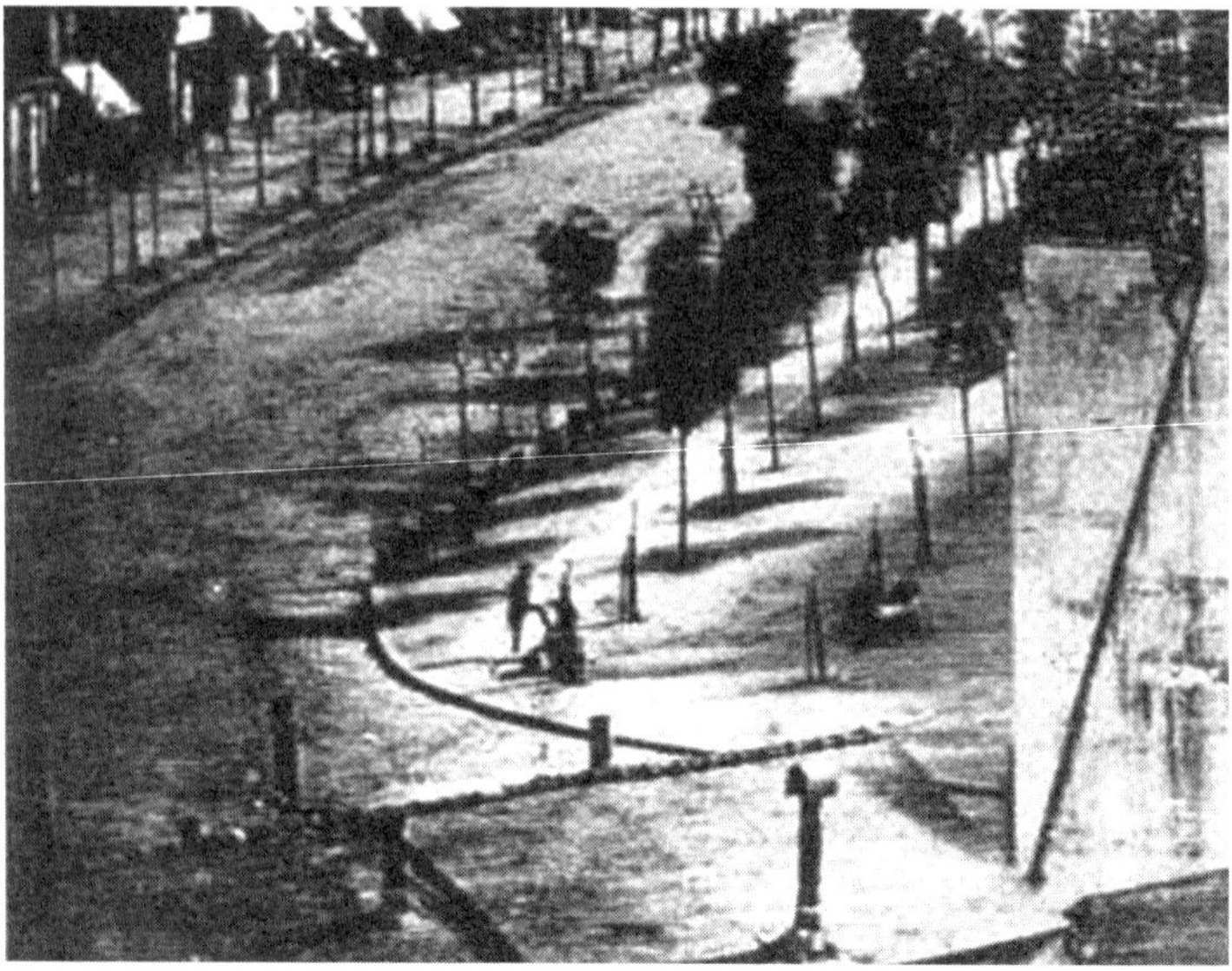

図5・1　ダゲールの『タンプル大通り』

動くものは痕跡を残さない。歩行者や馬車がひっきりなしに行き交う大通りを写真に撮ると、靴を磨いてもらっている男がただひとりいるだけで、ほかには人影も車の影も見あたらない。靴を磨いてもらっている男は、当然ながら、一方の脚を台に載せ、もう一方の脚を地面につけ、その状態をしばらく続けなければならなかった。そのため、靴と脚がはっきり写った。

これと対極にあるのは、フラッシュを用いて撮影する現代の写真だ。銃弾の運動やハチドリの羽ばたきの瞬間を凍結させた写真が撮れる。これらの写真は、被写体の形を見せてくれるが、そこに動きを示すものはなにもない。確かに、写真家にとっても、画家にとっても、動きを忠実に表現するのはむずかしい。写真家は、たとえば競馬における動きの興奮を伝えようとしたら、露出時間を長めにとって動きをぼかすか、カメラを動かして動く対象を追い、静止した背景のほうをぼかす。漫画家は、動きによるぼけを示すために多重になった像を描いたり（画家のマルセル・デュシャンも『階段をおりる裸婦』という作品でこの手法を用いている）、動く対象の背後に波状の動きの筋（効果線）を描いたりする。これらの細工は動きを暗示しはするが、まぎれもない動きの感覚そのものを引き起こすほどではない。

人間の視覚は、一方はダゲレオタイプ、もう一方は時間を凍結させるフラッシュ撮影という両極の中間に位置する。私たちは、動く対象がぼけていることにはふつう気づかないし、動く対象が時空間的に凍結して見えることもない。代わりに、私たちには、対象の動きがはっきりと見える。動きは、単一のスナップショットによっては伝達不可能な感覚だが、動きの感覚は、どういうわけか、ある対象が同時に多くの場所にあるのを見なくても、起こりうる。動きは、色やニオイと同様、特殊な感覚であって、分析して個別の静止した感覚の連続に還元することはできない。カント以前の哲学者は、動きの特殊な感覚と、それを生じさせる物理世界の事象とを区別せず、そのため多くの混乱を招いていた。動きのもっとも有名な「パラドックス」は、紀元前5世紀のエレアの哲学者ゼノンのパラドックスである。ゼノンのアキレスとカメのパラドックスと競技場の馬車列の移動のパラドックスは、「矢はそれがあるところにある」という彼の表現にうまく要約されている。

ゼノンの主張は、飛んでいる矢は一時に2つの場所には存在しえないのだから、動きは一種の錯覚に違いない、というものだ。瞬間瞬間においては、矢は静止しているはずであり、だとしたら、矢の運動は可能だろうか？　同様に、アキレスとカメのパラドックスでは、アキレスがカメに先にスタートさせ、そのあとアキレスがスタートしてカメに追いつこうとするところを想像する。アキレスがカメのスタートした地点まで到達するのに、たとえば1秒かかるとしよう。その1秒の間に、カメは前進しているから、アキレスがカメに追いつくには、まだ距離がある。彼がその距離の分を前進すると、そのときにはカメはさらに前に行っていて、次にその分を前進すると、カメはさらに前に行っている。カメに追いつこうとするなら、アキレスには埋めねばならない無限の数の距離があり、有限の時間では、追いつくことができない。カメがいくらゆっくり動こうとも、アキレスはカメに追いつけない。

フラン・オブライエンの小説『第三の警官』に出てくる偉大な哲学者、ドゥ・セルビーの熱狂的なファンなら［訳注　ドゥ・セルビーはこの小説のなかで語られる架空の大哲学者］、ドゥ・セルビーが映画というものを理解しようとした探索に、ゼノンの面影を見るだろう。彼は、闇が「黒い空気」の堆積したものだということを証明するのがうまくいったばかりだったので、映画を1コマ1コマ調べ、それが「繰り返しの要素からなる、退屈な代物」だということを発見する。彼は、動きが錯覚だと推論し、自分の書斎にいながらにして、一連の写真を用いて海辺の街まで行くかのように錯覚させる仕掛けを発明する。

哲学的パラドックスは、決定的瞬間に注目させるという手を用いて、読者を困惑させる。アキレスとカメのトリックは、無限の数の距離を有限の時間で移動することは不可能だということである。これは一見正しいように聞こえるが、数学的には正しくない。時間間隔が有限であっても、そこには無限の数の瞬間が含まれている。したがって、距離が無数にあっても、それは極小なのだから、なにも問題はないし、実際その通りだ。アキレスは実際にはいつでもカメに追いつける。なぜなら、ほんの瞬間であっても、無限の数の距離を走ることができるからである。そこにパラドックスはない。では、「矢はそれがあるところにある」のだから運動は不可能というゼノンの主張についてはどうだろうか？　私たちはどのようにして、極端にぼけてもおらず、凍りついた瞬間でもない動きを見ることができるのだろうか？

ヴィクトリア朝時代のポピュラー・サイエンスの解説者は、これに対する次のような答えを少しも疑わなかった。彼らが作り上げた神話によれば（ロンドンにある映像博物館（ＭＯＭＩ《モミ》）の映画技術史のコーナーに行くと、それがよくわかる）、動きの知覚は「視感覚の持続」によるのだという。視感覚の持続は、「動画」という新たなすばらしい錯覚の説明として説得力があった。その説明は、動画のなかの１コマ１コマが、時間とともに弱まる視覚的印象を生じさせるというものだった。次のコマは、前のコマの印象が消え去る前に続く必要がある。これこそが、動画が静止画像を速いスピードで映写しなくてはならない理由だというわけだ。たくさんの種類の室内玩具——ソーマトロープ、ゾートロープ、フェナキストスコープなど——が、この原理を例示していた。ソーマトロープは、１枚のカードの表裏に変化のある異なる絵が描いてあり、これを速く回転させると、オウムが鳥籠から出たり入ったりするのが見える。１８７０年ごろの雑誌『ポピュラー・エデュケーター』には、これらのオモチャが人気を博していたことが、次のように記されている（執筆者不詳）。

視覚的なからくりの歴史研究者なら、これらの玩具の驚異的な売れ行きを見ると、似たような成功をおさめたデイヴィッド・ブリュースター卿の万華鏡のことを思い出すだろう。確かに、どちらの玩具の流行も、ゴールドスミス［訳注　18世紀、アイルランド生まれのイギリスの詩人・作家］の「見れば見るほど、そのとりこになる」ということばを実感させる。両方ともそのことばにふさわしい。なぜなら、どちらもオモチャ棚におさまるほどの定番になっているからである。……しかし、あまりの巧妙さのゆえに、高い地位に位置づけられる仕掛けもある。「視感覚の持続」のさまざまな側面を教えてくれる装置のなかでも、グリニッジのジョン・ビール氏が発明した装置ほど興味深いものはない――この装置は個人的な儲けのためではなく、科学の遊びを広めるために発明された。

儲けようなどとは考えず、科学の遊びを広めることだけを考えていたビール氏には気の毒だが、現代のアカデミックな大学では、職が見つからないだろう。彼の「自動写真《オートマティック・ピクチャー》」は、若い女性のチャーミングな顔を見せるものだった。彼女は、眠りから覚めて、眼を白黒させ、口をぱくぱくさせ、時には男たちに向けてウインクしてみたり、あっかんべーをしたり、あるいは不気味に笑ったりした。「視感覚の持続」は確かに存在し、暗順応した眼で見ると、はっきり観察できる。しかし、それは運動知覚を十分に説明するものではない。視感覚の持続についての古い記述は、レオナルド・ダ・ヴィンチの視覚についての小論中にもある。「もし眼を動かさないようにしておいて、燃え木を円を描くように動かしたり、下から上へと動かしたりしたなら、この燃え木は、下から上にあがる一本の火の線に見えるだろう。しかし、実際には、燃え木は瞬間的にはこの線の一か所にしかないのである」。レオナルドはまた、星を見ながら、眼が動いてしまうと、火の環のような形が見えるとも記している。

私たちも、双眼鏡をしっかり固定せずに星を見ると、こうした環が見える。ニュートンも、その著書『光学』のなかで、燃えている石炭を入れた火桶を頭上でぐるぐる回すと、火の環が見えると書いている（こういった危険な実験をトリニティ・カレッジの大学当局がどう考えていたか、記録は残っていない）。花火がきれいに見えるのは、視感覚の持続によっている。夜空を華麗に彩る打ち上げ花火は、露出時間を（千分の1秒程度に）短くして写真に撮ると、拍子抜けする。写るのは、なんの変哲もない光の点のちらばりである。花火の華麗なパターンを生み出すのは、これらの動く点が視感覚において持続するからなのだ。

ところが、これらのどの場合も、視感覚の持続は、動きの感覚にとって代わる。暗順応した眼では速い動きがよく見えないのに対し、明順応した眼では視感覚の持続が十分には得られない。手にもった花火をぐるぐる回しても、昼間ならなんということもないが、夜に（暗順応した眼で）見れば、描かれた円が見えるし、空中に自分の名前を書くことだってできる。暗順応した眼における視感覚の持続の役割は、時間を長くとって光子を足し合わせ、少ない光量を補って、強い信号を生み出すことにあるが、時間を長くとった分（ダゲールのタンプル大通りの写真のように）不鮮明になってしまう。これと同じことは、暗視双眼鏡でも起こる。暗視双眼鏡は、光の信号を限界まで増幅するが、動きの不鮮明さも生み出してしまう。この不鮮明さは、映画では、双眼鏡で見た光景がダンベル型の窓枠のなかに表現されるのと同じように、夜の場面であることを示すお決まりの表現になった。

視感覚の持続は、動きの説明として十分ではない。動きの知覚を最初に適切に説明したのは、19世紀のドイツの生理学者、ジークムント・エクスナーだった。彼は、動きが脳の特別な回路によって生み出される独特な感覚経験であって、時間的につながった一連の異なる感覚印象の連続から導き出されるのではない、と主張した。エクスナーは、さまざまなことに関心を抱いた学者だった。動きの知覚の謎を解明しただけでなく、音を記録することにも夢中になり、ウィーンにフォノグラム資料館を創設した（ここに行くと、ブッシュマンの歌の初期の録音を聞くことができる）。彼は、山にのぼった折に、ノスリ（ヒメコンドル）が自分の力ではなく、風に乗って舞い上がるのを観察して、実験を行ない、「猛禽類の滑空について」という論文を著した。昆虫の眼を通して外界の写真を最初に撮影したのも、彼だった。

動きの知覚の実験で、エクスナーはまず、動きをその最低限の基本にまで還元した。ある位置に電気の火花をフラッシュし、そのあと千分の数秒の時間をおいて、その近くの位置に第二の火花をフラッシュしたのだ。観察者には、ひとつの火花が2つの位置の間を動くように見えた。そこで、エクスナーは、動きがかろうじて見える程度まで、2つの位置の間隔を狭めていった。彼が見出したのは、間隔が眼に張る角度（視角）で2秒ほどであっても、まだ動きが見えるということだった（これは、網膜上では6分の1ミクロンであり、数メートル離れて見たふつうの紙の厚さぐらいに相当する）。もし2つの火花がこれほど小さな空間的間隔で同時に提示されたとすると、火花は2つではなく、ひとつに見える――北斗七星の尾にあたる二重星（連星）ミザールのように、あまりに近すぎる場合には見分けることができない。要するに、「視感覚の持続」は、2つの火花を、2つの位置の間で火花が動くように見せるのではなく、ひとつの火花として見せるにすぎない。同様に、もし2つの火花が千分の数秒だけ時間を離して同じ位置に提示されたら、私たちは、提示された火花がひとつか2つかはわからず、動きの感覚をもたらす時間的順序を知覚することができない。

　エクスナーは、運動方向を計算できる単純な神経回路について記した。それが「共起検出器」である。動く対象が網膜のある位置にある視細胞をまず刺激し、次に少し遅れて、そこから少し離れた位置にある視細胞を刺激するとしよう。これら2つの視細胞からの信号は、ひとつの神経細胞に送られるが、この神経細胞は、2つの信号が同時に届いたときにだけ発火する。これが起こるためには、最初の位置からの信号が、もうひとつの神経細胞を介して——すなわちシナプスによって——、その対象が最初の位置から次の位置へと動くのにかかる時間だけ、遅延される必要がある。

　つまり、この「共起検出器」は、対象が正しい方向に（たとえば左から右へ）動くなら発火し、それが逆方向なら発火しない。（対象が右から左へ動くなら、第一の信号が少し遅れて届き、2つの位置からの信号は、同時には届かない。）私たちには、運動方向の識別を可能にする、方向に感受性をもつメカニズムがある。「視感覚の持続」では、方向感受性を説明できない。映画のなかの走るウマの像がみな持続するなら、どっちの方向に走っているかはわからないだろう。

　ゼノンは、私たちに運動を時空間的に凍結された像の連続とみなすように言い、だから運動は不可能だと主張したが、このゼノンの運動のパラドックスに対する答えは、もはや明らかだろう。私たちは凍結した像の連続を見るわけではないのだ。運動の感覚（それがどんなものであれ）と物理的運動とをごっちゃにしてはいけない。物理学の基本レベルでは、運動が連続的でないこともある。たとえば、量子の状態は不連続なので、電子は原子の内部で、ある軌道から別の軌道へと、中間の位置をとることなくジャンプする。物理的時間も、腕時計の分針の動きのように、ステップをなすことがある。こ

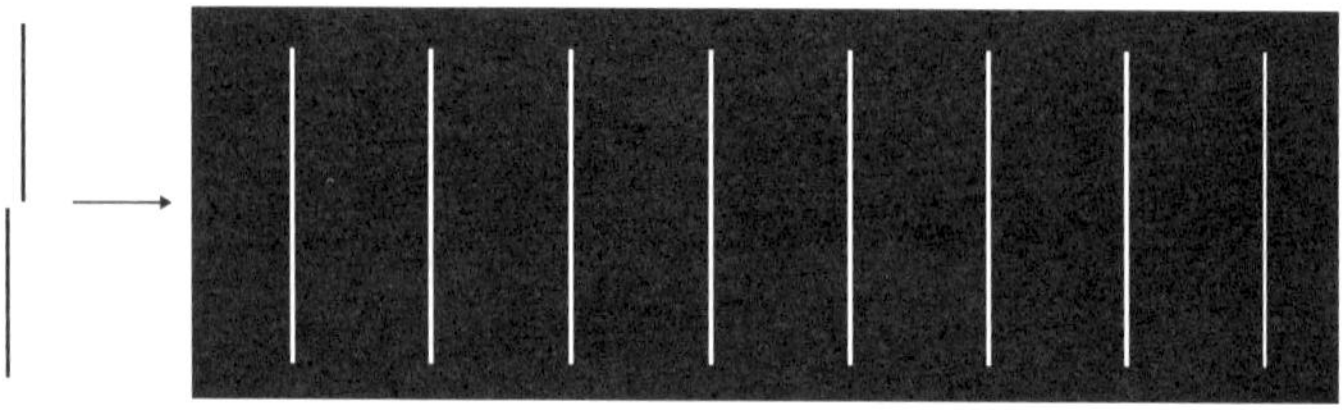

図5・2　スリット通過実験

ういう議論と私たちの運動感覚との間で折り合いをつけたところで意味がない。色の感覚と同様、運動も特殊な神経メカニズムによって生み出される特殊な感覚である。運動の感覚は、映画のコマのように個々の写真へと分けることはできない。なぜかと言えば、そもそもそれらの写真に運動の感覚は存在しないからである。運動は、介在する感覚などなしに、像から直接計算されるのだ。

　運動がコマの連続として知覚されるのではないことを示す簡単な実験がある（図5・2参照）。一連の狭いスリットが切り込まれた黒い厚紙を用意し、これらのスリットの背後で、たてにずれた2本の黒い垂直線分が描かれたカードを動かしてみる。ひとつのスリットをそれぞれの線分が通ると、一瞬だが、それが見える。動かしかたが十分速ければ、スリットからスリットへと線分が動くように見える。この現象こそ、ヴィクトリア朝時代に流行った、手軽に動画を生み出すオモチャである（これは、どういう理由かは定かではないが、「アノーソスコープ」と呼ばれた［訳注　形容詞のアノーソスコピックの原義は「異常なしかたで見た」である］）。下の線分は左にずれているので、私たちが見るのは、動く2本の線分（下の線分が左にずれている）である。これはあたりまえのことのように思える。しかし、もしゼノンやドゥ・セルビーにならって映画を1コマ1コマ調べたならば、それらが

「退屈な要素の繰り返し」からなるということだけでなく、2本の線分が同時には存在しないということもわかるだろう。2本の線分を、時間的にできるだけ同時に近くなるように提示して比べたとしよう。スリットは、完全に一直線だ。もし、ゼノンが主張するように、「棒はあるところにある」のなら、私たちには、2本の線分が一直線上にあるように見えるはずである。ところが、私たちには、遅れた棒がつねに時間的に遅れているように見える。それぞれのスリットに下側の線分が上側の線分よりもたとえ1秒の千分の1遅れて現われたとしても、観察者は、それを空間的にずれたものとして見る。2つの線分の間の時間的遅れは、空間におけるズレと区別することができない。ドイツの生理学者、フォン・プルフリッヒが運動の問題を考察したとき、ワーグナーのオペラ『パルジファル』から、「ほら、ここでは時間が空間となるのです」〔訳注　主人公が探している聖杯のある城に案内されるときに言われることば〕という台詞を引用したくなったのも、驚くにはあたらない。（プルフリッヒ効果については、付録Aの「実験のいくつかを体験してみる」に解説してある。）

ヴィクトリア朝時代の人々は、映画を錯覚《イリュージョン》だと思っていたので、映画は、奇術師《イリュージョニスト》が幅を利かせていた劇場で上映された。しかし、「錯覚」ということばをあつかうには、相当な注意が必要だ。錯覚を、外界の物理的実在とは違ったように見えることと定義しても、意味がない。私たちは、物理的実在の知覚については知っていても、それがどう見えるはずかなどわからないのだから、この定義は役に立たない。もう少しましな定義は、錯覚は、たとえば地平線上の「満月」が天頂にある満月よりも大きく見えるといったように、私たちに誤りを生じさせるが、その誤りは、実は2つの月が同じ大きさだと言われてようやくわかる、というものである。この定義もまだ問題があるのだが、しかしとりあえずはこれを受け入れることにして、これを動くスリット実験に適用しよう。すると、そこに錯覚はないことになる。私たちには、ずれた2本の線分が一連のスリットのうしろを連続的に動くのが見えた。実際に起こっていたのは、まさにこれではないだろうか？　そうだとすると、錯覚はどこにあるのだろう？　もちろん、眼底の像になにが起こっているかを調べたとしても、動きは見つからず、静止した一連の線分の明滅しか見つからないだろう。しかし、このことから私たちが錯覚を経験していると推論するなら、網膜に映るものを正確に見ている場合もあるということになる。しかし、そういう場合などないし、私たちが「向こうに」あるものを実際どおりに正しく見ているという特別な場合もない。知覚に最大限期待できることは、私たちが不快な驚きを避ける形で「向こうに」あるものを見るということである。そしてもし、スリットのうしろを動くのを見たパターンを、あとから静止した状態で示されたとしても、動いているときに見えたものとよく対応しているから、驚いたりはしないだろう。

同じことが、通常の映画についても言える。映画では、1秒あたり24コマの映像を撮影し、映写時には、各コマを3度映写して、画面にちらつきが感じられない程度の映写回数（1秒あたり72コマ）にしている。1秒あたり24コマ程度の映写速度であれば、ほとんどの動きは十分に再現でき、したがってそこに錯覚はない。動きが反復性のもので、しかもコマの切り替わる速さよりも速い場合にだけ、錯覚が見えるようになる。動きがあまりに速すぎる場合には、十分な「サンプルを抽出しきれず」、昔の西部劇の映画に出てくる幌馬車の車輪のように、回転方向が逆になって見えることがある。マイケル・ファラデーは、走る馬車を柵越しに見ているときにこの効果を観察し、そのデモンストレーシヨンとして「ファラデーの車輪」を作った。

「共起検出器」の理論については、これぐらいにしておこう。それらは実際に脳のなかに存在するのだろうか？　最初の共起検出器はウサギの網膜で見つかった。それは、ウサギに捕食者の接近をできるだけ早く警告する役目を担っている。この検出器は、物体の像が網膜を「好みの」方向に（たとえば左から右へ）横切ると激しく発火するが、それとは反対方向に動く物体には発火しない。ハチやイエバエのような昆虫も、眼のなかに運動検出器をもっている。ヒトを含め霊長類は、網膜には運動検出器はないが、それに相当するものが、ヒューベルとウィーゼルによってサルの一次視覚野で発見された。これらの神経細胞は、「方向に選択的に」反応し、その受容野を一定方向に横切るバーに対して激しく反応したが、反対方向に横切った場合には反応しなかった。

エクスナーの共起検出器は、運動知覚にいくつかの驚くべき現象を生じさせる。そのひとつが「運動反転現象」である（カラー図版6参照）。2つのコマからなる単純な動画を用い、2番目のコマを、1番目のコマのコントラストを反転させたものにすると、動きが逆になって見える。たとえば、籠のなかにいるオウムのコマを提示し、次に籠から飛び出しているオウムのコマのネガを提示すると、オウムは、籠から飛び出すのではなく、籠に飛び込むように見える。「共起検出器」のコンピュータ・シミュレーションも、同様の効果を示す。この共起検出器は単純なしくみで、物体に反応するのではなく、視細胞を横切る光の動きに反応する。明るいスポットが左から右へ動くとき、光は検出器を左から右へ横切ることになるが、もしこのスポットが動いて黒に変わるなら、時空間的に光の動きの印象は、反対向きになる。これは「反転仮現運動」と呼ばれるが、ゼノンやドゥ・セルビーのように、映画をコマごとに分析して物体の動きを調べていたのでは、予想できない現象である。

この単純素朴なメカニズムは、滝を見ることによってもだまされる（「滝の錯視」）。この現象についてこれまでなされてきた報告は、そのお国柄を反映している。オーストリア・ハンガリー帝国では、行進する軍隊の長い列を見続けたあとで、この現象が観察された。ゲーテのワイマールでは、橋の上から川の流れを物思いに沈みながら（自殺しようかと考えていたのかもしれない）眺めていて観察された。雨の多いスコットランドでは、雨のなかを散策していて観察された。エジンバラの弁護士、アダムズは、フォイヤーズの滝で観察したことを、１８３４年に『エジンバラ王立協会紀要』に書いている。アダムズは、滝をしばらくの間見続け、そのあと視線を岩の斜面に移すと、その斜面が滝の流水とは反対方向にのぼっていくように見えることに気づいた。同様の効果は、テレビ番組や映画の終わりのエンドロールを見るときにも起こる。エンドロールが止まると、画面全体が反対方向に動くように見える。

滝の錯視は、彩度の高い色の刺激を見つめ続けたあとで、その補色が見える残像現象と似ている。たとえば、赤い色を数分見続けたあと、眼を黄色に移すと、それが赤の補色の緑に色づいて見える（カラー図版７参照）。同様に、湾曲した線を凝視し続けたあとでは、直線がそれとは反対方向に湾曲して見える。相補的残効は、その感覚信号の信頼度を高めるために脳が繰り返し使うしくみの点から説明できる。このしくみは、１９４０年11月14日の夜半から15日の未明にかけて、ドイツ空軍によるコヴェントリーの空襲という恐ろしいできごとの一端も担っていた。

当時28歳で、科学情報局の若手だったＲ・Ｖ・ジョーンズによると、その日の空襲は、当時のイギリス空軍のパイロットにとっては、町どころかドイツという国さえ見つけるのが困難な夜間の時間帯を狙って、驚くほど正確に行なわれた。科学者たちは、ドイツ空軍のパイロットが、フランスに設置されている信号所の発する電波に頼っているということは知っていたが、それだけでは十分な正確さは得られないはずであった。というのは、電波は、その発生源から遠ざかるにつれて、どんどん広がるからである。電波の中心に沿って飛ぶのは困難だった。電波は発生源から離れるにつれて広がり、かつ弱くなってゆくので、信号の強さをもとに、自分が発生源から遠く離れたところにいるのか、片側にずれたところにいるのかを言うことはできない。というわけで、実用上は、電波がひとつだけでは役に立たない。この問題を解決したのは「ローレンツ・ビーム」だった。2つの送信アンテナから、それぞれドットとダッシュのビームを交互に発するのだ。ドットとダッシュがつながってひとつの音になれば、パイロットは、目的地の方向に向かって進んでいるということが正確にわかった。

運動検出器もこれと同様の方法を使う。網膜の神経細胞と脳の神経細胞は、完全に黙ることはなく、たえずランダムに発火している。こうしたランダムな発火は、専門用語で「ノイズ」と呼ばれている。（ここで言う「ノイズ」とは、騒音という意味ではなく、ランダムに起こる事象を意味している。）共起検出器に2つの入力から同時に届くノイズは、動きの信号として解釈され、視覚における耳鳴りに相当するものが生じる。こうした弱いノイズ信号は、排除しようにも排除できない。というのは、弱いほんとうの動きの信号が届いているのに、それも排除してしまうからである。これを解決するには、検出器をもうひとつ導入するのがよい。左方向の動きの検出器を、右方向の動きの検出器とペアにするのだ。2つの検出器がほぼ同じように発火しているなら、おそらく動きの信号は外から入ってきていない。左方向の動きの検出器が右方向の動きの検出器より強く発火しているなら、それは左方向への動きだ。それぞれ反対方向の動きを担当する2つの検出器の出力を比較することによって、信頼できる信号が得られる。

どんな神経メカニズムも、困ったことがひとつある。それは、長く刺激にさらされると感度が低下してしまうことだ。強く刺激された神経細胞は、猛烈に発火を開始するが、すぐに飽和してしまい、反応は最初の発火頻度の数分の1まで落ちてしまう。流れ落ちる滝を見ると、「下方向の」運動検出器は疲労し、発火頻度が低下する。（これが、なぜ高速道路ですぐにスピードに慣れてしまうのかの理由だ。）私たちが静止刺激を見るとき、通常は上方向の検出器も下方向の検出器も同程度に刺激されているが、「下方向の」運動検出器が疲労している場合には、疲労していない「上方向の」運動検出器よりも発火が少なくなる。この不均衡が上方向の運動の感覚を引き起こす。

外界が動いても、私たち自身の身体が動いても、網膜の上では像は同じように動く。動きがこのどちらなのかがわかることは、生存にとって不可欠だ。網膜上の像の動きは、飛んでいる虫に注意を向けるためにも、身体の平衡を保つためにも重要だ（両腕を横に伸ばして、眼を閉じ、爪先立ちしてみよう！）。ハエの動きと身体の動きとの大きな違いは、後者が網膜像全体の動きを引き起こすということだ。前進すると、網膜像は、眼を向けているところを中心に拡大される。この「視覚的流動《オプティカル・フロー》」の原理は、目標物に向かって突進する印象を生み出すためにコンピュータ・ゲームに利用されている。目標物は、（そこに眼を向けているなら）静止しているように見えるのに対し、その周囲のものはみな外側へと——より周辺のものほど急速に——流れるように見える。視覚的流動の重要性に最初に気づいたのは、１９４１年、パイロットの視覚を研究していた心理学者たちだった。当時専門家の間で広く信じられていたのは、着陸には距離の正確な判断が不可欠だ、ということであった。両眼の視力が20／20（１・０）以下の者は、距離知覚の正確さが十分でないとされ、パイロットになることはできなかった。心理学者のＣ・グリンドリーは、教官のピーター・メイを隣に乗せて訓練機で飛んでいて、着陸のしかたについてそうした常識とはまったく異なる説明を受けた。「着地しようと思うところをしっかり見て、地面が爆発するように見えるまで、そこに向けて飛ぶんだ。……爆発するように見えたら、すぐに機体を水平にしろ」。グリンドリーは、ＦＰＲＣ４２６という番号の秘密文書（題名は「飛行機の着陸に関わる運動知覚について」）のなかで、これを数学的に解き、自分の理論を図の形式でまとめ、矢印を用いて着地点から地面が拡大するさまを表現した。

単一の共起検出器が分析するのは、網膜像の小さな領域にすぎず、これではあまりに小さすぎて、拡大流動する領域の中心を見つけることができない。全体を知るには、局所的な運動検出器からの情報どうしが比較され、違いが強められなければならない。個々の運動検出器は、ＣＩＡ（中央情報局）に情報を送るスパイたちのようなものだ。ＣＩＡは、さまざまな情報（時には互いに矛盾する情報もある）をまとめる仕事をする。単一の神経細胞の記録からわかるのは、大きな映像へとまとめあげる作業が一次視覚野（Ｖ１）で行なわれているのではない、ということである。そこにある細胞はすべて、受容野が小さく、動きの局所的方向にしか反応しない。しかし、一次視覚野は、さまざまな「有線前野［訳注　有線野（Ｖ１）を囲む視覚領野（Ｖ２以降）を指す］」にメッセージを送っている。そのうちのひとつ、Ｖ５（セミール・ゼキによる命名）には、視覚的流動の計算を専門的に行なう神経細胞がある。

V5の細胞は、局所的信号にではなく、視野内の広い領域におよぶ動きに反応する。これらのうちの一部は、単純な動きに対してよりも、回転や膨張（拡大）といった複雑な動きにもっともよく反応する。

複雑に動く領域の計算は、V5と、MSTと呼ばれるもうひとつの領野でなされている。この計算は、図5・3のパラドキシカルな「回転輪」錯視のようないくつかの動きの錯覚を説明する。中央の人物、エクスナーの鼻を注視しながら、図を眼に近づけるように動かすと、縞の小さないくつものパッチが車輪のように回転するように見える。内側と外側のパッチの見かけの回転方向は逆である。私たちが頭を動かすときには、実際にはパッチは網膜上を内側と外側へと動くだけである。しかし、個々のパッチは、動きの実際の方向に対して45度傾いており、このことは、それらのパッチの動きは、V1にある45度の傾きの検出器がもっとも激しい信号を送るということを意味する。これらの単純素朴な検出器は、どのパッチも、円（その中心が注視しているところだ）の中心を通る直線に対して45度の線上を動いているという信号を送る。これはまさに、パッチが円の中心を通る直線にそって動き、かつ円周のまわりを回るとしたら、起こることだ。2つの要素――膨張（拡大）と回転――の加算は、流れに直交して泳ぐときのように、45度のベクトルを与える。したがって、おそらく、V5にある視覚的流動の検出器は、膨張と回転の両方を報告し、これが、実際には回転の成分はないのに、回転の錯覚を生じさせるのだろう。

ミュンヘン在住のある脳損傷患者は、動きの知覚の高次中枢が損傷している。彼女は、脳卒中を起こし、左半球の一次視覚野は無事だったが、「運動野」のV5を損傷した。静止した物体はほぼ正常

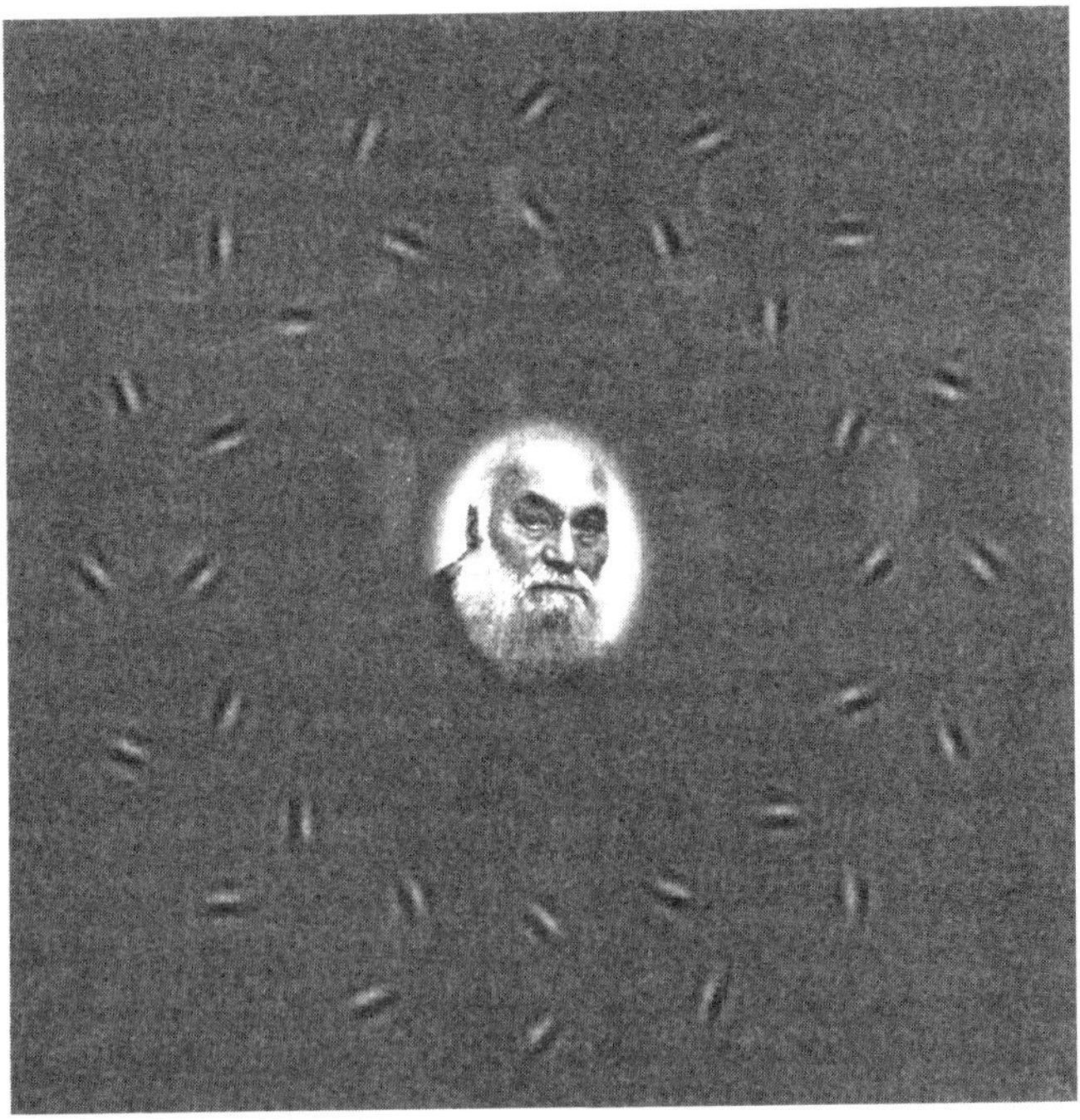

図5・3　回転輪錯視（『ガーディアン』より）

に見ることができるのだが、動きをとらえることができない。彼女にとって、車の往来は危険きわまりない。近づいてくる車に対して、道路を渡ってよいかどうかが、見てもわからないからである。彼女には、速度の判断がほとんどできない。言いかえると、健常者なら、走ってくる車のスピードから判断して渡ってよいかどうかがすぐにわかるのだが、彼女にはそれができない。静止した世界しか見えないというのは誇張にしても、彼女は、動きが重要な役割をはたすことのために動きの知覚を使うことができない。

動きの知覚は、両眼視と同じ

く、脳のなかの専門化したメカニズムによっている。当然ながら、両者の間には関係がある。私たちが頭を動かすと、運動視差によって、木の3次元的な構造が露わになる。視覚的流動は、パイロットに地面が迫りつつあることを教える。さらに、両眼間の動きの違いに反応する特殊なメカニズムがある。チャンネルの合っていないテレビの砂嵐の画面は、平たく見える。ところが、両眼を開けたまま片眼にサングラスをかけると、これらの視覚的ノイズが立体的な円柱状にぐるぐる回るように見える。暗いフィルターが視覚の持続を強め、眼から脳へ行く神経の信号が遅れる。不思議なことだが、暗いフィルターをかけたほうの眼は、かけていないほうの眼よりも、1秒の100分の1ほど遅れて見えるのだ。(「遅延回路」を用いて一方の眼だけノイズを時間的に遅らせて提示しても、同様の効果が得られる。)なぜ砂嵐が立体的に見えるかと言うと、ひとつの可能性は、視差に反応するよう専門化した神経細胞の一部が方向に感受性をもつ運動検出器でもあるというものだ。これらの小さなコンピュータにとって、一方の眼に先行してもう一方の眼を刺激する動く物体は、奥行き方向に動く物体と区別がつかないのだ。

運動知覚と奥行き知覚は、見るというしくみについて同じことを物語る。網膜上を動く像についてさまざまな種類の情報を分析するために、高度に専門化した(数千とは言わないまでも)数百のメカニズムがある。脳を「コンピュータ」にたとえるとき、私たちは、机の上の1台のパーソナル・コンピュータのようなものを想像してはいけない。脳を構成する個々のコンピュータは、特定の課題の遂行に専門化した装置なのだ。こういった「コンピュータたち」は、パーソナル・コンピュータの出現以前から知られていたし、実際に使われていた。次の章では、そうしたアナログ・コンピュータの歴史――潮位を予測する単純な装置から、ユトランド海戦で戦艦の射撃を制御したばかでかい装置にいたるまで――をたどってみよう。

# 第Ⅱ部

# マップとモデル

# 第6章　「ものごとの実際の力学モデル」

　脳なんて肉でできたコンピュータさ。そう言ったのは人工知能の第一人者、マーヴィン・ミンスキーだ。しかし、ほんとうの問題は、それが「どんな種類のコンピュータか」である。脳をコンピュータと呼ぶのは、ある国を民主主義国家と呼ぶようなものだ。かつての東ドイツは、自らを民主主義国家と称していた。いまの米国もしかり。この大国は、もしよその国が資本主義の自由経済を採用してマクドナルドのハンバーガーを買ってくれるなら、その国を民主主義国家にしてあげようと考えている。民主主義とは、「主権を国民に与えよ」という抽象的な政治理論である。しかし、当の国民にとって重要なのは、その望ましい状況がどのようにもたらされるか、そしてどんな組織によってかである。民主主義にはいろんな種類の民主主義があるし、コンピュータにもいろんな種類のコンピュータがある。脳とコンピュータのアナロジーが最初にどのようにして出てきたのかを理解するために、まずは、パーソナル・コンピュータの発明以前まで時間をさかのぼってみよう。

1945年、連合軍のヨーロッパ戦線勝利の前日、ケンブリッジのキングス通りを自転車で走っていた若い男が、急に開いた車のドアにぶつかって転倒し、走ってきたトラックにひかれて命を落とした。この男、30歳になる心理学者、ケネス・クレイクは、ケンブリッジ大学の応用心理医学研究室の初代室長で、のちに大きな影響を与えることになった『説明の本質』の著者だった。クレイクは、脳が情報を処理するコンピュータだと最初に述べたなかのひとりである。彼の考えは、戦時中の自身のコンピュータの経験と、人間を観察者にした実験にもとづいていた。彼がその本を書いていた1943年当時、脳を情報処理の機械だとする見方は、ドイツのV2ロケットに搭載された誘導システムと同じぐらいに、斬新で、物議をかもすものであった。ところが現在、この見方は、心理学の入門の授業にさえ常識のように登場する。

計算することのできる機械が発明されるまで、脳のはたらきは、まったくの謎だった。脳のはたらきは、湧き出る泉、電話交換機、図書館、ブランマンジェ（牛乳を固めたゼリー）等々にたとえられ、それなりの役割をはたしていた。脳が計算する機械と比較されるようになって、革命が起こった。脳を情報を処理する機械に見立てる現代的な考えは、あらゆる点でコペルニクスやダーウィンの考えの重要さに匹敵する。しかし、この革命を生み出した機械は、今日のデジタル・コンピュータではなかった。それらはアナログ・コンピュータであり、歯車やコンデンサーによって方程式を解いた。装置は、それ用に作られた、方程式の「相似形《アナログ》」にしたがって動いた。アナログ・コンピュータは、内部に自然の法則を組み込んでいて、未来の予測をすることが可能だった。

『ブリタニカ百科事典』の1951年版の「計算機械《コンピューティング・マシーン》」という項目では、それが「数学の道具」だとされている。当時の日常的なことばでコンピュータと言えば、伝票でお金の計算をするように、単調な計算をする人のことを指していた。（当時、ほとんどが女性だった電話交換手《オペレータ》は、イギリスでは1960年ごろまで、「コンピュータレス」［訳注　コンピュータの女性形］と呼ばれていた。）『ブリタニカ』の記述は、1951年にしてすでに時代遅れだったが、数学の道具と表記しているあたりは、コンピュータが速度計や走行距離計のような測定の道具として始まったことを思い出させてくれる。すべてを数によって表現する現代のデジタル・コンピュータ（「デジタル」にあたるフランス語は「ニュメリック（数の）」だ）とは違って、アナログ・コンピュータは、車輪や滑車のような実際の動く部品によって計算を行なう。アナログ・コンピュータは、同じ物理法則に従うそれとは別のシステムであり、モデルである。アナログ・コンピュータは、それが模しているシステムと同じ規則に従いさえすれば、どんなものからでも作れる。それは、ビリヤードの玉でもよいし、紙切れでもよい。ワトソンとクリックは、分子を示すボール紙で作った部品を組み合わせてリアルな3次元「モデル」を作り上げ、DNAの構造を解明したが、それも一種のアナログ・コンピュータだったと言える。リアルな空間的構造をもったジグソーパズルのピースをはめ込んでいくのは、実際の分子のとる法則に似た法則に従うはずだ。

脳がアナログ・コンピュータだという考えは、ドイツの若き物理学者、ハインリッヒ・ヘルツ――ヘルムホルツの弟子で、電磁波の発見者――によって、1894年に『力学原理』のなかで、次のように明確に述べられている。「したがって精神と自然の間の一致は、お互いにモデルとなる2つのシステム間の一致であると言える。人間の心がものごとの実際の力学モデルを作り、使うことができるのだとすれば、この一致も説明できるだろう」。

ヘルツが考えたモデルは、1872年に物理学者のJ・J・トンプソン（ケルヴィン卿）が考案した潮位予測器のようなものであった（これはロンドンの科学博物館に所蔵されている）。ある地点における潮位の上り下がりは、ほかの地点で起こる個々の潮汐の結果である。もしこれらの潮汐の周期が「同期する」なら、それらはお互いを強め合い、「同期しない」なら、弱め合う。海には、すべての潮汐の影響が相殺し合う場所もあり、そこでは潮位の変化はないことになる。1910年、ヒューウェル博士とやらが、そのような地点がオルフォードネスの東方沖の、イギリスとオランダの海岸線を結ぶ中間にあると予測した。それ以前にも、アイザック・ニュートンが、干渉理論を用いて、潮汐が1日に1回だけあったり、まったくないときもある、トンキン湾の不思議な潮汐を説明した。ケルヴィン卿は、いくつもの潮汐の総和を出すために、紙と鉛筆で単調な計算を何度も何度も繰り返すのを避けたいと思った。彼の潮位予測器は、単純な原理に基づいていたが、それは、自転車の車輪のように回転する輪の外周の高さが、単一の完全な潮汐が上昇と下降を繰り返すのと同じようなしかたで、回転につれて変化するというものだった。この上昇と下降は「単振動」と呼ばれている。もし滑車と糸を用いてたくさんの回転する車輪を連動させるなら、多数の個々の「潮」の影響を足し合わせて、垂直につり下げた重りを動かすことができる。この重りの位置の変化が、全体としての潮位の上り下がりを表わす。ケルヴィンの最初のモデルは8つの滑車があり、のちのモデルでは10の部品がつけ加えられた。リヴァプールで1924年に作られた装置は26の部品があったし、1910年のアメリカ製の装置は37の部品があって、7年間の潮位の変動をたった12時間で計算できた。

ケルヴィン卿は、ある種のコンピュータを用いて水位の動きを予測したわけだが、このプロセスは逆にすることもできる。つまり、水をコンピュータとして使うのだ。ロンドンの科学博物館に展示されているもうひとつのアナログ・コンピュータは、ニュージーランド生まれのビル・フィリップス（ロンドン大学経済学院）の発明品だ（カラー図版8参照）。彼のコンピュータは、経済におけるお金の流通を、ガラス管のなかを循環する色つきの液体の動きによって表現した。これは、いくつものバルブの開閉によって、税率の引き上げや消費の増加の影響をシミュレーションすることができた。どういう経緯でかは知らないが、1台がグアテマラの国立銀行に設置されたことがあり、液体のお金が床を水浸しにするという騒動を何度も起こしていたようだ。

モデル（模型）は、潮位予測器や風洞内の「模型」飛行機といった物理的構造物だけでなく、世界を理解するための助けとして使う心のなかの構成物でもよい。ヘルツが「人間の心がものごとの実際の力学モデルを作り、使うことができる」と言ったとき、彼は、「モデル（模型）」ということばのこの2つの意味を結びつけたのだった。こういった「ものごとの実際の力学モデル」とは、私たちの心的モデルのことである――すなわち、外界についての私たちの意識も、モデルにほかならない。

「とりわけ未来のこととなると、予測は困難をきわめる」。そう言ったのは、物理学者のニールス・ボーアだ。軍艦の砲術はそのよい例である。昔の海上戦では、目標めがけて砲弾を撃つのはむずかしいことではなかった。1798年のアブキル湾の戦いで、ネルソン提督側の砲手は、計算などせずに砲弾を発射した。戦闘に勝ったのは、直接弾道の近距離でできるだけ重い金属砲弾をめったやたらにぶっぱなしたからだった。（「直接弾道」とは、狙いを定めるときに距離の調整をしないことを意味する。

つまり、至近距離で撃った。）アメリカ独立戦争の終わり頃でさえ、有名なモニター号とメリマック号の海戦は、双方とも事実上動かないまま、90メートルの距離で戦闘を展開した。しかし、第二次世界大戦の頃には、距離とスピードは飛躍的にアップしていた。１９４1年5月24日、デンマーク海峡の海戦で、巡洋艦フッド号は、７・2海里（13・3キロメートル）の距離から発射された小型軍艦ビスマルク号の一発の砲弾によってあえなく沈められた。船体は、木っ端微塵に吹き飛んだ。１４１８名いた乗組員のうち、生き残ったのは、海軍少尉のウィリアム・ダンダス、甲板手のロバート・ティルバーン、通信士のテッド・ブリッグスのわずか3名にすぎなかった。1回目と2回目の調査団は、ビスマルク号から発射された砲弾が、フッド号の比較的薄い装甲板（フッド号は巡洋艦であって、戦艦ではなかった）を貫通し、船尾にあった弾薬庫の爆発を引き起こした、と結論した。最近、フッド号の残骸が発見されて調査が行なわれ、この結論が正しいことが裏づけられた。

ビスマルク号が、かなり遠くにいて、しかも速いスピードで移動しているフッド号に砲弾を命中させるためには、複雑なモデルが必要だった。第一に、標的船の距離、速度、進行方向を測る必要があったが、これはまだ序の口だった。砲弾を発射する側の船は、上下左右に揺れているので、最良の瞬間を待って砲弾を発射する必要があった。砲弾が発射されて着弾するまでの間に、標的船も動いている。イギリス海軍の13・5インチ砲の砲弾の場合、2万ヤード（18キロメートル）の距離を飛ぶのにかかる時間は34・7秒だった。フッド号もビスマルク号も、最大時速30ノットを有するから、この間に相対的位置は最大で０・5海里（約９００メートル）ほども変化することになる。砲弾は、標的船の現在の位置ではなく、未来の位置に向けて撃たねばならない。未来の位置は、船の一方がそのときに向きを変えつつあることもあるので、計算は困難をきわめる。「モデル」はまた、飛行中の砲弾が受ける風の影響（風の強さと方向と飛行時間によって決まる）や、飛行中の回転による砲弾の横偏流（砲身に刻まれた溝によって引き起こされる）、そして影響としては小さいが、気圧や、それまでの射撃による砲身の傷み具合（砲弾の初速度と飛行時間に影響する）なども計算に入れなければならない。

1898年に、イギリスの海軍大佐、パーシー・スコットは、照準を合わせる際の船体の横揺れ《ローリング》と船首の揺れ《ヨーイング》の問題を解決するために、「連続照準」システムを考案した。スコットの発明以前には、砲弾は、横揺れが一番上の位置になったときに――このとき船体が一瞬静止する――発射されていた。これは、「横揺れ最上位置での発射」と呼ばれたが、動作の開始と実際の発射との間に必然的に時間的なズレが生じるので、それを補正するために、砲手は、横揺れが最上の位置になる直前に発射の動作を開始しなければならなかった。つまり、砲手は自分の反応時間を考慮する必要があった。これは、天文学者の間では周知の難題だった。天体の観測者は、時計のチクタクを聴きながら、ある星が子午線を横切る瞬間を計時し、子午線通過が、たとえば5番目のチクと6番目のタクの3分の2のところだったといった推定をした。個々の観測者には、その反応時間を補正するための「個人方程式」があったが、陸地の観測所という快適な状況でさえむずかしいのに、戦闘のさなかに砲手がそれをするなんて、ほとんどできない話だった。

反応時間の問題を解決するために、パーシー・スコットは、砲身から照準器をとりはずし、砲身の動きに間接的に連動する望遠照準を採用した。この間接的な機械的連結は砲身の動きに従ったが、砲の動揺の影響はなくなった。砲手はこの照準器を連続して見続け、標的が中央に来るように旋回輪を回し、その回転がギア装置によって素早く砲身を動かした。「横揺れ最上位置での発射」という古い方式と比べてこの新方式は、目を見張るような進歩をもたらした。1899年、巡洋艦「シラ」号の4・6インチ砲は、その年の射撃競技で70発の砲弾を撃ち、そのうち56発が命中した。これは、この船が前年に「連続照準」を用いずに撃ったときの6倍の成績だった。

眼と脳の進化においては、パーシー・スコットの方式がとっくの昔に採用されていた。脳には、頭の動きに応じて眼を安定させるための連続照準システムがある。ジョッギングやテニスで身体を動かしていても外界がはっきり見え続けるのは、このシステムのおかげだ。内耳の平衡器官からの信号は、頭の動きとは逆方向に自動的に眼を動かして、網膜に映る外界の像を動かないようにする。これは前庭動眼反射と呼ばれる。頭を左右に振りながらでも、あるいは頭を縦に振ってうなずきながらでも本が読めるのは、この反射があるからである。しかし、頭を動かす代わりに本を動かしたなら、文字はぼけて読めなくなる（心理学の実験はほとんどそうだが、これも人前ではやらないほうがよい）。本の動きは内耳の感知するところではなく、したがって前庭動眼反射ははたらかない。

自然淘汰は、自動車が現われるなどとは予想もしていなかったので、曲がりくねった道を走る車のなかで本を読もうものなら、前庭動眼反射は完全にだまされてしまう。この反射は、内耳から送られてくる信号を補償するようにはたらくが、実際には本と頭部が一緒に動くので、補償の動きは、眼の上で本の像を動かしてしまうだけである。脳がその不満を吐き気によって伝えるのは、おそらく前庭動眼反射がうまく機能しないということが、（たとえばアルコールを飲んだときのように）悪いものを食べたという最初の警告信号だからである。ある種の抗生物質もこの反射を狂わせる。このことがわかる以前には、医者は患者にこの抗生物質を処方して、頭を動かすと視覚世界がぐらぐらして見えるという症状を意図せずに引き起こしていた。

前庭動眼反射がうまく機能するのは、耳から眼へと高速の直接的な経路があるおかげである。しかし、パーシー・スコットの砲手は、眼を動かすのではなく、旋回輪を回していた。では、砲手は標的に照準を合わせるために、どのようにして素早く反応したのだろうか？　たとえば、照準手が標的を見ていて、自分の船が右に横揺れしたとしよう。網膜像で標的が照準器の中心からずれると、そのことが照準手の視覚皮質に少しだけ遅れて記録され、照準手は標的を中心に戻すのに必要な動きを指令しなければならない。その指令が脳から筋肉に伝わり最終的な調整がなされるには、さらに時間がかかる。この間にも横揺れと船首の揺れはずっと続き、場合によってはその動きが逆になってしまったりして、新たな修正が必要になる。照準手は、たえず船の動きに遅れをとる運命にあり、狙いはつねに狂っていると言えるだろう。

砲手がしなければならないのは、船の横揺れ《ローリング》にたんに反応するのではなく、それを「見越す」学習である。それから40年ほどして、ケネス・クレイクが、観察者は「フィードバック」と同様に予測も用いることができるということに気づき、この現象を実験室で詳しく調べた。観察者は、ペンを使って、速く動く標的を追跡した。動きが規則的で予測可能なものならば（たとえば、ケルヴィンの潮位予測器の潮位の変動のようなものならば）、観察者はすぐに、反応に時間をかけずに、標的の動きを追うことができるようになった。彼らは、心のなかにこの動く標的の内的モデルを作ったのだ。クレイクの研究グループは、内的モデルの原理を用いて、ドイツから飛んで来るV1（バズ爆弾）をロンドンにやってくる前に撃ち落とす予測高射砲を製作した。

おそらくは、これが、パーシー・スコットの砲手が連続照準のシステムを習得するやり方である。彼らは、「横揺れ最上位置での発射」に「個人方程式」を用いた砲手の場合とは違って、照準器の標的の位置によって内的モデルをつねに更新していたに違いない。しかし、射撃制御の問題を解決できたと言うにはほど遠かった。砲弾は、標的の現在の位置ではなく、未来の位置に着弾させなければならなかったからだ。発明家、アーサー・ポレンは、アナログ・コンピュータにもとづく「照準補正」システムを開発して、この問題を解決した。「コンピュータ」という用語は第一次世界大戦中に考え出されたので、それよりも前に開発されたこの装置は、古風に「クロック」――アーゴ・クロック――と呼ばれた。

アーサー・ポレンは、発明家として変わった経歴をもっていた。彼の父、ジョン・ハンガーフォード・ポレンは、ニューマン枢機卿のオックスフォード運動［訳注 19世紀前半にイギリスで起こった宗教運動］の信奉者であり、その息子である彼も、最初は科学よりも文学に関心を寄せていた。しかし、1898年、アーサー・ポレンは、（結婚して）リノタイプ社の代表取締役に就任し、その結果当時最新の機器のいくつかに精通することになった。ポレンと同様、アメリカでも射撃統制のシステムを考案しつつあった人間がいた。それは、ハンニバル・チョート・フォードであり、彼も一時期クランドール・タイプライター社（ニューヨーク州グロートン）に勤めていたことがあった。ポレンは、1900年にマルタ島を訪れた際にたまたま、1500ヤード（約1・4キロメートル）先を曳航される標的めがけて2隻の船が射撃訓練をしているところに出くわした。彼は、軍艦の大砲の飛距離がこれよりはるかに遠いことを知っており、その場にいた水兵に、なぜもっと長距離で訓練をしないのかと聞いた。返ってきた答えは、長距離の距離計がないせいもあって、長距離では正確さが見込めないというものだった。ポレンは、この問題に終生とりつかれ、射撃制御の問題を解くために距離計と「照準調整」を一体化したシステムを開発しようとした（海軍に売り込もうとしたが、これはうまくいかなかった）。

海軍はすでに射撃制御の数種類の精巧なアナログ装置を使っていた。なかでも、海軍大尉ジョン・ダマレスクが1902年に発明した装置は有名である。この装置は、撃つほうの船と標的船それぞれの針路と速度、そして標的船の進行方向を設定すれば、距離の変化率と水平面での偏位とを計算してくれた。「ダマレスク」システムは、問題全体のアナログ・モデルをもっており、これには標的のモデル――標的の速度を表わすために船体サイズが調整される――も含まれていた。仰角は、距離（距離計によって与えられる）と距離の現在の変化率から割り出す必要があった。数学的に言うと、変化率の信号は積分する必要があり、これをするのがヴィッカーズの「クロック」であった。ヴィッカーズのクロックは、変化率の変化に比例した率で動き、標的までの距離が目盛り上に時々刻々と示された。距離計、ダマレスクのクロックとヴィッカーズのクロックは直接には連結されていなかったので、かなりの量の仕事は依然として手動で行なわなければならなかった。そこでアーサー・ポレンは、自動システム――アーゴ・クロック・マークⅡ型――を設計する仕事にとりかかった。

海軍はアーゴ・クロックを採用しなかったが、なぜそういう最終決定になったのかについては、いまも論争が続いている。海軍はアーゴ・クロックではなく、そのライバルであったフレデリック・ド

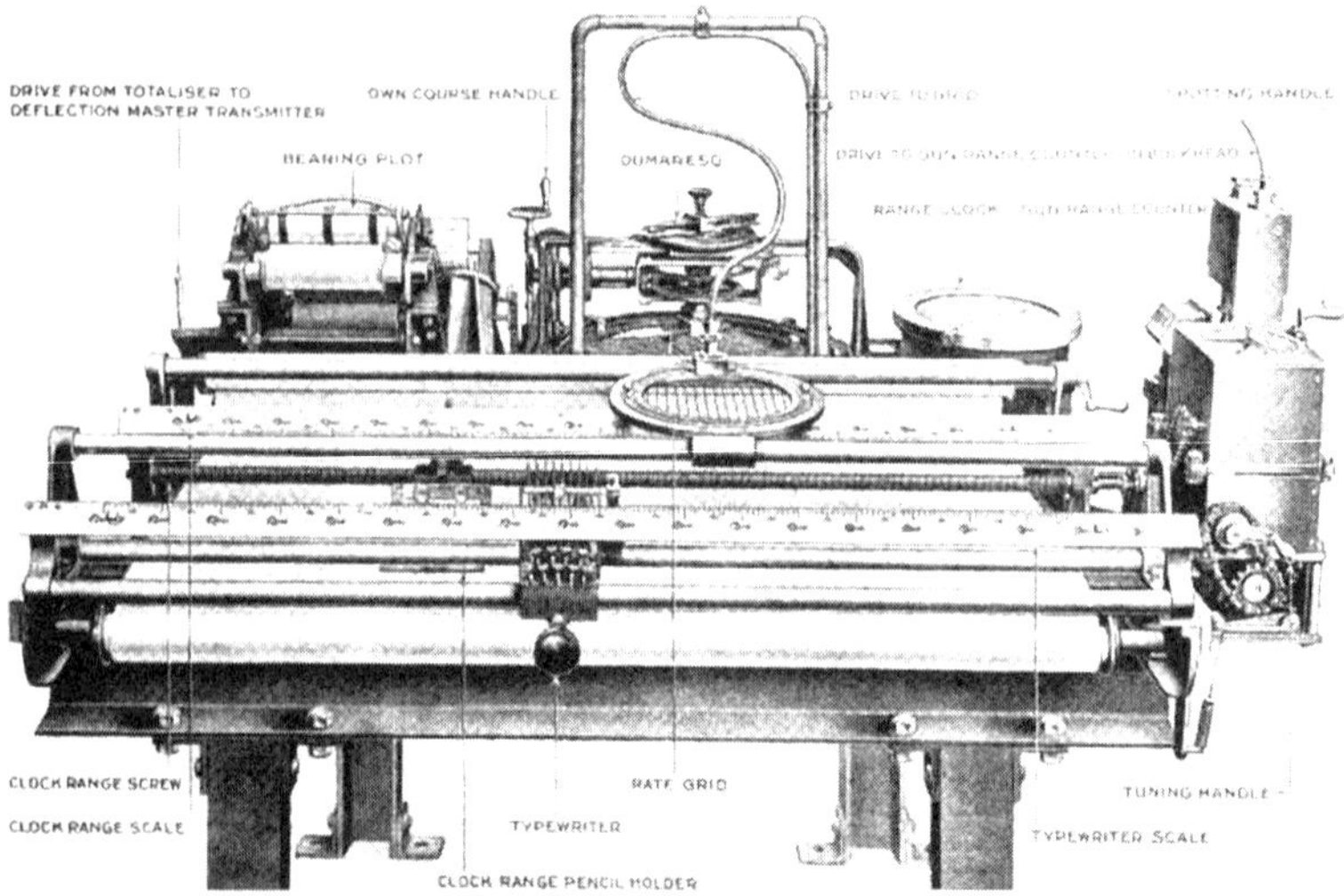


図6・1　アナログ・コンピュータ（アナログ計算機）
——ドレイヤー・テーブル（マークⅠ型）

レイヤーの方式を採用した。彼こそ、提督、フレデリック・チャールズ・ドレイヤー卿であり、1927年、皮肉にも後にドイツ軍に撃沈されたイギリス海軍のフッド号の艦長となった人であった。「ドレイヤー・テーブル」（図6・1）は、アーゴ・クロックほど自動的ではなかった。海軍がよりにもよって性能の劣る装置のほうを採用したのは、ドレイヤーが身内だったからだと言われ続けてきた。ドレイヤー・テーブルは、第一次世界大戦時にユトランド海戦で試された。この海戦でイギリスの大艦隊を指揮したのは、ジェリコー元帥だった。（海軍大臣ウィンストン・チャーチルに言わせれば）「ジェリコーは、どちらの側で戦っても、午後には戦いに負けたであろう唯一の人物だった」。彼は、戦いに負けたわけではなかったが、甚大な損失をこうむり、その原因についてはこれまで熱い論争が戦わされてきた。『海軍砲術スキャンダル』という興味深い本のなかで、アーサー・ポレンの息子は、ユトランド海戦での、とりわけビーティ提督率いる艦隊の惨憺たる結果は、ドレイヤー・テーブルの性能が劣っていたからだと論じている。海戦史の第一人者であるジョン・テツロー・スミダの著書『制海権を死守して』によれば、ポレンは正当に評価されず、アーゴ・クロックではなくドレイヤー・テーブルのほうを採用したというのは、大失敗だったとしている。だが、論争は決着がついたわけではない。最近発表された論文「イギリス弩級《どきゅう》艦の射撃制御」のなかで、ジョン・ブルックスは、損失の原因がドレイヤー・テーブルではなく、ビーティの作戦にあったのだと主張している。ビーティも、当時その損失が射撃制御のせいだとは言わなかった。「クィーン・メアリー」号がやられた直後に彼が言ったとされる、よく引用されることば、「なあ、チャットフィールド、今日のわが艦隊はなんかおかしいな」はおそらく、射撃制御装置の性能というより、相手の射撃に耐えられなかったことについて言ったのだろう。結局のところ、ブルックスが指摘しているように、当時のドイツ軍の射撃制御システムもドレイヤー・テーブルも、性能に関してはどっこいどっこいだった。

射撃制御においては、機械仕掛けのアナログ計算機《コンピュータ》が、第二次世界大戦の終わりまで君臨した。そしてそれらを呼ぶのに「コンピュータ」という用語が少しずつ使われるようになり、たとえば、ハンニバル・フォードの「コンピュータ・マークⅠ型」などがある。しかし、第二次世界大戦の終わりには、今日のコンピュータへの前兆があった。最初の一歩は、積分やそのほかの数学的計算をするために、メカニカルに動く部品がコンデンサーのような電気的な部品に置き換えられたことである。こうした変化はすでに第一次世界大戦中に始まっていたが、大砲担当の士官はこれを嫌った。彼らは、故障したらすぐねじ回しで直せるような機械のほうを好んだ。（これは、コンピュータの故障を電話で相談して苛立ったことのある人なら、さもありなんと思うだろう。）最初は暗号解読のために開発されたプログラム内蔵のデジタル・コンピュータの出現によって、アナログ・コンピュータはいずれ姿を消す運命にあるように思われた。内蔵されたメカニズムによって方程式を解く代わりに、デジタル・コンピュータは、数によって方程式を解くことができ、アナログ・コンピュータは時代遅れのものになりかけていた。しかし、このようなことが起こっていた水面下で、アナログ・コンピュータは巻返しを準備しつつあった。それは、現在「神経ネットワーク」として知られる、純粋に「スイッチング・ネットワーク」の形式である。このスイッチング・ネットワークの歴史は、１８９０年代のカンザス・シティまでさかのぼる。

当時、アーモン・B・ストロージャーは葬儀屋をしていたが、ある問題を抱えていた。客が彼のところにつないでほしいと電話をかけると、不思議なことに、彼の商売敵のところにつながるのだった。そのわけは、この商売敵の妻がその地方の電話の交換をしていたからだった。ストロージャーは大いに頭にきたが、大いに頭もよかったので、世界で最初の自動電話交換機を発明した。これは、１８９２年11月3日、インディアナのラポルトで76名ばかりの加入者で始まった。最初のストロージャーの電話は、いまから30年前には奇妙なものに見えただろうが、プッシュホン全盛の現代にあってはふつうの電話に見える。ストロージャーの電話はダイヤル式でなく、4つのボタンがあって、電話をかけるときには、相手の番号を順に押した（加入者は１００名に満たなかったので、ボタンは2つあれば足

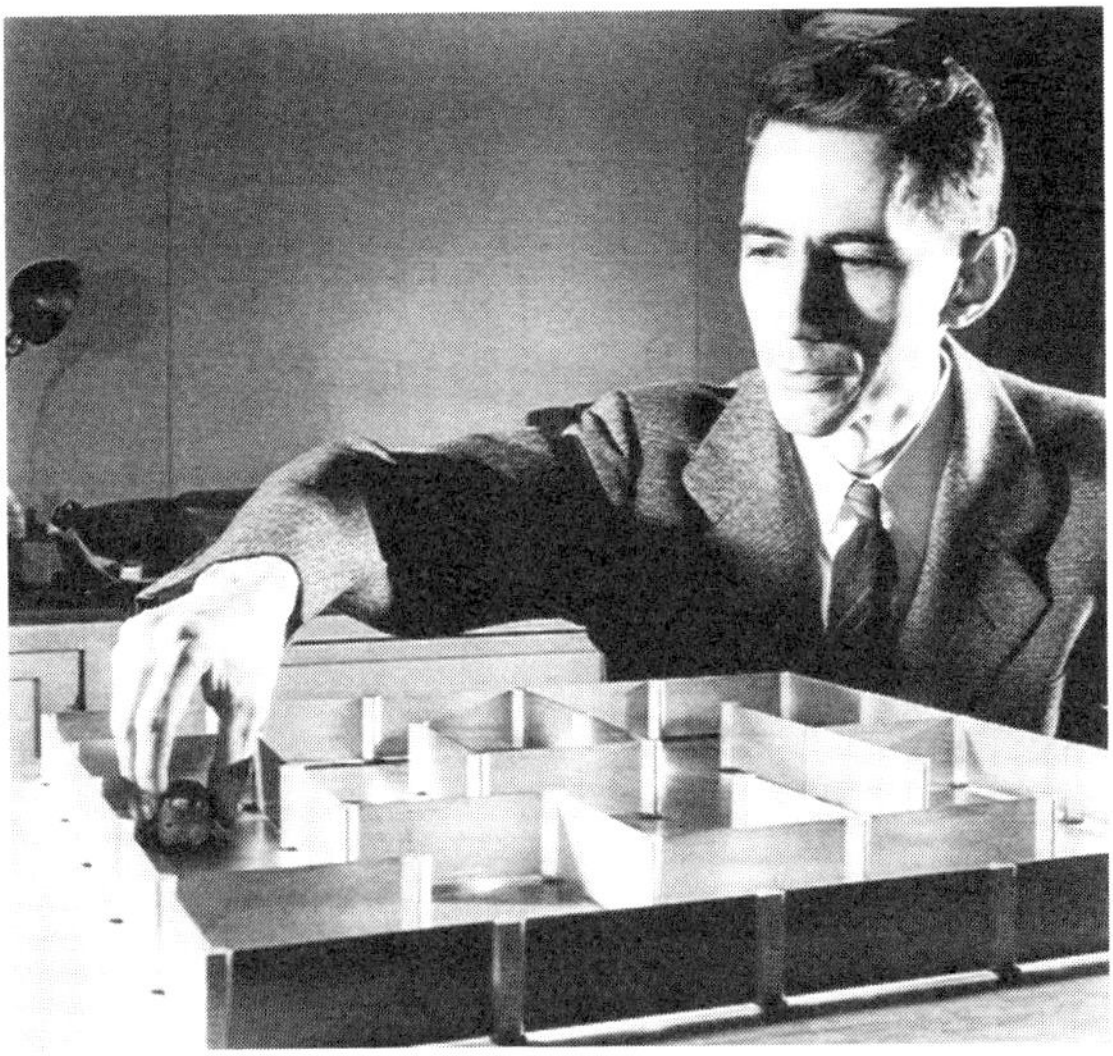

図6・2　クロード・シャノン

りたのだが)。ストロージャーの交換機のミソは、「ユニセレクター」と呼ばれる電気スイッチにあった。ユニセレクターには、円周上に10個の接点が配列されており、ワイパーのように動く腕がこの接点のどれかに移動することによって、接続が行なわれた。たとえば、セレクターの腕が「5」の位置に動くと、変換機の加入者5番のところに接続された。56のような場合には、第一のセレクターの上に第二のセレクターがあって、2桁の番号の変換が可能だった。

電気的なスイッチング回路と記号論理との関係を最初に理解したのは、アメリカの技術者、クロード・エルウッド・シャノン(1916-2001)だった。シャノンは、現代の情報化時代の創始者であり、情報というものを厳密に定義して、電話線のようなコミュニケーション・チャンネルによって伝えられる情報の量

（チャンネル容量）を測定した。２００１年にこの天才が亡くなったとき、彼がその実現に貢献したコミュニケーション・メディアは、その訃報をほとんど伝えなかったが、これは、文化チャンネルの容量がいかに狭量かを如実に物語っている（彼が知識人としてではなく、技術畑の人間として生きたにしても）。シャノンの１９３６年の修士論文「リレーとスイッチング回路の記号論的解析」は、記号論理を用いてスイッチング回路を構成するための数学的基礎を与えた。スイッチの２つの位置は「０」と「１」と呼ぶことができるが、これは、記号論理で言うところの命題の「真理値」に等しく、「０」は「偽」に、「１」は「真」に対応する。こうして、スイッチング回路は、記号論理の規則を用いて、どんな入力に対しても「真」か「偽」かを計算できる。なにかに応用するためのスイッチング回路を設計することは、記号論理においてその対応物を見つけることにほかならない。

シャノンは生物学に関心を抱いていた。１９４１年に提出した博士論文は、遺伝の数学理論についてのもので、最初の自己修正コード、冗長度、情報理論などを考え出した発明家には、まさにふさわしいテーマであった。しかし、次のステップは、スイッチング回路とブール代数の原理を脳にあてはめることであり、これは２人のアメリカ人、ウォレン・Ｓ・マカロックとウォルター・ピッツによってなされた。彼らは、「神経活動に内在する考えの論理計算」という奇抜なタイトルの論文のなかで、神経細胞をスイッチング回路にたとえた。その基本的な考え方は、論文の冒頭の次のような文章に表現されている。「神経活動は『全か無か』という特性をもっているので、神経事象も、それらの事象間の関係も、論理命題としてあつかうことが可能である」。彼らが提案したのは、神経細胞が生じさせる電気的活動の「スパイク」を「真理値」としてあつかうことだった。もし一定の時間内にスパイクが生じるなら、真理値は「1」(真)であり、生じないなら「0」(偽)である。これは、人間の作ったスイッチング回路の電気的信号についてシャノンが抱いていた構想と基本的には同じものだった。ピッツとマカロックのモデルは著しく単純化されており、実際の複雑な神経系をあつかうには不十分だった。まず第一に、神経インパルスは、ひとつの神経細胞から別のもうひとつの神経細胞へと直接ジャンプするのではなく、「シナプス」と呼ばれる接合部で化学反応を生じさせるのだ。神経インパルスは、シナプスに達すると、シナプスの種類にもよるが、1秒の数千分か数百分の1の間続く一連の複雑な反応を開始させる。実際の神経細胞では、2つのインパルスが「同時に」届くということがどんな意味をもっているのかは、明らかではない。このタイミングの問題は、高速のデジタル・コンピュータでは、超高速のクロックを内蔵することによって回避されている。トランジスタへの2つの入力が同時に活動しているかどうかがわかるには、それらをクロックの「瞬間の刻み」についてだけ調べればよい。知られているかぎりでは、脳は、この種のマスタークロックをもっていない。もうひとつの問題は、やってきたスパイクは、ひとつの細胞上の(ピッツとマカロックのモデルのように少数のシナプスどころか)場合によっては数千のシナプスを活性化しうる、ということだ。この神経細胞の枝々に生じた数千の電流が収斂し、複雑に相互作用し合う。あるときには、流入する神経インパルスがその細胞を発火させるが、別のときには発火させない。単一のスパイクが細胞を活性化させるかどうかは、ピッツとマカロックが仮定したように「全か無か」の問題ではなくて、確率の問題なのだ。

さらに、現在わかっているところでは、シナプスの「強度」は経験によって変化する。言いかえると、神経インパルスがシナプスを介して細胞を活性化する確率は、部分的にはその細胞のそれまでの履歴によって決まる。次の章では、単純なスイッチング回路という理想化された世界から、学習する機械というもっと複雑な世界に入っていこう。

# 第7章　学習する機械

スイッチング回路の歴史においては、まず学習という問題が立ちはだかった。スイッチングの問題の多くは、前もって配線図を描いて解くには、あまりにむずかしすぎる。一例は、車のナンバープレートの自動読み取りだ。入力はテレビ画面に映るナンバープレートの映像であり、望まれる出力は文字と数字の列である。ここで厄介なのは、プレートのナンバーが車によって黒だったり、白だったりし、しかも天候や時間帯によってそれらの明るさが変わることである。プレートの特定の明るさの値――たとえば中程度の明るさの灰色――に狙いを定めて「B」のような文字を見分けようとしても、時間の無駄というものだろう。おまけに、プレートによって、「*B*」や「**B**」のような字体の違いもある。文字を認識するスイッチング回路を作るのは、できっこないように思える。

こんなにむずかしい問題を、動物の単純な脳が解いている。この事実に刺激されなかったら、技術者はこの問題を解こうとはしなかったかもしれない。言語を用いない動物でも、文字の識別訓練が可能なのだ。ある実験では、ハトは、画面上にヘルベチカ体の「A」という文字が提示されたときにだけキーをくちばしでつつくと、報酬のエサがもらえ、「2」が提示されたときにつつくと、報酬をもらえないようにして訓練された。その結果、「A」のキーだけをつつくようになった。このことは驚くほどのことではない。ところが、ハトはそれ以上のことができた。新しい字体（たとえば「センチュリーの教科書体」）の文字をはじめて見ても、ためらうことなく、その文字を正しく分類できたのだ。文字がぼけていて人間にやっと見分けられる程度でも、あるいは手書きの「A」や「2」でも、正しく認識できた。つまり、ハトは、入力が事実上無数にあり、出力は「つつくこと」と「つつかないこと」であるようなスイッチング問題を解いたことになる。

おそらく、ハトは、文字のなかの横棒のような単純な「特徴」を探すことによって「A」を認識できるようになったのだろう。実際、ハトは、最初は不可解で、かなり複雑なルールの組み合わせにしたがっていた。どの文字がもっとも「A」らしく見えるかを調べるために、アルファベットの文字のそれぞれをかわるがわる提示したところ、ハトが「A」とほぼ同程度につついたのは「X」だった。もっとも重要な特徴は、2本の「脚」をもっていることだった（「H」もつつくことが多かった）。しかし、「W」よりも「P」を好んだのだ。これはなぜだろう？　そこでわかったのは、ハトがひとつの特徴に反応しているのではなく、6個もの特徴に反応していて、そのそれぞれに与える重みが異なっているということだった。これは、言ってみれば、競馬でこれぞというウマに賭けるときに経験豊富な予想屋がする決定のようなものである。そのウマの過去の戦績がどうだったかは当然重要だが、騎手がだれか、競馬場のコース、天候、馬場の状態、そしてそのほかいくつもの情報も同じく重要である。賭けに勝つことのできる機械は、これらすべての要因を考慮に入れなければならないが、それだけではいけない。ある要因はほかの要因よりも重要なので、決定の際により大きな重みを与える必要がある。問題は、名うての予想屋でも、これらをどう重みづければよいかを言うことがむずかしいということである。重みづけは、長い経験を通して獲得されたものであり、ことばではなかなか言い表わせない。したがって解決法は、競馬の予想屋がするのとちょうど同じように、賭けをする機械に経験を通して学習させ、自分で重みづけを調整させるのだ。これを行なう最初の機械が「パーセプトロン」だった。

パーセプトロンは、コーネル大学航空研究所にいた心理学者、フランク・ローゼンブラットによって考案された。彼の1958年の論文「パーセプトロン――脳における情報の貯蔵と組織化についての確率論モデル」は、脳が0と1の2値しかとらないブール演算のコンピュータだという考えを叩きのめした。デジタル・コンピュータの「全か無か」の原理は、生物の世界にはあてはまらない。生物の世界では、なにごとも不確実で、情報はつねに「ノイズ」によって撹乱されている。ローゼンブラットはまた、記憶がもとの入力のある種の「痕跡」あるいは写しだという考えに異議を唱えた。

これに代わるアプローチは思いきって……実際には刺激の像が記録されるわけではなく、中枢神経系はたんに、複雑なスイッチング回路網としてはたらき、その保持は活動の中心間の新しい結合（あるいは連絡経路）の形をとる、と考える。……このアプローチの重要な特徴は、あとから再生を可能にするようななんらかのコードを介して、刺激と記憶の間に単純な対応関係（マッピング）ができるのではない、ということである。保持されている情報はいずれも、*特定の反応を好むもの*として貯蔵されなければならない。（強調は原著者による）

言ってみれば、脳は、きわめて複雑なスイッチング回路網なのだ。自転車に乗るといった運動技能の場合、この理論は明白である。私たちは、自転車で何度も転んだときのことを記憶することで自転車に乗れるようになるのではない。もし自分がいましていることをたえず考えているなら、それに気をとられて転んでしまう。しかし、スイッチング回路網がいかにして「ノイズ」の多い像からアルファベットの文字を区別できるようになるのかは、それほど明白ではない。パーセプトロンは、これを次のように行なう。

パーセプトロンには、ストロージャーの電話交換機のように、「入力」線群と「出力」線群がある。競馬の賭けのアナロジーで言えば、入力線群は出走馬すべての成績に影響するすべての要因であり、出力線群は、出走馬たちである。最初は、すべての入力がすべての出力に連絡している。それぞれの連絡は、バルブで調節される水道管を想像してもらうとわかりやすい。それぞれのバルブを流れる水の量は、調節可能である。ここで必要になるのが「学習ルール」である。ウマのうち1頭が勝つたびに、そのウマの出力ユニットにつながる連絡の力が、慎重に決められた量だけ増加する。そのウマが負けたときには、連絡が弱められる。

悪魔は細部に宿る。結合の強さを調節する「慎重に決められた量」とはなにを指すのだろうか？すべての出力ユニットにつながるすべての管が個々に調節されなければならないということを思い起こしてほしい。すぐ、いくつかのことが明らかになる。もしあるウマが勝って、それがわずかなら、それが予測されていたのなら、調整は必要ではない。もしそのウマが負けても、出力ユニットの活動がなかったのなら、この場合も調整は必要ない。レースでは天候についての情報がなかったのなら、この場合には、「天候」の入力からの結合は調節してはいけない。学習の有名な「デルタ」規則は、これらの単純なルールを、数式――すなわち入出力の結合の強さは、入力ユニットでの流入量に出力ユニットでのエラー信号を掛けた値に比例して増減する――の形式で表わしたものだ。

ここまでは明らかだ。そして、仮にバークリー卿がパーセプトロンの考えを提案したのだとしたら、彼はここで止まっただろう。だが実際にスイッチング回路を設計するのは、18世紀の哲学者ではなく、現代の技術者である。彼らは、自分たちが設計した装置が動くことを証明しなければならない。それを実際に作ってもよいし、「能書き」に書かれていることがほんとうにできることを数学的に示してもよい。もちろん、数学的に証明するほうが、試行錯誤よりはずっとよい。それは、橋がどれぐらいの重みに耐えられるかをあらかじめ計算するほうが、実際に橋を作って重みで落ちるのを観察するよりもよいのと同じだ。もし、不運な設計技師トーマス・バウチも、通過する列車にかかる横風によって引き起こされる線路への過重の増加をあらかじめ計算していたなら、テイ大橋の橋桁が風で折れるということもなかっただろう［訳注　スコットランドのテイ河にかかるバウチが設計した鉄橋は、1879年に強風で落ち、75名の死者を出した］。ローゼンブラットの論文が画期的なのは、学習するスイッチング回路のアイデアを出したことにあるのではなくて――似たアイデアはそれ以前にもいくつか出されていた――、それがほんとうに学習できるということを数学的に証明したことにある。

パーセプトロン方式のスイッチング回路が、1960年にニューヨークで開かれた無線技術学会の年次大会において、バーナード・ウィドローとマーシャン・ホフによって実際に展示された。この回路は、「アダライン（Adaline: Adaptive Linear）」と呼ばれた。アダラインは、スイッチが4×4に配列されたもので、それぞれのスイッチは「オン」か「オフ」の値をとる。信号は、電気的接続を通して、単一の合計ユニットへと送られ、ここでそれらの影響が一緒にされる。オペレータが、これらのスイッチを、「T」のような文字に似た粗い幾何学パターンにセットしたとする。もしこれが「よい」パターンの例だったなら、マスタースイッチが「よい」の位置にセットされ、そうでなければ「悪い」の位置にセットされた。マシーンの内部では、「よい」は+1に、「悪い」は−1になる。アダラインの課題は、エラー信号をともなう学習の期間を経て、最終的に「よい」パターンに対して+1の出力を生み出すことだった。エラー信号は、合計ユニットの出力とマスタースイッチの間の違い（差）として計算され、必要とされる調整がすべての接続に等しく割り振られた。

パーセプトロンは、学習するにつれて、しだいにエラーが減ってゆく。ウィドローとホフはこれを映像的に、「エラー地形《ランドスケープ》」を通って機械が動いてゆくさまとして描いている。ある種のエラー地形は容易に目的地に行き着けるのに、別の種のエラー地形はあまりに入りくんでいて、目的地に行き着けない。単純なエラー地形の例は、確実に交尾の相手を見つける方法をもつアゲハチョウの環境である。アゲハは、斜面にいるなら、いまいるところより高いところがなくなるまで、のぼってゆく。より高く《エクセルシオール》！　もし地形のなかに頂上がひとつしかないなら、求愛者も未来の相手も、みなこのアゲハ独身クラブの集会場所に集まってくることになる。たとえ頂がいくつかあったとしても、この方略で十分うまくいく。なぜなら、頂上をなす場所は、地形全体の場所に比べれば、ずっと少数だからである。アゲハはどのようにして上にのぼっていけるのだろうか？　彼らの視覚には限界があって、遠くの山の頂上までは見えない。彼らにできるのは、自分のすぐまわりの地形を見て、どの方向に行くのが最良かを決めることであり、その最良の方向が斜面をのぼる方向である。斜面の傾き（登りか下りか）は局所的に測ることができる。ウィドローとホフは、神経ネットワークを学習させるという問題を、斜面をのぼる問題に置き換えた。彼らは、どの地点も、エラーを減らすよう特定の組み合わせの結合をうまく強めることに対応しているような地形をイメージした。彼らが示したのは、アダラインが、アゲハの行動をまねるだけで解けるような問題がある、ということである。つまり、この種の問題の場合、「地形」には頂上がひとつしかなく、その地形のどの点からも向かうべき最良の方向がエラー信号から直接的に計算できるのだ。想像されるのとは違って、彼らは、それぞれの結合の強さが、ほかの結合で起こっていることに注目しなくても、まったく別々に調整できるということを証明した。

斜面をのぼる局所的方法は、いつもうまくいくわけではない。ある地域には、岩がごろごろあって、中央にとりわけ背の高い岩があり、その岩への斜面はゆるやかにのぼっているとしよう。斜面をのぼるアゲハは、もっとも近場の小さな岩の上に行き着いて止まる可能性が高く、それ以上上に行くことはないだろう。神経ネットワークも、局所的な頂がたくさんあるエラー地形をもつ場合には、それと似たような結果になる。それらは学習することがない。アゲハにとっての解決法は、小さな岩の上に止まっても、頻繁に吹く風によって飛ばされてしまうということである。これが、アゲハに小山でいたずらに時間をつぶさないようにさせ、最終的に中央の大きな山に行き着かせる。「ボルツマン・マシーン」と呼ばれる神経ネットワークでこのような風に相当するものは、結合の強さに影響する「ノイズ」である。ノイズは、時々結合の強さを微妙に変化させ、小山にとどまるのを止めさせて、丘のぼりを続行させる。

シャボン玉を2つ以上のリングの間をくぐらせると複雑な形になるが、この形を予測することはきわめて困難である。この形は、全知全能の神によって前もって決められているのではなく、膜のなかの分子間の局所的な相互作用で決まる。シャボン玉の局所的曲率が小さいほど、そこにたまっているエネルギーは小さくなる。磁場中の分子や液体の流れにできる渦なども、自己組織化するシステムの例である。これらの例では、純粋に局所的な相互作用から、知的に見えるパターンが生じる。神経ネットワーク理論においてもっとも影響力のあった論文のひとつは、物理学者、ジョン・ホップフィールドのもので、彼は、うまくいく神経ネットワークは、シャボン玉のように、安定した「最少エネルギー」状態に落ち着くと述べた。これらの状態は、アゲハの頂上登りの「最少エラー」状態に似ているが、ホップフィールドは、エラーを数学的に物理エネルギーに等しいものとして定義した。ホップフィールドの描くネットワークは、シャボン玉のように、最少のエネルギー状態になるまで、時間とともに展開してゆく。ホップフィールドの1982年の論文がセンセーショナルなものだったのは、「このモデルは、集積回路のソフトウェアによって簡単に実現できるだろう」と、彼が自信をもって述べていたからである。これは実現の運びとなる。この5年後には、AT&Tベル研究所が、ホップフィールドのネットワークにもとづいて「神経ネットワーク・チップ」を開発していた。

将来的には、人工的な神経ネットワークによって、実際の神経系の損傷を補うことができるようになるかもしれない。手足に行く神経がやられて半身不随になってしまったが、脳は損傷を逃れたとしよう。この場合に、手足を動かそうと思ったときに通常発火する神経細胞は、大丈夫なはずである。これらの神経細胞の活動を利用して、ロボットの手足をコントロールできないだろうか？　ラットでの実験は、これが可能だということを示している。喉の渇いている実験ラットが、ケージの外にあるロボットアームを動かしてケージまで水をもってくるために、適度な力と持続時間でケージ内のレバーを押すことを学習した。学習の間、ラットの脳の運動野（ここの細胞は運動の直前とその最中に発火する）の30個ほどの神経細胞の活動が、コンピュータに記録された。神経ネットワークは、これらの細胞におけるどの発火パターンがロボットアームの動きをもっともよく予測するかを学習した。ネットワークの出力は、単一の電気的信号へと変換され、その信号はロボットのアームをコントロールするのに使うことができた。言いかえると、ネットワークへの「入力」は30個ほどの神経細胞の活動であり、「出力」は（ちょうどアダラインのように）ロボットアームへの電気的信号であった。ネットワークが学習したあと、レバーとロボットアームの接続がはずされ、代わりに、神経ネットワークからの信号がアームにつなげられた。こうしてロボットアームの動きは、人工的な神経ネットワークを介して、ラットの運動野の神経細胞によってコントロールされる状態になった。

いまや「ニューロバイオティック」ラットは、たんに動かそうと思っただけで、ロボットアームを動かすことができた。何匹かのラットは、このことがすぐわかり、レバーをわざわざ押そうとはしなくなった。このことは、それらの細胞が動きの直接的な原因ではないということを示している。動きがなされなくても、それらの細胞は発火できるからである。それらは、動かそうとする意思——実際の運動は「下流の」神経で組織される――と関係している可能性が強い。

　このニューロバイオティック・ラットの人工的な神経ネットワークは、その脳の運動野の神経細胞の出力から、ロボットアームの動きを予測することを学習した。この予測という考え方は、車のナンバープレートの認識といった分類課題に応用することができる。たとえば「A」のような特定の文字の入力があったとしよう。入力は「ノイズが多く」、これまで見たことのないような形の「A」だったとしよう。このノイズの多い新奇な像がプレート上の「A」という文字から来ていると断言することはできない。言えるのは、この特殊な像を生じさせた文字でもっとも可能性の高いのが文字「A」だという程度である。ここで逆の問い方をしてみよう。像のなかの「A」の存在は、ノイズの多いその入力像をもっとも的確に予測するだろうか？　これが私たちの脳の知覚についての新しい考え方である。知覚とは、外界のもっともありうる状態についての確実な推測なのだろうか？　それらはほんとうに確率の法則に支配された「コントロールされた幻覚」なのだろうか？　次の章では、この風変わりな考えをとりあげよう。この考えはもとをたどると、意外にも、18世紀の聖職者、トーマス・ベイズ牧師の数学的定理に行き着く。

# 第8章 コントロールされた幻覚

「知覚とは、よくできた幻覚にすぎない。」

（人工知能学者のマックス・クロウズが言ったとされることば）

あと2人のコンピュータの父、チャールズ・バベッジとアラン・チューリングと同じく、トーマス・ベイズ牧師もロンドンに生まれた。彼の墓は、ロンドン郊外のシティ通り、靴職人たちが「自分の道具を質に入れてまで」パブのイーグル亭で酒を飲むという ブンヒル・フィールズにある［訳注 有名なイギリス童謡（マザーグース）中の歌詞］。フィールズはもとはペストの死者のための墓穴のことで、ブンヒルは「ボーンヒル（骨の丘）」がなまったもの。ここでは、ウィリアム・ブレイク、ジョン・バニアン、ダニエル・デフォーも同じ町内会のメンバーだ。ブレイクは妻ソフィアとともに横わり、その墓にはしばしば花がたむけられている。ベイズの墓のほうは、訪れようにも、目立たないので見つけるのに一苦労する。神経ネットワークと脳は、感覚入力をもとに「そこになにがあるか」を推測しなければならないが、その問題の理解に、いまやベイズの確率の定理が欠かせない道具になっている。ベイズの定理が仮定しているのは、私たちが証拠を集める前にすでに、そこになにがあるかについてのモデルをもっている、ということだ。このモデルは「事前《プライア》」モデルと呼ばれる〔教会をおちょくっているわけではない〔訳注　プライアには修道院長の意味もある〕〕。ある程度証拠が集まると、このモデルが正しい場合の確率が変化し、いわゆる「事後《ポステリア》」モデルが新たに生まれる。ベイズの定理は、私たちがノイズだらけの感覚入力から外界になにがあるかを推測するときに脳がどのような種類の計算を行なっているかを、もっとも抽象的な言い方で記述する。

たとえば、石炭はなぜ黒く見えるのだろう？　一見もっともらしい答えは、それが網膜に暗い像を映ずるから、というものだ。だが、この答えは間違っている。強い太陽の光の下では、石炭は、月明かりの下の白い紙よりもはるかに多くの光を反射している。ところが、石炭は、太陽の下でも、地下の石炭貯蔵庫でも、同じ黒に見える。石炭を黒として知覚するとき、私たちは、眼に到達する光の量を知覚しているのではなく、石炭そのものについて、あること——その表面の反射率が低いこと——を推論している。しかし、表面の反射率は、直接知覚できるものではなく、眼に到達する光のパターンから推測しなければならない。つまり、石炭から反射する光だけでなく、そこにどれだけの光があたっているかも考慮に入れなければならない。これは、ベイズ流推理の古典的な例である。私たちは、与えられた情報をもとに、事前確率を考慮し、かつ測定の「ノイズ」も考慮しながら、なにが対象の表面のもっともありそうな反射率か〔高いか低いか〕の答えを出さなければならない。

最良の推測といえども、時には誤ることがある。月は、反射率が石炭とほぼ同じぐらいなのに、夜空にあるときにはまばゆい白に見える。その黒い表面は、光源〔太陽〕が見えない巨大なスポットライトによって照らされている。ニール・アームストロングが月面に降り立つずっと以前に、心理学者たちは、地下室を真っ暗にし、隠れたスポットライトで石炭を照らして、月の風景を再現した。石炭は、夜空で見る月のように白く光った。月の近くには太陽もほかの物体も見えないので、その表面の反射率を計算するには不十分な情報しかない。月が白く見えるのは、もしある対象がその周囲より多くの光を反射していて、ほかの条件が同じなら、それは白だという推測を私たちが自動的にするからだ。ベイズの定理のことばで言うと、このような推測は「プライア」（先験的《アプリオリ》と同じような意味）と呼ばれる。月のプライアは白だ。

もし知覚についてベイズ流の考えが正しいなら、知覚とはモデルであって、私たちはそのモデルを使って外界について的確な推測をしていることになる。前のところで紹介したように、ヘルツも「もののごとの実際の力学モデル」という考えをもっていた。知覚のプロセスは、内的モデルを選び、そのあとデータに対してそれをチェックすることだと言える。最良のモデルは、データにもっとも合うモデルである。リチャード・グレゴリーは、知覚とは仮説だと言った。時には、図4・3に示した多義図形――アヒルとウサギの図形やネッカーの立方体――のように、同じぐらいありそうな2つの仮説がデータと合致する場合があり、脳はそれをかわるがわる受け入れる。

この種のモデルは、データを生み出そうとするので、「生成モデル」と呼ばれる。この考えは、統計学者にとっては古くからなじみのあるものだった。単純な例をあげれば、ケルヴィンの潮位予測器がそうである。この予測器のもとにある「モデル」は、いかに複雑な潮汐であっても、いくつもの単純な潮汐――それぞれは単純な単弦運動――からなる、ということである。これらの要素は、潮汐の「主成分」と呼ぶことができる。主成分分析を行なうと、プロセスを逆にして、そのモデルを潮汐の実例を生み出すのに使える。ケルヴィンの予測器のようなアナログの機械では、水槽のなかで実際に振動を作り出すことによって、潮位を推測することができる。主成分は、複雑なデータのもとに単純なモデルがあるような、さまざまな問題に使える。色覚は、もうひとつのよい例である。自然のほとんどすべての色の識別は、ヒトの眼では3種類の錐体細胞（赤、緑、青）によって行なわれている。この注目すべき事実は、自然の色のスペクトルを記述するには、3つの成分で十分だということを示唆しており、主成分分析によってこれは確証されている。統計学者は、あらゆる種類のデータについて主成分分析を行ない、それがモデルからいかによくデータを生成できるかを見ることによって、そのモデルを検証する。ただし、主成分分析は、多くの種類の生成モデルのひとつにすぎない。しかしそれらのどのモデルも、数学的には根っこのところでつながっている。もうひとつの種類の生成モデルは「因子分析」で、これは、人間の知能の構成要素を発見するためにスピアマンによって用いられた（これは議論を呼んだ）。スピアマンは、とりわけ単純なモデルがデータと合致したので、人間のほとんどの種類の知能は彼が「$g$」（一般知能）と呼ぶ単一の因子によって生み出される、と主張した。

コンピュータは、人間の喋ったことばを文字に変換するのに、生成モデルを用いる。この仕事はそう簡単ではない。というのは、書かれたものには語どうしを区切るスペースがあるが、音声にはこれに対応するものがないからだ。マイクや耳に届く音圧の波といった感覚データそれ自体は重要ではない。空中に漂う異物を吸い込まないようにするのでもないかぎり、だれが、周囲の空気中の分子がなにをしているかに注意を払ったりするだろう？　私たちがほんとうに知りたいのは、話し手が、声帯を使いそれらのデータを生成して、なにをしているのか、ということである。この課題は、防波堤の外側で、観測される波からごったがえす港のなかに何艘の船がいるかを計算するようなものだ。できない話だろうか？　モデル（模型）の港があって、その港のなかで船をいくつか動かして、波を生じさせることができるとしよう。こうすれば、モデルのうちどれが、実際の港から来る波と同じような波を生じさせるかがわかる。もちろん、つねに正しい答えになるわけではないし、同じデータを生成する別のモデルがいくつもあるかもしれない。しかし、適正なベイズのプライア（混雑している港では、船は5ノット以上は出せない、長さが100メートルを越える船はない）を用いれば、正解に近い答えを出すことは可能なのだ。さて、言語の音声の問題に戻ろう。私たちは、音圧の波を生成するためのモデルをもっていると言える。なぜなら、話すことができるからである。このモデルを逆向きに使えば、それはほかの人の発話を解釈するためのモデルに変身する。この考えは粗っぽすぎてどうかと思うかもしれないが、実際に神経ネットワークではたらいているのは、こうしたモデルだ。現在のコンピュータは、発話を認識できるようになりつつある。ネットワーク理論の第一人者、ジェフリー・ヒントンの次のようなことばは、それを示している。「現在の最良の発話認識プログラムはどれも、確率論的生成モデルをあてはめることによってはたらいている」。

生成モデルはまた、私たちが筋肉をどう動かすかも説明し始めている。手足を動かすことは、網膜像を解釈するのと共通点がたくさんある。どちらの場合も、可能性の数が膨大にあるので、モデルを用いて単純化する必要がある。人間の身体には、約600の筋肉がある。単純化して、それぞれの筋肉が収縮と弛緩の2つの状態しかとらないと考えても、全筋肉のとりうる状態は2の600乗になる。これは宇宙の原子の総数よりも多い。しようと思うすべての動きが、個々の筋肉へと送られるべき正しい信号の記憶として脳のなかに表象されているとは考えにくい。考えられるのは、動きの理想的な最終状態——内的モデル——がなんらかの形で表象されていて、私たちは、これらの高次のモデルを動作に変換するために、経験を通して神経ネットワークを調節している、という可能性である。もし行為には、内的モデルと身体の現在の状態との間の比較が含まれているのなら、知覚と行為という区別は消えることになる。

知覚が内的モデルだというのなら、網膜像がなくても、それらのモデルは体験できるはずである。夢や幻覚はそうだ。「入眠時幻覚」は、眠りに落ちる直前に出現する劇的でリアルなイメージである。日中単調な運転をし続けたあとで、そのときに見たのと同じではない別の道の鮮烈なイメージを体験することもある。このイメージは奇妙なものだったり、肝をつぶすようなものであることもある。「直観像保持者」として知られる人々は、眼を開けたままでも、これらの鮮明なイメージを体験できる。なかには、それを使って、黒板をイメージしてその上に計算問題を書いて解くという驚くべき技をやってのける人もいる。ドゥ・クインシーの『あるアヘン常用者の告白』には、麻薬が引き起こす幻覚についての有名な描写があるが、ドゥ・クインシー自身は、先輩のコールリッジにならってアヘン中毒になる以前から、強力な視覚イメージをもっていた。ドゥ・クインシー自身が書いているところでは、「ウシの話をしながらアヘンを吸飲すると、ウシの夢を見る」という。コールリッジは、鎮痛剤が効いて眠りに落ちようとするとき、クーブラ・カーン（チンギス・ハン）のことが書かれた本を読んでいた［訳注　コールリッジは、『クーブラ・カーン』という詩は麻薬吸引による陶酔状態のなかで見た幻覚を目覚めてから書き留めたものだと述べているが、真偽のほどは不明］。ドゥ・クインシーは、私たちが、アヘンが生み出す幻覚からも、また雲の形のなかにも、光景を知覚することができる、と言っている。「この病気の初期の段階では、私のすばらしい夢に登場したのはおもに建物だった。現実には見たことのないような壮麗な都市や宮殿が、雲のまにまに見えた」。

19世紀の「浮かれパーティ」では、笑気、エーテル、アヘン、大麻がどれも、日常的に、しかも合法的に使われていた。炭鉱用の安全灯を発明したハンフリー・デイヴィは、亜酸化窒素（笑気）を発見し、それを気晴らしのために常用した。ナポレオンのエジプト遠征から帰還した兵士たちは、フランスに大麻をもち込んだ。医者のジャック・モローはこの大麻を精神病の治療に試した。「ハシッシュ吸飲者倶楽部」［訳注　フランスの作家、ゴーティエの作品名でもある］では、文学的想像力が麻薬と結びつき、その結果は火を見るより明らかだった。ゴーティエは次のように記している。「……混成の創造物、たとえば、人間と獣と道具の雑然とした混交、足が車輪、お腹が鍋の修道士」。ドラッグによって引き起こされる幻覚や入眠時幻覚では、足の代わりに車輪のついた修道士がよく登場する。幻覚は、ふつうの要素を奇抜なやり方で結びつけはするが、それ以外は型通りである。ＬＳＤを最初に合成した化学者は、それを「驚くほど変幻自在な形」を生み出す薬だと記しているが、その形は通常の視覚の域を出なかった。

ドゥ・クインシーは、病の末期になると、いたるところに顔が見えた。「いまや、私が人間の顔の横暴と呼ぶこの症状が姿を現わし……海の波のまにまに、人間の顔が見え始めた。海は、無数の顔で埋めつくされた……」。月面の模様が人の顔に見えることが示しているように、顔の幻覚を作り出すためには、ほんの少しの入力があるだけでよい。壁のひび割れ、絨毯の模様、あるいは石の上にも顔が見える。カラー図版9の写真に示した花崗岩のなかに見える顔は、ロンドンの地下鉄のユーストン駅にある花崗岩の敷石のひとつを撮ったものである。こうしたイメージは、純粋な幻覚と通常の知覚の中間にある。顔は、一から作り出されるわけではなく、像のなかの斑点の偶然の集合から生じる。これらは、飛ぶ鳥とか、なにかほかのものを暗示することもある。花崗岩のなかに顔の代わりに鳥を探し始めるや、たちまち現像室の暗闇のなかでフィルムに像が浮き出してくるように、鳥が見え始める。

幻覚が私たちに教えてくれるのは、脳は網膜像からの最小限の支持があれば知覚を生み出すことができる、ということである。麻薬によって引き起こされる幻覚と、雲やランダムな模様に顔を知覚することとの間には、それほどの違いはないのかもしれない。どちらも、入力は眼からの半ばランダムな入力である。麻薬は、正常な入力をごちゃごちゃに混ぜ合わせてランダムなものにし、奇抜な解釈を可能にする。シャルル・ボネ症候群［訳注　視覚の喪失をともなう脳障害で起こる幻視などの症状を指す］では、視覚を喪失しつつある患者が、しだいに意味を失っていく眼からの入力、あるいは直接視覚皮質で自発的に生じる「ノイズ」をもとに、幻覚を作り上げる。通常の知覚と幻覚の関係は、記憶と作話症の関係と同じようなものかもしれない。重い記憶障害をもつ患者は、その障害を埋めるために、微に入り細をうがった「ニセの記憶」を作り出すことがある。これらの記憶は、記憶の欠損をカバーするために自分が考え出したものなのに、実際に起こったことであるかのように体験される。

正常な知覚を「コントロールされた幻覚」とみなす考え方は大変興味深いが、いろいろな疑問を生み出しもする。もし知覚が内的に生成された幻覚で、私たちはそれを「データ」に照らしてチェックするというのなら、なにがデータなのだろうか？　網膜にある生《なま》の像か、それとも一次視覚野にある情報なのか？　内的モデルの性質はどんなものか？　それはほかの種類の像なのか？　2次元なのか3次元なのか、カラーなのかモノクロなのか？　そしてモデルと入ってくるデータをどのようにして照合するのか？　そのモデルを受け入れるには、どの程度データと合っていなくてはいけないのか？　モデルがデータと合わないときには、どのようにして新たなモデルの生成にとりかかるのか？

もうひとつの問題は、解剖学的構造である。視覚経路には、どのレベルにも、専門化したアナログ・コンピュータがあり、能動的モデルの介入はない。網膜は、桿体と錐体がとらえた光子を「コントラスト」の信号に変換し、視神経線維に伝える。これらのコントラスト信号は、近隣の錐体や桿体がとらえた光子数を比較する小さなアナログ・コンピュータ（網膜の神経節細胞）によって生み出される。わかっているかぎりでは、このプロセスは、高次レベルのモデルの介入を必要としない。確かに大部分の視神経線維は、眼から脳へと一方向だけに向かい、逆方向に行くことはない。錐体と桿体によって吸収された光子に対して内的モデルを直接照合している可能性はない。視床や一次視覚野になってやっと、逆方向の「フィードバック」的連絡が見つかる。理論的には、こうした連絡によって、上行性のデータと下行性の仮説との照合が可能になる。とは言っても、LGNやV1とのフィードバック的連絡がどのような機能をもっているのかは、まだわかっていない。V1の細胞は、線分の局所的な傾きや運動方向の決定など、入力に対してさまざまな種類のアナログ計算を行なうが、これが「高次中枢」の介入によってなされていることを示す有力な証拠はない。フィードバック的連絡が、低次のレベルの細胞の活動を変化させると主張している生理学者もいるが、これはにわかには信じがたい。ベイズ流マシーンに望んではいけないのは、宣伝文句にすぎなかったことを自ら信じ始める政府みたいに、理論に合うようにデータを作り変えてしまうことである。

網膜と一次視覚野は、「仮説検証」が行なえる場所ではない。そこにあるアナログ・コンピュータは、自然淘汰によって数百万、数千万年をかけて、入力データを形どるように作り上げられてきた。ボトムアップ処理とトップダウン処理の間の歩み寄りは、まずはボトムアップ処理によって像が自動的に分析され、入力データを仮説検証が受けられる形式にすることである。この段階以降でやっと、ベイズ流推論のトップダウン処理が開始される。顔の認知では、まさにこの2段階のシナリオがはたらいている。これが次の章のテーマだ。

# 第9章　バベルの画像図書館

「ぼくは一度見た顔は絶対忘れないんだけど、きみは例外かもね。」

（グルーチョ・マルクス）

アルゼンチンの国立図書館長だったこともあるホルへ・ルイス・ボルヘスの『バベルの図書館』は、ありとあらゆる可能な410ページの本を収蔵している図書館についての物語だ。本の大多数はまったくちんぷんかんぷんで（ジョイスの『フィネガンス・ウエイク』よりさらにひどい）、そのうち一冊は、最初の行から最後の行まで「MCV」という文字列がひたすら繰り返されている。本のなかには、ことばのように見えなくもない活字の配列のなかに、方言のようなものが数行あったりする。図書館の司書が、これらの本のうちある一冊に記された2行が、ガラーニ地方のサモエド訛りのリトアニア方言で、しかも昔のアラビア語の屈折語尾をともなったものだということを発見するのに、100年以上かかったりする。

あらゆる可能な本が収蔵されているので、そのなかには「It is a truth universally acknowledged, that a single man in possession of a good fortune, must be in want of a life（かなりの財産のある独身の

男性なら、どうしても命がなければならないというのは、世のすべてが認める真理である)」〔訳注　オリジナルは wife。life に変わっている〕という文章で始まる一冊がかならずある。私たちは、前に読んだことがなくても、このオースティンの小説『高慢と偏見』の書き出しの誤りがわかる。かの有名なタイプライターを叩くサルが繰り出す文章の大部分は、文法的にはでたらめで、「pxxty」のような意味のない単語からなっていたり、「Please of dog away justice」のように、実際の語であっても文法とは無関係に並んでいたりする。ほんの時たま、混沌のなかから文法にかなった文章が出現することもあるかもしれないが、それは、「Colorless green ideas sleep furiously（無色の緑の考えたちが猛り狂いながら眠る）」〔訳注　言語学者のチョムスキーが好んで用いる例文〕のように、ほとんどはシュールな詩のたぐいだ。この図書館では、意味をもつ本は、圧倒的な数のちんぷんかんぷんな文章からなる本のなかにまぎれてひっそりとしている。図書館員は、それらの目録を作るという問題を抱えている。

バベルの画像図書館にも、これと同じ問題がある。

バベルの本の図書館にありとあらゆる本がおいてあるように、バベルの画像図書館にもありとあらゆる画像がある。数えられているだけでも、サント・ヴィクトワール山をバックにモナ・リザがたたずむ画像が410ほどある〔訳注　前者はセザンヌ、後者はダ・ヴィンチの絵のモチーフ〕。（もちろん、まだ数えられていないものがもっとある。）北棟の40階の延々と続く9番目の陳列棚に置かれた謎の画像は、まったくランダムなようにも見えるが、見る人が見ると、神が描かれているという。それを信じない人は、論理的に言って、その画像にはゾウも描かれているに違いないと応じる。この画像図書館はどれぐらいの大きさになるだろうか？　どの画像が意味をもっているかはどうすればわかるのだろうか？　言語の例に従えば、まず最初にすべき仕事は、画像を単語のような有意味な要素に分けることだろう。問題は、画像が、本の場合なら空白もピリオドもないページのように、連続しているということにある。幸い、ヒトの視覚系の解像度に限界があることを利用すれば、この問題は解決できる。画像を小さな正方形、すなわち「ピクセル（画素）」へと分解し、このピクセルが十分に小さなものであれば、ピクセル画像は、もとの連続的な画像とほとんど区別がつかなくなる。こうすれば、どんな画像も、各ピクセルの光の量を一連の数によって表現できる。実際、画家のスーラが発見したように、ピクセルの間の境界が見えても、画像の意味は感じとれる（カラー図版10参照）。だから、ピクセルをどの程度の大きさにするかは、そんなに重要なことではない。

画像図書館を作ってみることから始めよう。ボルヘスのように、「本」のサイズを1種類だけにしてみよう。それぞれの画像は、横が256ピクセル、縦が256ピクセルとする。ふつうの対象や光景なら、たとえば顔でもなんでも、表現するのに十分な大きさだ。それぞれのピクセルは、光の量を1から256の値で表現する（とりあえず、明るさだけで、色のことは考えないことにしよう）。したがって、画像図書館では、256×256×256、すなわち約1700万通りの本が可能だ。これらの本の言語を「ピクセル語」と呼ぼう。図9・1には、カップの像と、その像をピクセル語に直したものの部分が示してある。

ピクセル語で書かれた大部分の本は、図9・1の例にあるように、意味がない。ピクセルがランダムな数字で埋まっていて、それらの数字は、巻貝の殻に耳をあてると聞こえるザワザワとした音のように、視覚的なノイズにしか見えない。時には、ノイズが意味のある像と間違えられることがある。

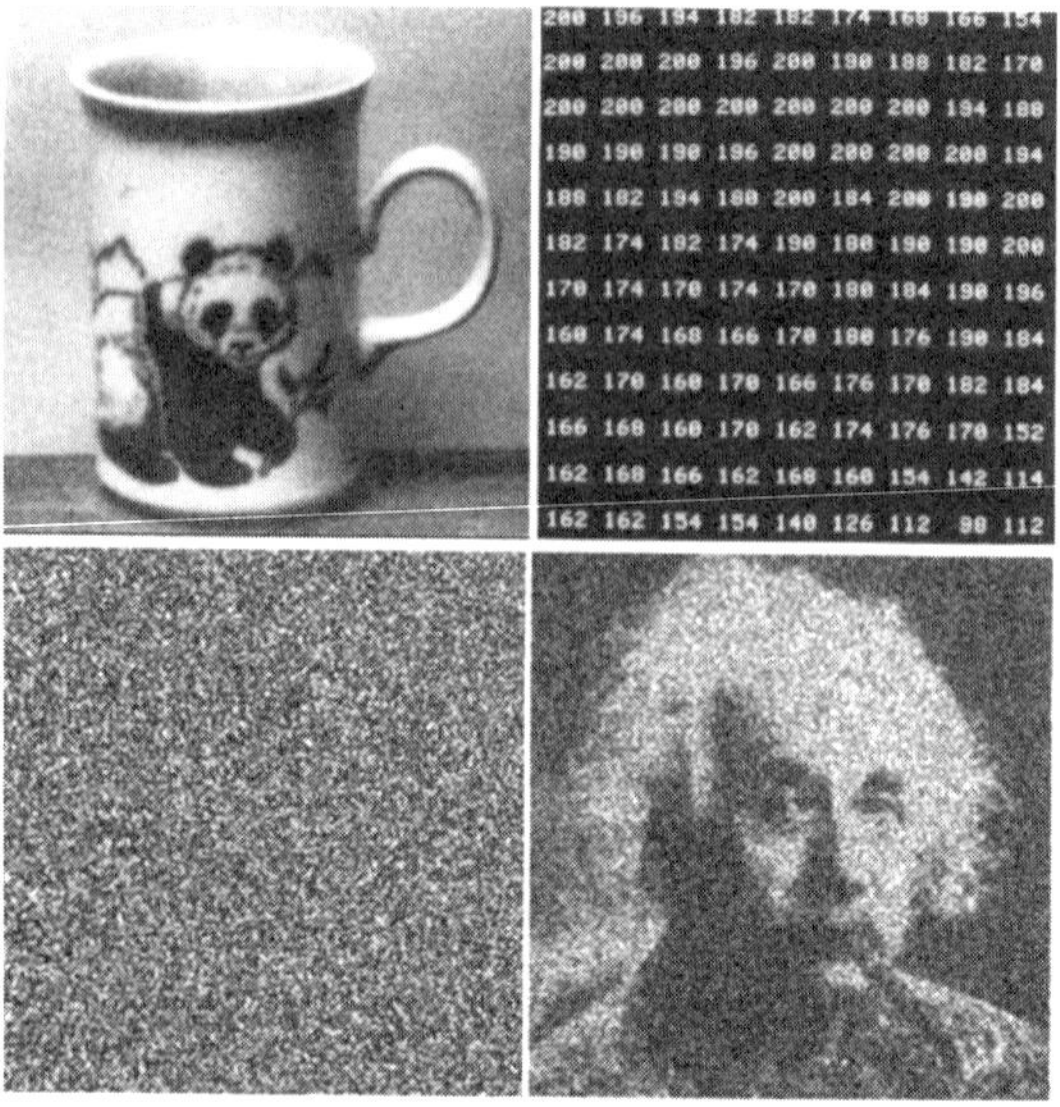


**図9・1　上：カップとその像を「ピクセル語」で表示したものの一部**
**下：ノイズと顔にノイズを加えたもの**

ほんの偶然で、似たような色のピクセルが隣り合った配置になって、「斑点」や「線」のように見えることがある。ボルヘスの図書館にある本のなかの一冊には、「おお時間そなたのピラミッドたち」という文章らしきものがある。これは偶然なのか、それとも深い意味があるのか？図9・1の右下の例のように、有意味な像にノイズを加えると、もとの像はもやがかったなかにおぼろげに見えるようになる。こうした像も、バベルの画像図書館に収蔵されている。図書館の司書は、それが意味をもっているのか、それともたんなるノイズでしかないのかを、どのようにして見分けることができるのだろうか？

　画像を見るときの問題は、私たちが画像のピクセルではなく、その意味（画像が意味をもっていればの話だが）を即座に感じとるということである。この問題を解決するひとつの方法は、明るい領域と暗い領域をそれぞれ山と谷にして、地形《ランドスケープ》によって画像を表現することである（図9・2参照）。地形は、もとの画像と同じ量の情報を含んでいるが、ガラーニ地方のサモエド－リトアニア方言で書くことだってできる。地形の画像が示しているように、通常の画像は物理的に複雑である。そこには、眼や鼻に対応する明白な構造がない。

画像を地形として考えるのに慣れると、画像を操作することが可能になる。図9・3は、顔と、顔をぼかしたもの、そしてそれらに対応する地形である。像をぼかすのは、地形を侵食することと同じだ。図9・1に示したように、画像に「ノイズ」を加えるのは、ぼかすのとは逆で、地形を「とげとげしい」ものにする。

ピクセル語で書かれたバベルの画像図書館の目録作りをしようとする司書にとって、これらは意気を阻喪させるようなことばかりだ。小さな画像でも、ピクセル語で記述するとなると、16000「語」以上は必要だ。記述されたものを見ても、そこに意味を読みとることはできない。図書館に入っている1700万種類の画像のなかには、アインシュタインの顔、それをぼかした像、ノイズを加えた像の3種類もある。これら3つの間には、それとわかる共通のものはなにもない。同じ値をとるピクセルもほとんどない。問題はこれだけではない！　アインシュタインの顔がもっと小さい画像もあるだろうし、顔が右や左に寄ったものもあるだろう。その場合には、ピクセルの値もまったく違ったものになる。顔にあたる光の加減がちょっと変わっただけでも、ピクセルの明るさの値は大きな影響を受けるだろう。これが混乱を生むことは、目に見えている。

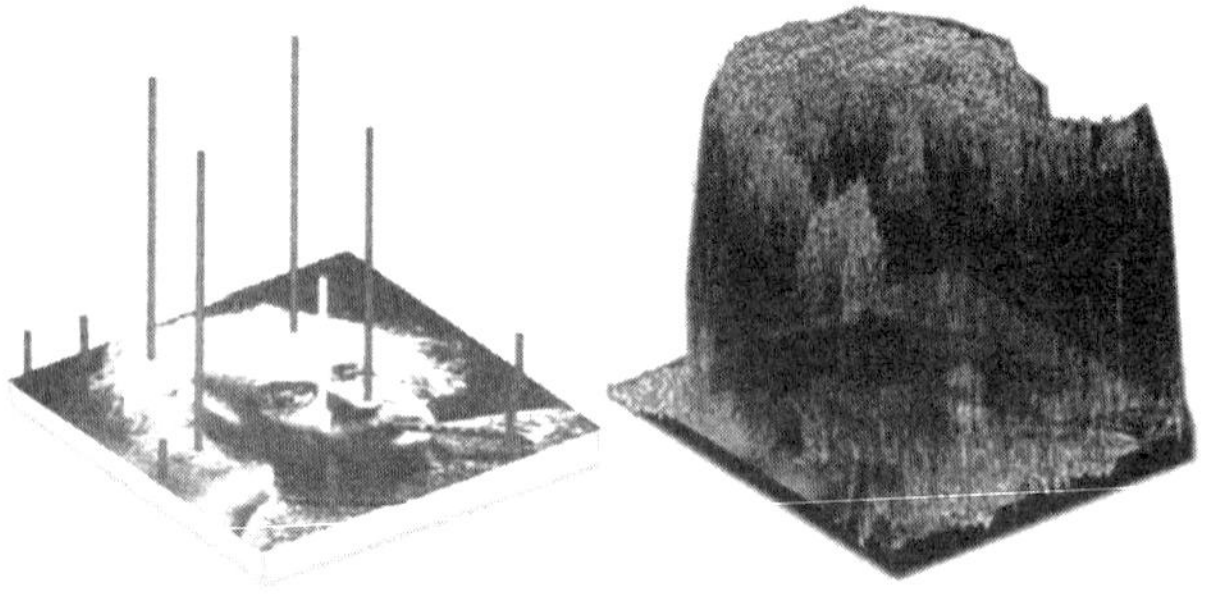

図９・２　顔の地形（ランドスケープ）

画像がどのように３次元の地形になるかを示している。個々のピクセルは垂直の棒に変換され，明るいほど高い棒になる。左の例では，このようにして変換された12のピクセルを表示している。すべてのピクセルを変換すると，右に示したような密な地形が得られる。アインシュタインの白髪のような特徴は，高い山並みで表示される。深い谷がいくつもあるが，この図では隠れていて見えない。

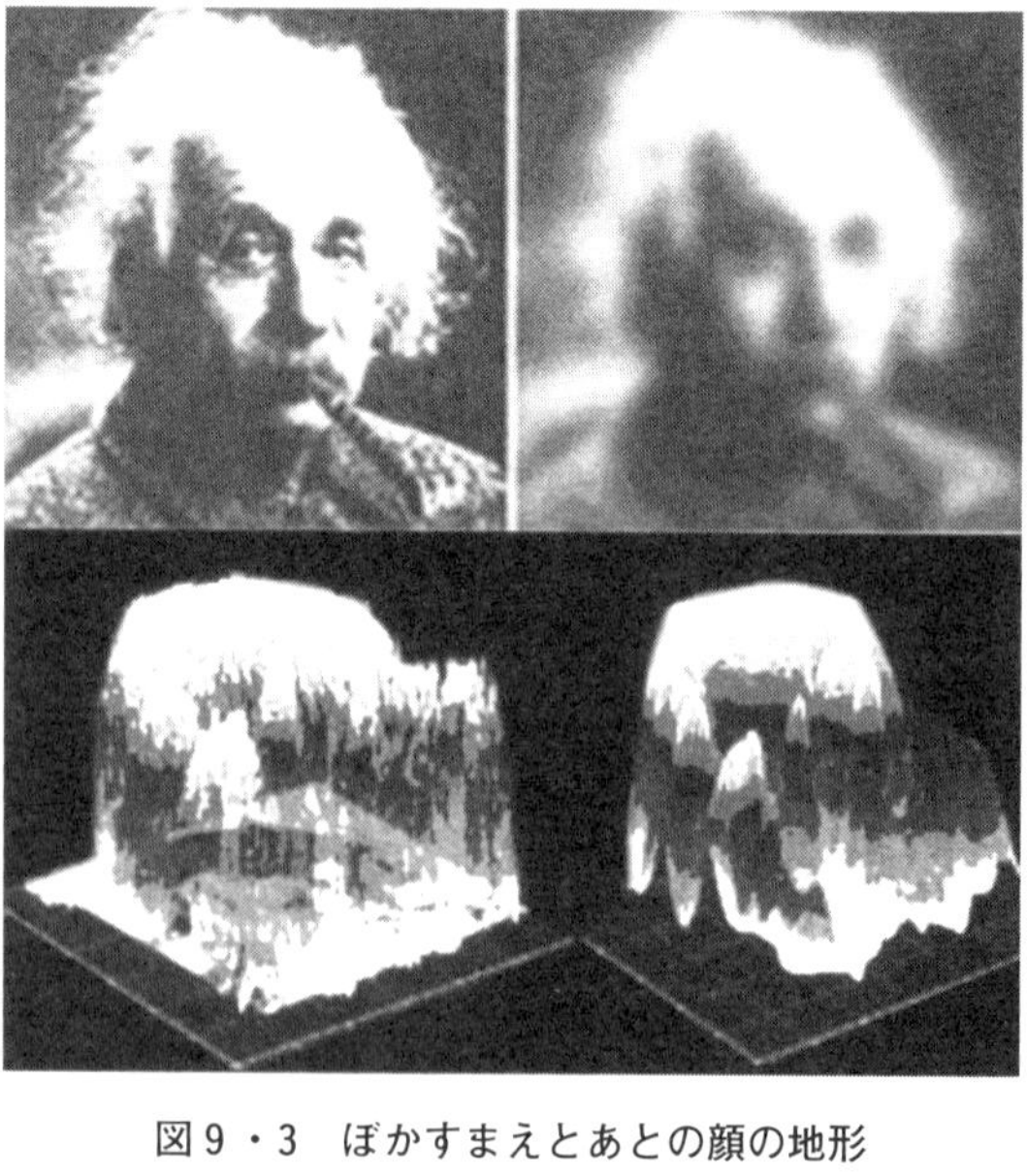

図９・３　ぼかすまえとあとの顔の地形

もし画像がランダムだとしたら、ピクセル語で書かれたものをなにかに置き換えることはできない。ランダムな像を記述するには、その像のなかのピクセルと同じ数の語が必要になる。というのは、ランダムな像の場合、各ピクセルの明るさは、近隣のピクセルから予測できないからだ。ランダムな地形では、一歩歩くと海抜ゼロメートルから一気に6千メートルの山の頂上まで上がったり、かと思うと、次の一歩で150メートルのところに落ちたりする。次になにが来るかはわかりようがない。しかし、地形が構造をもっていれば、あるピクセルの明るさの値は、その近隣のピクセルからある程度予測することができる。これはちょうど、文法に合った英語の文章では、それぞれの語がその前の語からある程度予測できる（The cat chased the …）のと同じようなものだ。画像の地形の予測可能な構造は、本物の地形の丘、稜線、断崖、谷に対応している。「丘」は画像のなかの「かたまり《ブロップ》」――たとえば顔のなかの眼に対応する画像の部分――である。「稜線」は、似たようなピクセル値が連続する線であり、「断崖」は、画像の異なる領域間の境界――たとえば海と空の間の水平線――である。

画像がこれらの大きなスケールの構造を含んでいるなら、ピクセルひとつひとつの記述は不必要、すなわち文法的なことばで言えば冗長になる。つまらない人間のたわ言のように、ピクセルで表現されたメッセージは、ある意味ではあまりにたくさんのことを言っているが、別の意味ではほとんどなにも言っていない。理想的なのは、これらのうんざりするピクセル値をすべてうっちゃって、地形の特徴の要約に置き換えることだ。これこそ、画像を「圧縮する」際にしていることである。大西洋を横断する電信線を介して最初に送られた画像のひとつは、フォック将軍とパーシング将軍の歴史的な映像であった。電信はひじょうに時間を食ったので、最初の写真が大西洋を渡って送られるには1週間以上かかった。技術者は、ランダムでない画像の冗長さを利用することによって、この時間を3時間にまで短縮した。典型的な方法は、「ランレングス限定コード方式」で、ある列のピクセルが同一の値なら、その列のピクセル値は1回しか送らないというものだ。いわゆる「画像圧縮」はいまやハイテクのひとつになっている。デジカメの写真でよく使われるのは、JPEG規格（Joint Photographic Experts Group の略）である。これは画像を送るのに、画質をほとんど落とさずにそのバイト数を10分の1に減らすことができる。画像の圧縮は、インターネットでポルノを可能にしている技術でもある。

図9・4・1の抽象化された線画がネコだというのはすぐわかる。漫画は、像のピクセルを、像の地形のなかの稜線や絶壁に沿う線に置き換える。コンピュータで作成された漫画は、実際の像をもとに、これらの特徴の位置を示すことによって描かれる（図9・4・2参照）。これらの特徴の多くは、対象のこちら側と見えないあちら側とを分ける境界から生じる。（たとえば三日月や半月を思い浮かべてもらうとよい。）それらは、その対象そのものの特性というよりも、網膜に投影されるその対象の像の特性だ。想像をたくましくして、もし眼のなかに対象の3次元の像が投影されるとしたら、その対象の外形を表象するには、4次元の空間が必要になるはずだ。部分的にしか成功しなかったが、キュビスムは、この問題にとりくもうとした。外形がこのように特殊なものなのに、線がこれほど多くを伝えることができるというのは、驚くべきことだ。故デイヴィッド・マーは、その著書『視覚《ヴィジョン》』のなかでこの点を指摘した。線画のピクセル値は、その対象の完全な像のピクセル値とはまったく異なるのに、同じ意味を伝えることができる。マーは、線画が視覚系におけるあるレベルの表象——こ

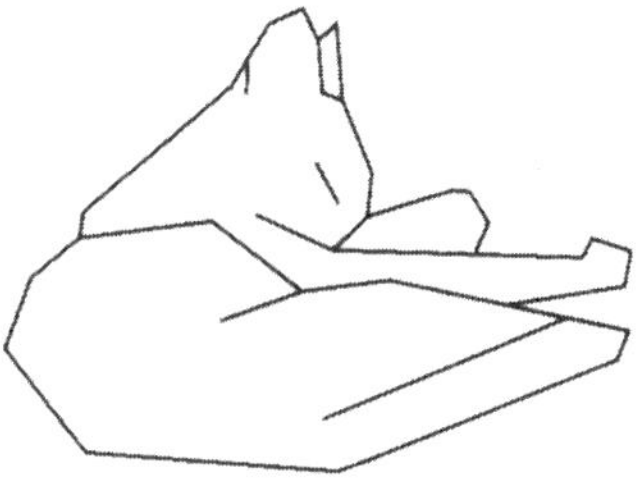

図9・4・1　アトニーヴのネコ

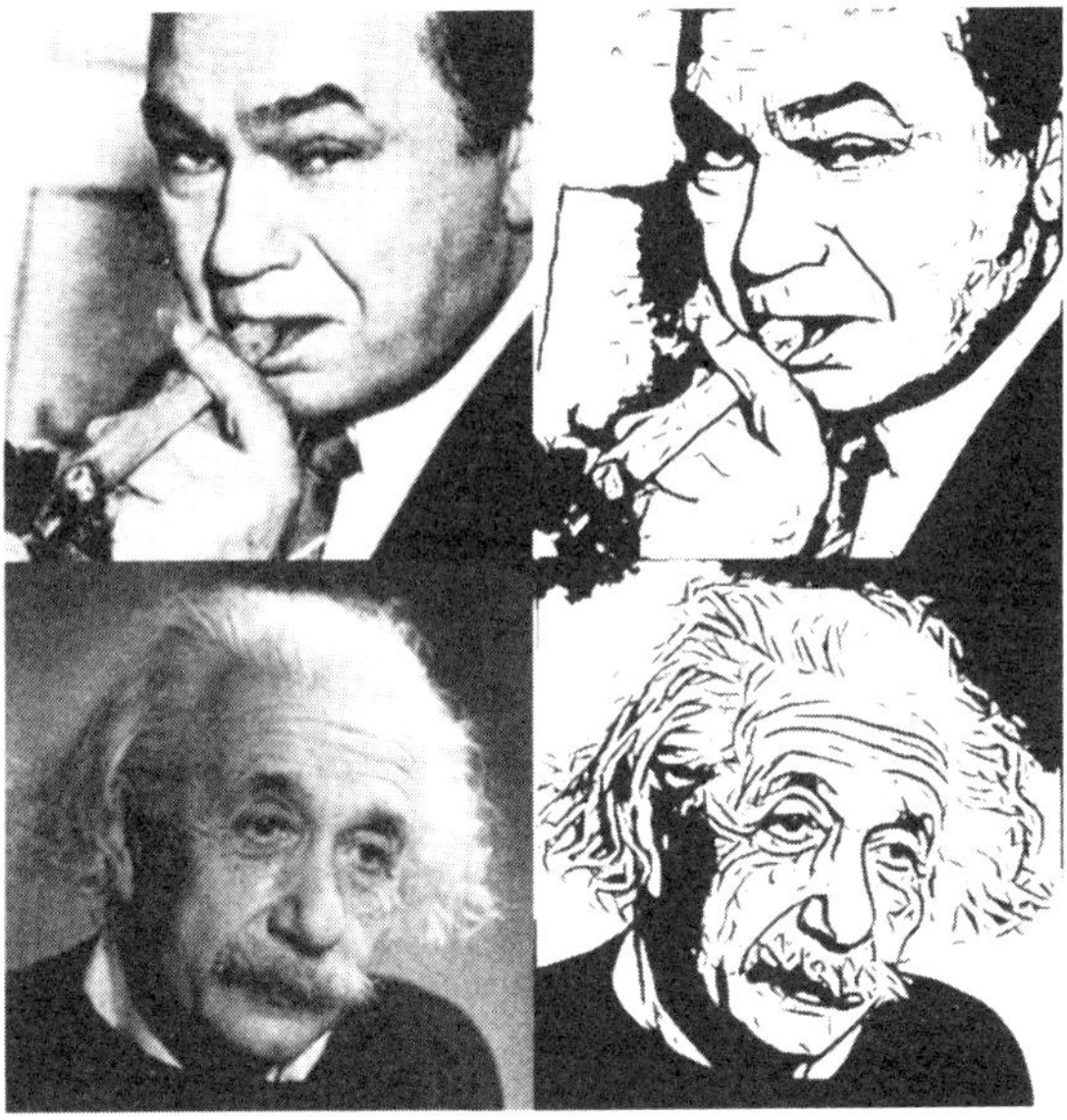

図9・4・2　デイキンがコンピュータに描かせた漫画

のレベルではピクセル語がすでに「特徴」の言語におきかわっている——を利用していると論じた。マーは、絵を描くときのように、この初期のレベルを「原始《プライマル》スケッチ」と名づけた。多くの点で、原始スケッチは線画や漫画の仲間だ。

スケッチを用いて電信で情報を伝達するというアイデアを最初期に思いついたのは、フランシス・ゴールトンだった。彼は、チャールズ・ダーウィンのいとこで、個人識別に指紋が使えることを思いついたのも彼だった。ゴールトンのアイデアは、5つの基点を特定することにもとづいていた。その5つとは、眉間、鼻の先端、鼻の下の溝、上下の唇の境、そして顎の先端である（図9・5参照）。彼は、これらを4つの電信「語」に置き換えるコードを考え出し、次のように主張した。

> ……横顔の似顔絵を送るには、4つの電信「語」で足りる。電信で4つの語を加えて送る場合にかかる金額は、イギリス国内ならどこでも2ペンスですむし、海外に送るにしてもそんなにはしないので、問題になっている人間の横顔を電信で送るという方法は、普及するかもしれない。犯人がどこか遠くに逃亡したとしても、それとわかる程度の横顔とほかの証拠とを先回りして逃亡先の警察に送れば、犯人をつかまえて拘束しておくことができるだろう。

おそらく、私たちが線画がなにを表わしているかがすぐわかるのは、脳自体が芸術家だからだ。線画の輪郭が眼から始まるということは、光学の歴史におけるある問題から明らかになった。

イタリアの物理学者、グリマルディ（1613-1663）は、物体の陰にも光が現われることを発見した。

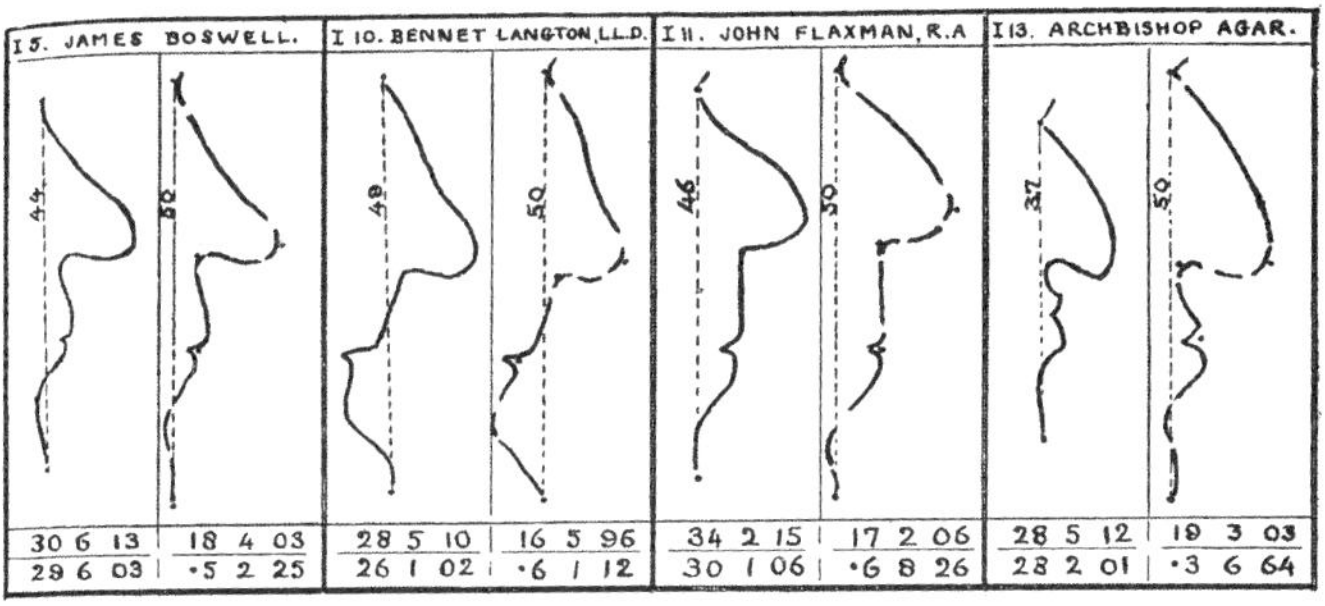


図9・5　ゴールトンの横顔のスケッチ

これは、光の粒子は直進するというニュートンの理論では、ありえないはずだった。グリマルディが示したのは、回折の現象である。だが、この現象は、光の粒子が物体の近傍を通過するときには曲がると考えれば、粒子説でも説明できた。光の波動説の決定的証明は、のちにトーマス・ヤング卿（1801年、ロンドンに設立まもない王立協会の自然学の教授に就任した）によって行なわれた。その証明は、トンキン湾内の潮のように、2つの光の波がお互いに打ち消し合って黒い帯を生じさせるという観察であった。

グリマルディは、この現象に気づかなかった。彼は、ピンホールを通して映し出した太陽のぼんやりした像のまわりに複数の黒いリングを見たが、このリングは主観的現象であり、現在は「マッハの帯」として知られている。この名称はオーストリアの物理学者、エルンスト・マッハにちなんでいる。マッハは、この現象を最初に正確に記述し、その原因が眼にあるということを見抜いた。マッハは、像の明と暗の領域の間がぼんやりしている境界を作り、暗い領域が明るくなり始めるところに強く暗い帯を見た。それに対して、明るい領域が暗くなり始めるところには、強く明るい帯が観察された。これらの帯は、ピクセルを線に置き換える脳の最

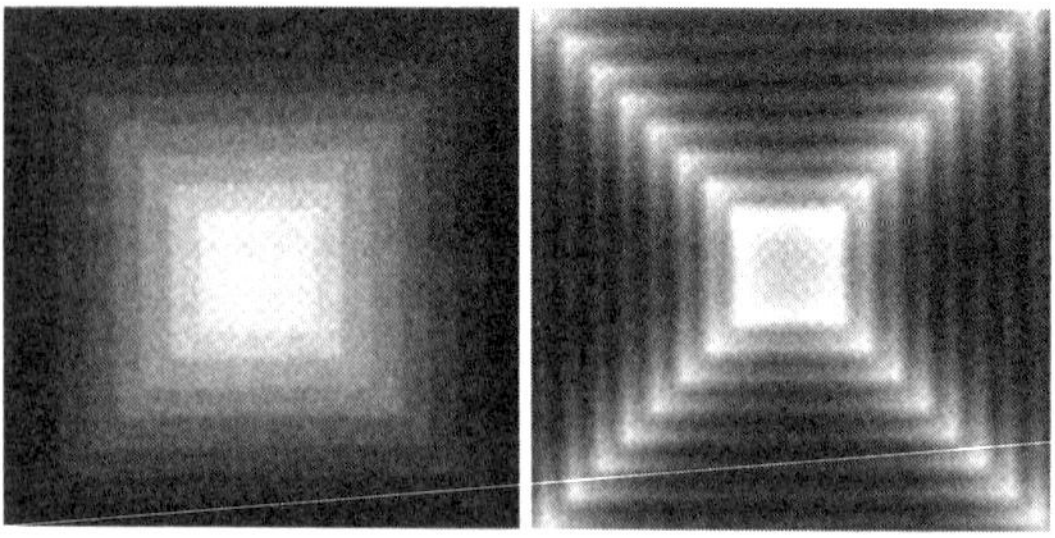

図9・6　ヴァザルリのピラミッド

初の作業を示している。マッハの帯が顕著に観察される2次元図形の例として、ヴィクトール・ヴァザルリの『ピラミッド』を示しておこう（図9・6参照）。

マッハは、この「帯」の数学的モデルを提唱した。彼によれば、網膜は、個々の桿体や錐体の出力を視神経を介して送り出すのではなく、隣接する光受容細胞間の差異の信号を伝えるのだ。もし、この差異の信号がプラスなら、白い帯という信号が、マイナスなら黒い帯という信号が送られる。差異がゼロなら、信号は送られない。ヴァザルリのピラミッドは、このプロセスがどのように主観的な白い線を生み出すかを示している。対象が黒に見えるのは、そのまわりにより明るい対象や面がある場合に限られる。テレビ画面には、深みのある黒が映るが、テレビを消したとたん、画面は灰色になる。テレビは、黒を映し出すために画面から光をとり去るという摩訶不思議なことをしているように見えるが、実際には、この現象はまったく主観的なもので、コントラストの調整は私たちの網膜で行なわれている。このマッハの直観は、最終的に思いがけない生き物を用いて確認された。カブトガニである。カブトガニの眼から出る個々の神経線維は、「受容野」の中央と周辺にあたる光の差を信号として送る。すなわち網膜では、光受容細胞の光の強度の信号は、像のなかの稜線や断崖のように急激に変化する地点のコントラストの信号に置き換えられる。眼は、ピクセル語の冗長さに対して最初の手を打つのだ。

とは言っても、ここで喜んではいけない。網膜は、視覚の言語を話すというところまではいかない。線は確かに重要だが、物体の境界だけが視覚の言語なのではない。私たちが砂と水とを見分けることができるのは、その輪郭によってではなく、色とテクスチャーによってである。テクスチャーは、オークとブナの樹皮を、あるいは砂と小石を区別する。砂のテクスチャーを作るのは、個々の砂粒の輪郭ではないし、麦畑のテクスチャーを作るのも、個々の茎と葉の形ではない。

脳によるテクスチャーの記述は、一次視覚野で始まる。ヒューベルとウィーゼルは、視覚野の単一細胞の受容野が、互いに打ち消し合う関係にある「中心」と「周辺」をもっているという点で、網膜の神経節細胞の受容野に似ているということを発見した。しかし、視覚野の神経細胞の受容野は、網膜に見られるサッカーボールのような円形の受容野ではなく、ラグビーボールのような細長い楕円形をしている。これらの細長の受容野は、受容野と同じ向きに傾いた線や光のかたまり《ブロップ》を「好む」。もしこれらの受容野の中央を白で、周辺を黒で表わしたとしたら、図9・7の左上に示したような縞状の受容野になる。これらの受容野は、さまざまな傾きと大きさをもち、マップ内のあらゆる位置に分布している。そしてそれぞれの細胞は、大合唱団の一員のように、出番を待っていて、楽譜のなかの最適なパターンに出会ったときだけ声をあげる。

細胞の受容野の縞状のパターンから、それがどのような光のパターンにもっともよく反応するかが

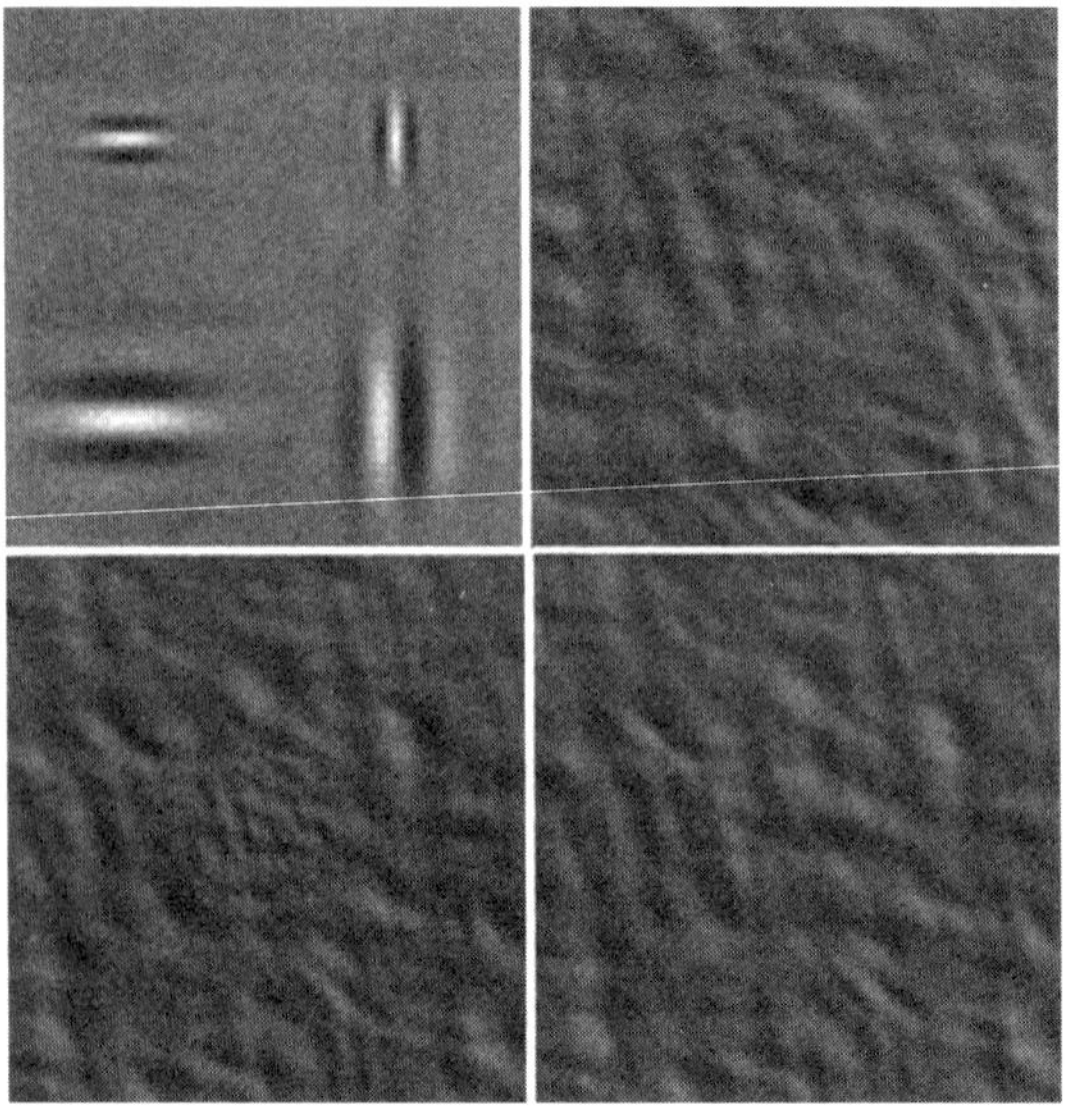

図9・7　ガボール・パッチで構成されたテクスチャー

わかる。つまり、たくさんのこうしたパッチからなるパターンを用意すれば、どの細胞集団がそのパターンに反応するかを知ることができる。その場合に、この細胞集団は、そのパターンの「コード」に相当する。これは、ある意味でとても経済的なコードだと言える。というのは、ピクセルの値を示さなくてもよくなるからだ。これらの縞パターンからなるパターンは、自然のテクスチャーによく似ている（図9・7参照）。数学的には、縞状のパターンは、それを記述したノーベル賞受賞者、デニス・ガボールにちなんで、「ガボールのパッチ」と呼ばれている。彼は、1933年にヒットラーの魔の手を逃れてイギリスに亡命し、のちにこれについて（そしてホログラムについても）記述した。個々のガボールのパッチは、2つの数によって記述される。ひとつはパッチの傾きを示す数、もうひとつはパッチの大きさを示す数である。像を記述するのにガボールのパッチを使うなら、像のなかのマップ上の位置を示すあと2つの数があればよい。4つという数は、奇しくもゴールトンが横顔を記述するために採用した電信語の数と同じである。テクスチャーの場合にはマップ上の位置を省くことができるから、単語の数は2つに減らすことができる。砂の場合で言えば、粒をよく振ってランダムな新しい配置に変えても、砂の見かけは変わらない。

V1の受容野は、像を記述するためにV1が用いる「単語」である。この言語を「ガボール語」と呼ぶことにしよう。バベルの画像図書館の司書は、本がピクセル語でなく、ガボール語で書かれていると喜ぶ。目録がはるかに単純になるからだ。ガボール語の場合には、似たテクスチャーの画像は、目録のなかで隣り合うように並べられる。たとえば、図9・7の右側の2つのテクスチャーはどちらも、同じ大きさの50のパッチとその2倍の大きさの50のパッチがランダムに混ざっている。パッチの向きや位置もランダムだ。2つは違うものだが、そのテクスチャーはよく似ている。このことは目録に反映される。というのは、それらが同じ大きさのガボールのパッチからなるからだ。ピクセル語では、両者の間には関係がない。パッチの傾きも考慮に入れれば、テクスチャーの記述はさらに正確になるだろう。

ガボール語で記述することには、もうひとつ利点がある。自然の像について、すぐさま興味深い発見ができることである。結局のところ、画像の地形は、スイスよりもアメリカ中西部やイングランド東部に似ていて、単調で繰り返しが多い。像のなかに平均的に見つかると期待されるそれぞれの大きさをもつガボール・パッチの相対数は、ある数学的法則によって表現される。像は複数の大きなパッチが占めていて、これが、なぜその風景が波に洗われた砂の城のように滑らかなのかの理由である。この滑らかさは、「自然の像」が理論的に可能な数の像のほんの一部分でしかない、ということを意味する。像は、多次元空間内に位置づけることが可能だ。対象を記述するのに必要とされる次元の数は、同じ「空間」内の対象どうしを区別するのに必要な単語の数である。たとえば、国土地理院の地図である教会の位置を示そうとしたら、2つの単語で——格子の座標によって——記述できる。それがパブではなくて教会だということを明示するには、単語がもうひとつ必要になり、3次元の「空間」になる。高さも示したければ、さらにもうひとつの単語が必要で、4次元になるといった具合だ。バベルの画像図書館にあるそれぞれの画像をピクセル語で記述するのに必要な空間は、それぞれのピクセルごとに強度を記述しなければならないので、256×256×256の次元である。この空間のなかで、隣どうしはピクセルの値が近い。ピクセル語では、自然の画像は、干草の山のなかの針のように、こうした多次元空間のなかにてんでんばらばらな形で散らばっている。しかし、それぞれの次元が異なるがボール・パッチからなる空間では、自然の画像は、丘の頂上にいるアゲハチョウの場合のように、群をなす。これこそ、どのようにして脳（あるいはほかの装置）がバベルの図書館の画像の経済的な目録を作り始めるのかを知る鍵である。

ガボールの受容野は、像の地形のなかに稜線や絶壁を発見するのに適しているが、それはその像の小さなパッチ内に限られる。運動知覚と同様、「全体」を見るには、もっと大きなメカニズムが必要になる。テクスチャーに選択的に反応するには、大きな受容野をもつ細胞が必要で、その細胞は、より小さな受容野をもった細胞から入力を受けとる必要がある。これらの細胞は、小さな者が大きな者に報告するといったように、階層をなす。ちょうど、天使の階層のように、上中下の3つの階級があって、各階級には3隊の天使（たとえば智天使《ケルビム》）がいるようなものだ。各階層の各メンバーは、そのすぐ上位の階層に報告する。これが特徴検出器の階層のもとにある考え方である。V1における受容野は、階層のなかではすでに高位のメンバーだ。というのは、それは、網膜の数千の錐体細胞からの報告を、視神経線維と視床の細胞を介して受けとり、濾過するからである。だが、このプロセスはさらに続く。V1のいくつかの細胞はV2のひとつの細胞に報告し、V2のいくつかの細胞はそれを次のレベルに報告する。ちょうど次のように。「でっかいノミの背中にちっちゃなノミ／背中をがぶりと噛んだ／ちっちゃなノミの背中にもっとちっちゃなノミ／こんな具合にいつまでも」〔訳注　インド生まれのイギリスの数学・論理学者、オーガスタス・ドゥ・モーガン（モルガンの公準のモルガン）の戯れ歌〕。

この階層のなかで最上位のメンバーが、サルの側頭葉で見つかっている。下側頭葉にある細胞は、手や顔といった実際のものに「好み」をもつ。場合によっては、特定の顔に好みを示し、その顔がどんな向きで提示されても反応する。これらの細胞にとっては、好みのものの網膜上の大きさや位置はどうでもよい。したがって、バベルの画像図書館の司書にとって最大の問題のひとつは、解決済みであるように見える。もちろん、このことから、単一の細胞が顔や手の視覚的意識を引き起こしていると結論できるわけではない。顔に反応する細胞が実際には、眼と口を表わす2つの円と1本の横棒のような単純な特徴の集合に反応しているという可能性はある。おそらく、顔の視覚的意識には、テクスチャーや立体の幾何学的関係に反応する細胞など、ほかの細胞も関与している。対象に選択的に反応する細胞についての詳細な研究によると、それらの細胞は、単純な幾何学的な形やそれらの組み合わせに反応する。興味深いことに、ある実験では、似たような形を好む細胞が垂直のコラムにまとまっていて、この点では一次視覚野に似ているということがわかっている。

階層説は、側頭葉の細胞が階層の下の細胞からのより単純な特徴を組み合わせることによって、複雑な形への好みを獲得すると考える。つまり、特定の個人の顔を報告する細胞——この業界では「顔認知細胞」や「おばあちゃん細胞」などと呼ばれる——に行き着くまで、メッセージが階層を上へとのぼってゆくと考えるのだ。この説は階層好きに受けがいいが、論理的に難点がある。おばあちゃんの顔だけに反応して、ほかのものには反応しない単一の細胞を発見したとしよう。この細胞は「責任は一切オレがとる」ではすまない。単一の細胞が発火するだけで、どうしてそれがある人物についての複雑な経験を生じさせるのだろう？　こうした細胞は、脳のほかの多数の部分へと出力を伝え、そこでその顔の主の名前、その顔に表われた感情、その顔の人の友人などが思い出されなければならない。というわけで、今度は、最高位にいる者は、下位の階層全体に向けて報告を行なう必要があるのだ。でも、なぜあえて最高位の者をおく必要があるのだろう？　なぜ実際に側頭葉の「コラム」にある特徴のような低次の「特徴」のセットから、人の概念を表象している多数のセットの神経細胞へと直接行ってはいけないのだろう？　つまり、階層ではなく、神経ネットワークを仮定することもできる。この神経ネットワーク説によれば、顔の認知は、ひとりの大天使によって行なわれるのではなくて、多数の智天使のネットワークに分散している。神経ネットワークは、階層嫌いには訴えるものがある。側頭葉については、階層説とネットワーク説がいまだに戦いを交えている。

故モーリス・バウラは「お名前は存じあげておりますが、お顔のほうはちょっと」と言って、相手をからかうのが好きだった。（このバウラは、オックスフォードの学寮長たちを一括りに「信条なきやから」と呼んだ、オール・ソウルズ・カレッジのフェローでもある。）バウラとは逆に、私たちは、相手の名前は忘れることがあっても、顔を忘れてしまうことはめったにない。なぜだろう？　ひとつの説は、顔の認知を担当する細胞が、名前との結びつきを忘れてしまっても発火できるというものである。もし、これら顔を認知する細胞が脳のなかで一か所に集まっているとするなら、そこが壊れるとその機能が損なわれてしまうかもしれない。事実、脳損傷患者のなかには、顔を認知するのがきわめて困難な人がいる。彼らは、たとえばウィンストン・チャーチルのような有名人の顔を見ても、それがだれかわからない。しかし、その名前を聞けば、どんな有名人か言うことができる。この「相貌失認」と呼ばれる障害は、一次視覚野の外にある視覚領野——後頭葉と側頭葉の境界付近にある領野——を損傷すると引き起こされる。脳機能画像研究によれば、観察者が顔を見ているときにとりわけ強い活動を示す2つの領野（紡錘状回顔領域と下後頭回）がある。相貌失認は通常は脳を損傷することによって起こるが、生まれながらに顔を認識する能力を欠いている人がいる。これは「発達性相貌失認」と呼ばれるが、こうした患者の脳の「顔領域」は顔に対して反応しないだけでなく、手のようなほかの対象に対しても反応しない。

相貌失認は最初、人間の顔の認知だけが影響を受けると考えられていた。ほかに、患者が細かな識別をする能力を失ってしまったという解釈がある。この解釈がもとにしているのは、ひとつは、脳損傷によって自分の飼っているヒツジの区別ができなくなってしまった酪農家の事例である。もうひとつは鳥類学者の事例で、この人は、クロウタドリとリングクロウタドリといった、似た鳥どうしを区別できなくなってしまった。したがって、脳のなかには特殊化された「顔領域」があるのではなくて、経験の積み重ねによって完璧になるような領域があるのかもしれない。最近の脳機能画像研究で得られている証拠は、いわゆる顔領域が、顔を認知する際にとりわけ強烈に活動的になる大きな氷山の一角でしかないことを示している。顔、家、椅子の認知は、紡錘状回顔領域のなかのほんの少しずつ異なる部位を激しく活動させるが、それらはみな近接領域に広く重複した活動を引き起こす。マップのなかの活動のピークだけに注目してしまうと、誤ることになるかもしれない。チャールズ・ブースが作成したロンドンの貧困街のマップ（第2章参照）では、最貧困地域がイースト・エンドにあるが、貧困の場所はここ以外にもいくつもある。

「顔領域」は、漫画の顔や顔のカリカチュアにも反応する。文学にパロディがあるように、視覚にもカリカチュアがある。文学のパロディの核心は、もとの作品のスタイルを踏襲しながら、バカバカしさを誇張することである。英語でもっともパロディの題材になった詩のひとつは、ロングフェロー（ワーズワース）の「より高く《エクセルシオール》」である。この詩では、若き主人公が最高峰に登頂するが、「エクセルシオール（より高く）！」と書かれた旗をつかんで死を迎える。エドワード・リアのパロディは、忌むべき運命に出会わざるをえない食用ブタを主人公にしている。

薄明かりのなか、寒く青ざめ
生気なく、だが美しく、ここに横たわる

荘厳な声がかく言う
今日はフレッシュな豚肉とソーセージ
エクセルシオール！

バベルの図書館では、パロディとそのオリジナルが、類似性を基準にして同じようなものとして分類されるのだろうか？　これはよい疑問だ。ほんとにしゃれのめしたパロディは、うわべはオリジナルに似ていないのに、即座にオリジナルが思い浮かぶ。（この意味では、リアのパロディはそんなによくない。）ケルトの勇者をパロったフラン・オブライエンの『スイム・トゥー・バーズにて』のように、パロディは、特定の本というより、スタイルのほうを素材にすることもある。語がただ対応しているだけでは、よいパロディにはならない。カリカチュアの画像図書館でも、これと同じ問題がある。カリカチュアのひとつ、似顔絵がおもしろいのは、それらがピクセル語ではオリジナルとまったく違う像なのに、見てすぐにわかり、時には本物以上に見えたりするからである。脳には特殊な「顔細胞」たちがいて、それぞれお気に入りの顔が現われるのを待っているのだとしたら、これはどうなるだろうか？　それらがもっともよく反応するのは、それまでに見たことのあるふつうの顔であって、似顔絵ではないはずである。イギリスのかの王位継承者の耳は、アフリカゾウほどでかくはない［訳注　チャ〇〇ズ皇太子］。似顔絵は、オリジナルを大げさに表現する。たとえばそれが女優のミシェル・ファイファーなら、ほかの人よりも両眼が離れてついているので、似顔絵では眼がさらに離れることになる。これは、顔を認識する際には脳がその顔と以前に見た顔のたんなる記憶像とを照合しているとする考え方とは、まるで合わない。もっと複雑ななにかが関係しているに違いない。

ここでもフランシス・ゴールトンは、カリカチュアの問題を考えるための適切な方向性を示している。彼は、たくさんの顔の写真を足し合わせ、「平均顔」を作成した。平均顔がこれといった特徴もないのに美しく見えるのは、平均化によって、人間の顔がふつうもっている非対称性が消え、疱瘡の痕のような染みや傷をとり去るからである。進化心理学者によれば、対称性をもった顔に性的魅力があるのは、その顔がすぐれた遺伝子を暗示しているからだ、という。(彼らは、ほくろが魅力的だということを耳にしたり、虹彩異色症(左右の眼の色が異なる)を魅力的に感じたりしたことがないのだろう。)

似顔絵は、平均顔との違いを強調する。似顔絵を描く際の最初のステップは、その顔が平均顔とどこがどう違うかを観察することだ。鼻柱がちょっと長くて、眉毛がちょっと濃かったとしよう。この場合には、鼻柱をかなり長く、眉毛をかなり濃く描けば、似顔絵ができあがる。似顔絵がうまい人は、平均との小さな違いを検出して、それを巧みに強調する。これは、私たちの脳のどこかに、平均的な顔というものがあるからなのだろうか?

ゴールトンはまた、牧師やさまざまな種類の犯罪者の集団の平均顔も作成した。彼がこんなことをしたのは、ダンカン王[訳注　シェイクスピアの『マクベス』の主人公]の言う、「顔を見ただけで人の心を推し量る術《すべ》などあろうはずもない」という主張に反論することだった。ゴールトンは、容疑者と目される人間をすぐにつかまえるために、平均顔が使えると考えた。いつかは、強盗の平均顔をもとに、人間の遺伝子プールからそうした罪を犯す遺伝子をとり除くことも可能になるかもしれなかった。ところが、優生学にとってはおあいにくさまで、そういう結果にはならなかった。というのは、平均

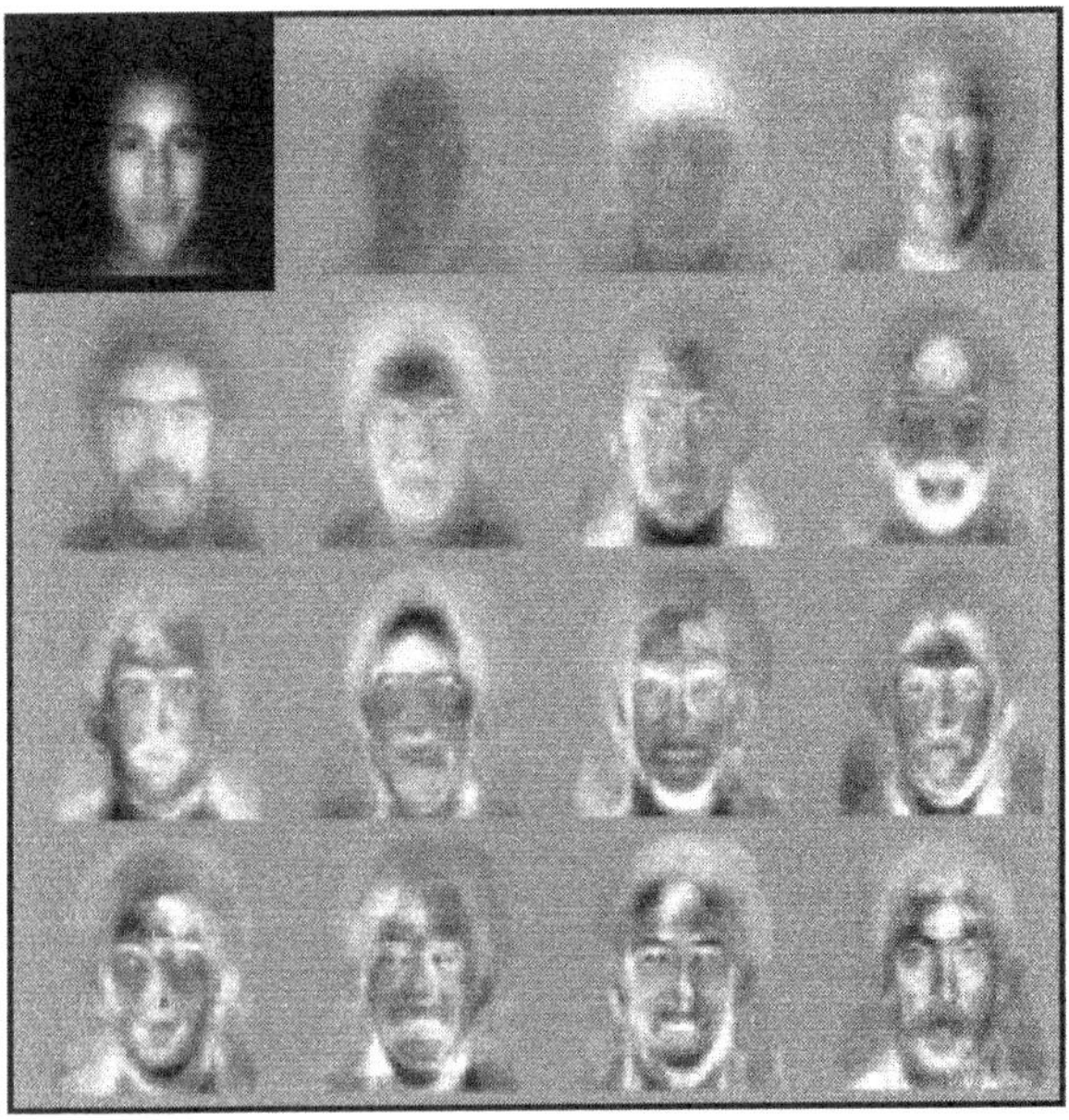

図9・8　固有顔（アイゲンフェイス）

的な強盗の顔は、平均的な牧師の顔と違いがなかったからである。結局のところ、ダンカン王の言う通りだった。ある顔を4分の1が強盗の顔で、4分の3が牧師の顔として記述しても、役に立たないのだ。しかしその後、個々の顔を、平均顔と少数の顔に似た像——これが個々の顔を平均顔とは違ったものにする——とが合わさったものとして記述するほうが、いろんなことに利用できるということがわかった。数学者にはよく知られた歴史的な理由から、顔のこれらの基本成分は、「固有顔《アイゲンフェイス》」と呼ばれている（図9・8参照）。これらの固有顔の像が10もあれば、この人とわかる程度に異なる数千もの顔を作ることができる。言いかえると、顔は、すべての顔の映像を記述するのに必要な空間よりもはるかに小さな空間で記述できるのだ。これは驚くことでもない。なぜなら、顔はみな似たり寄ったりだからだ。

固有顔は、似顔を作るのに使える。「顔空間」を考えると、特定の顔は点として表示され、空間の中心にある平均顔とその点とを結ぶ直線は、ベクトルになる。ほかの顔は、その周囲にさまざまな距離で並ぶ。平均顔に近い顔どうしは互いに近くに位置し、区別するのがむずかしい（とりわけ、「ノイズ」がいたるところにある場合はそうだ）。しかし、平均からかなり離れたところにある顔は、まわりにある顔が少なく、区別するのが容易だ。似顔絵らしくするには、顔を平均から遠ざけて、ほかの顔との差異を強めるとよい。この顔空間内で似たようなほかの顔から離れていればいるほど、それがどのベクトル上にあるか、そしてそれがだれかが容易にわかるようになる。

アイザック・アシモフのSF『銀河帝国の興亡』には、位置と文化が鏡像関係にある2つの惑星の話が出てくるが、顔の空間でも、それぞれの似顔の反対側に反似顔がある。似顔と反似顔を結ぶ直線は、平均顔を通る。もし似顔がデューク・エリントンのような鷲鼻なら、反似顔は獅子鼻である。ミシェル・ファイファーの反似顔は、両眼が近いトニー・ブレアの女性版になる。おそらく、まわりが眼の間隔が広い人ばかりだったら、私たちはそれをふつうと思い、トニー・ブレアを反似顔とみなすはずだ。実は、コンピュータで生成した似顔を用いてこれをテストした実験がある。観察者は、「アダム」と「ジム」や、「アダム」と「ヘンリー」の識別を学習した（図9・9参照）。平均顔を示されて、それがアダムとジムのどちらだと聞かれた場合には、当然ながら、選択は一貫しなかった。ところが、「反アダム」の顔を数分見続けてそれに順応したあとで平均顔を示されると、自信をもって、

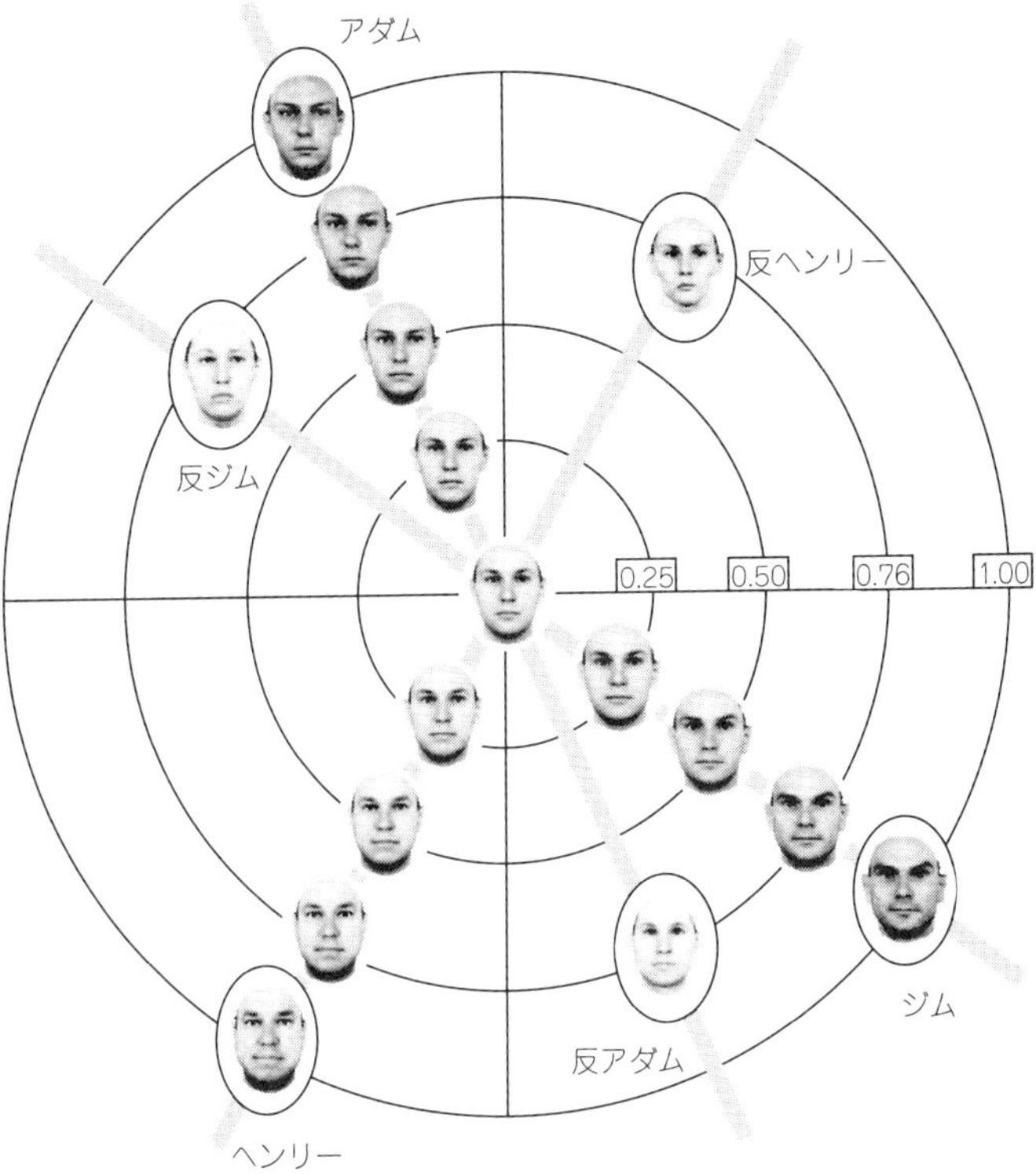


**図9・9　アダム，ジム，ヘンリーと反アダム，反ジム，反ヘンリー**

それがアダムだと答えた。この実験は、下方向の運動を見続けると静止している刺激が上に動くように見える、「滝の錯視」を思わせる。滝の錯視と同様、この顔の実験も、私たちの決定が対極をなすものの間のバランスにもとづいているということを示している。

この章はピクセル語から始めて、かなり議論を進めた。脳は、多次元からなる抽象空間のなかに、形やテクスチャーを表象する。ここでいう次元は、いろいろな「特徴」にあたる。網膜は、ピクセル語をガボール語——一次視覚野で用いられる言語——に翻訳するプロセスを開始する。さらにこのあとに、顔空間のような、特殊化された表象が続く。しかし、これらの多次元空間は、一次視覚野のマップのようなトポグラフィカルなマップとは大きく異なるし、それなりの限界もある。顔空間は、特定の顔が異様に高い鼻をもつということは教えてくれるが、その鼻に触ろうとする場合には、まったく役立たない。知覚が空間と行為に結びつけられる脳の領域を見つけるには、側頭葉へと降りずに、代わりに頭頂葉のほうに上がっていく必要がある。

# 第Ⅲ部

# 空間と身体

# 第10章　「闇のなかで旋回する」

私たちは、眼を閉じてまわりの空間をイメージし、イメージのなかでものを置き直せる。マルセル・プルーストの小説『失われた時を求めて』の冒頭の章には、こういう心のなかの妙技がみごとに描かれている。主人公はベッドのなかで寝覚めるが、最初自分がどこにいるのかわからない。

とにかく、こんなふうにして眼が覚めるとき、私の心は、いまどこにいるかを知ろうとしてやっきになるのだが、それはうまくいかず、ものが、土地が、年月が、闇のなかで私のまわりをぐるぐるまわる。まどろんで動くこともできない私の身体は、その疲労の形によって、手足の位置の見当をつけ、それから壁の方向や家具のありかを推定し、身体の横たわっている部屋を再び組み立て、確定する。身体の記憶、肋骨や膝や肩の記憶が、かつてその身体の眠ったあまたの部屋を次々に描いてみせる。そしてその間、身体のまわりには、眼に見えない壁が、想像された部屋の形に応じて位置を変えながら、闇のなかで旋回する。（プルースト『失われた時を求めて（スワン家の方へ）』）

イメージのなかで、対象は、身体に対して正しい位置になるまであちこち動かされる。なにも見えない部屋のなかで、対象の位置が誤っている、たとえば、背中側にあるはずの窓が正面にあるというように、落ち着かない感じになることがある。そんなとき、暗闇のなかで部屋全体が回るように感じられ、秩序が回復される。

壁や家具が「旋回する」空間は、私たちの身体を中心に決まる。私たちの身体は外界と皮膚で接しているが、それ自身、まわりのさまざまなもののなかに位置を占めている。私たちの住まう空間は、物理空間のように、どの方向でも等質なわけではない。たとえば前方の空間と背後の空間のように、方向によってまったく違った性質をもつ。私たちは背後の空間も感じることができ、うしろの席にだれかが座っていて、首筋を見られているんじゃないかと居心地の悪い思いをしたりするが、前方の空間に比べると曖昧で、圧縮されているように感じる。ものの形さえも、身体を基準にしなければ確定できない。たとえば有名人の顔を上下逆さにしてしまうと、正立で見るのに比べてわかりにくくなる。表情は、ウィトゲンシュタインも指摘しているように、読むのがとくにむずかしい。「顔が描いてある絵を上下逆さに持ってみると、その顔がどんな表情をしているのかがわからなくなる。笑っていることぐらいはわかるかもしれないが、それがどんな種類の笑いかまではわからない。その笑いをまねることも、もう少し正確に述べることもできないだろう」（『哲学探求』II、xi）。

私たちは、知覚の一側面を言うときも物理世界について言うときも、同じ「空間」ということばを使うので、両者を混同しがちだ。しかし、身体を通して体験される空間は、星と星の間の静謐で空虚な空間とはまったく異なる。空間の経験について言うなら、ニュートンやアインシュタインなどではなく、プルーストを頼りにすべきだ。以下のような記述は、物理学者にしか意味をなさない。

・なにもない空間の透磁率は、1メートルあたり4$\pi \times 10^{-7}$ヘンリーである。
・なにもない空間の誘電率は、1メートルあたり8・854$\times 10^{-12}$ファラドである。

これが載っていた本にはさらに、空間は曲がっているなど、合計で22の物理空間の特性があげられている。しかし多くの人にとって、これらの記述は理解しにくい。空間とはなにもない広がりであるのに、どのようにして特徴をもちうるのだろうか？　どのようにして、なにもないところが、8・854$\times 10^{-12}$ファラドなどといった数をもつんだろう？　私たちは空間を対象間の関係として知覚するのであって、それ自体の特性をもつなにかとして知覚するわけではない。対象AとBの間の空間を感じると言うときに、私が意味しているのは、それらの間を結ぶ線がある一定の長さであるとか、あるいは、AからBへと眼を動かすときに、（私たちの身体に対して）眼をある方向に、ある距離だけ動かさねばならないということである。まったくなにもない空間が物理的特性をもつとか、その空間が曲がっているとかいったことは、私たちの知覚的想像力の範囲を超えている。光が「なにもない」空間を波動として伝わるということがわかったとき、直観の機嫌をそこねないよう、よせばいいのに空間はエーテルで満たされていると仮定された。

エーテルの存在は、シカゴで行なわれたマイケルソンとモーリーの有名な実験によって最終的に否定された。しかし、空間的直観の誘惑は強く、私たちは、なんとかして空間の物理特性を物体間の関係の記述に翻訳しようとする。こういう努力について言えるのは、それが面倒だということだ。なにもない空間の1メートルあたり8・854×$10^{-12}$ファラドの誘電率を、物体間の相互作用や測定装置についての長ったらしい記述に置き換えなければならないからだ。同じような理由から、フランスの物理学者アンリ・ポワンカレは、空間が曲がっているという記述に反対した。ポワンカレは、光線のなす三角形の内角の和が180度より大きいことが示されたとしても、それは空間が曲がっていると言わずに、光が直線的には進まないと言えばいいだけの話だ、と言った。この立場は「約束主義」と呼ばれるが〔訳注　約束（便宜・規約）主義とは、科学の法則や数学・論理学上の原理を絶対的なものとせず、人間の便宜的観点から選択できるものだとする立場〕、この考え方を反駁するのは不可能だ。とはいえ、地球は平たいという命題も、論理的に十分巧妙なものにすれば、反証できないものにすることもできる。物理学者は、一般には、ポワンカレの約束主義をとることはなく、私たちの知覚する空間とは違って、空間そのものが物理特性をもっていると仮定するほうが簡単だ、と考えている。2002年4月、フランス大統領選挙の第一回投票の結果を受けて、『フィガロ』紙は、第一面に大きく「激震」という語を載せた。極右勢力の候補、ジャン・マリー・ルペンが18%の得票率を獲得して、社会党の党首を負かし、第2位に躍り出たのだ。ルペンに反対するデモがフランスのいくつもの都市で繰り広げられ、ブリュッセルの欧州会議は、議場にルペンが入ってくると野次を飛ばし、「NON」と書かれたプラカードを高く掲げた。ただ、問題だったのは、プラカードのいくつかが上下逆さだった

Brussels says Non to Le Pen（ブリュッセル，ルペンにノン）

ことだ（カラー図版11参照）。上下が逆さなのは、活字のセリフ［訳注　文字先端の飾り］が非対称なのでわかる。プラカードを2つ掲げている人物は、左側は向きが正しいが、右側が上下逆さだ。写真のなかで英語の「NO」が2つあるが、幸いこれは正しい向きだ。「NON」は、うしろから読んでも同じだし、上下逆さにしても同じに見えるという点で、特別である。もし代わりに、この写真につけられた見出しの個々の文字を上下逆さにしたとすると、上のようになる。

この文章を読むのはむずかしい。しかし、むずかしいのは、それが眼に対して上下逆さだからなのか、頭に対して上下逆さだからなのか、それとも重力に対して逆さだからなのか？　なぜ向きが重要なのだろう？　コンピュータなら、文章が上下逆さでも、どうでもよい。逆のものを一瞬でさらに逆にできるからだ。脳は、明らかにコンピュータとは異なる。身体に対する向きが重要であり、向きは私たちの主観的空間に特別な風味を添える。

物理空間では、対象は、向きがどう変わろうが、同じ対象である。だが、私たちにはそうではない。横に並んだ2つの対象を見て、それらが同じかどうかを判断する課題では、2つの向きが違うと、向きが同じ場合よりも判断がむずかしくなる。図10・1の顔では、真ん中の顔と同じ眼をしているのは、左右どちらの顔だろうか？　答えるには少し時間がかかる。こういったいわゆる「心的回転」の実験からわかったのは、向きの違う対象を比較するのにかかる時間は、向きの違い（角度）に比例して長くなる、というこ

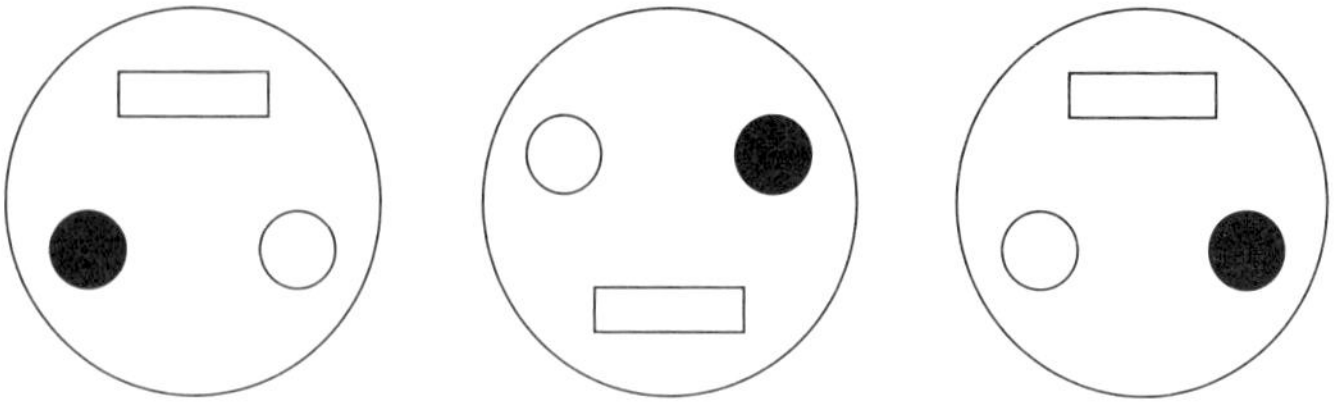

図10・1　心的回転

とである。もしこれらの対象が私たちの身体とは無関係な座標系で記述されているのなら、こうなる理由はない。図10・1では、顔のなかの口の部分を「S（南）」と呼び、同様にほかの部分も「N（北）」、「E（東）」、「W（西）」と呼ぶこともできる。黒眼が頭の同じ側にあるかどうかを決めるという問題は、したがって、それらがどちらも「W」かどうかを決めるという単純な問題になり、どちらもWだから同じ顔、ということになる。明らかに、私たちの脳はこんなふうには問題を解かない。私たちは、正立の顔の黒眼を（私たちの身体に対して）右にあると記述し、そのあともし顔を別の向きへと回転させたなら、黒眼は私たちの左右のどちら側になるか、を判断する。回転をイメージすることは、あたかも中間のいくつもの顔をイメージしなければならないかのように、時間がかかる。これは、私たちが像を頭のなかで回転させていることではない。というのは、回転をイメージすることは像を回転させることと同じではないからだ。回転をイメージすることは、私たち自身の身体の軸で、像を新たに記述し直すことを意味している。

地図を読むのは、心的回転によっている。これがおそらく、なぜ人によっては地図を読むのがむずかしいかの理由だ。南に向かって車を走らせているとき、地図の上で道路の左手にある町は車の右手にあるが、熟練したナヴィゲータなら、道路地図を逆さにしなくても、交差点でどっちに曲がればよいかがわかる。しかし多くの人は、左折が自分の左側にくるように地図の向きを変えたがり、そうするために地図を上下逆さにする。不運にも北から南ロンドンを訪れることになってしまったナヴィゲータは、北が下になった上下逆のロンドンの地図を買い求めるとよい（売っているならの話だが）。人は、地図と自分の身体との一定の関係を好み、左折が地図の上では左側に表示されていたほうが混乱せずに済む。

時には、座標軸がひとりでに変わる場合があり、このときには、像は物理的には変化しないのに、図形の向きが変わるように見える。反転図形のなかでもっとも単純なのは、同じ方向を向いたいくつもの正三角形が並んでいるパターンである。知覚的には、頂点がどの方向を向いているかによって、3つの解釈が可能だ。三角形の向きが変わるときに起こる変化は、口で説明するのはむずかしいが、ネッカーの立方体の向きが変わるのと同じように、その変化は明白だ。もちろん、物理空間では、正三角形に向きはないが、私たちの感じる向きの変化は、私たちの身体を基準にしたそれらの記述の変化である。興味深いのは、三角形全部が一斉に向きを変えることであり、このことは、その向きの記述がそれらすべての三角形に適用されるということを示している。回転する風向計や風速計を片眼で見たときにも、同じように向きが変化し、回転方向が時計回りから反時計回りへと（あるいは反時計回りから時計回りへと）ひとりでに変化する。実験室実験によると、視野内にこうした多義的な対象が複数あるときには、それらがみな一斉に向きを変えるように見える。

私たちの心的回転の能力は、鏡が左右を反転させるというよく知られた、だが誤った考えを生む原因になっている。私の仕事部屋の鏡には、反対側の壁に貼ったポスターが映っていて、次のページのような文章が見える。

Kokoschka and Scotland

これらの語の下には、上下正しい向きで「Still Life with marrow, bean and golden yellow leaf（1945）（骨髄、豆、紅葉した葉の静物画（１９４５））」と読める。鏡は、上下を逆転させずに、左右を反転させているように見える。しかし、鏡のなかの絵を見る代わりに、絵のなかに描かれた鏡——たとえば、ヴェラスケスの『ラス・メニーナス』（カラー図版12参照）——を見ると、すぐ気がつくのは、鏡が上下逆転も左右反転もしていないということだ。スペイン王フェリペ4世とその妃マリアナの姿は鏡のなかにしかないが、光学の法則からわかるように、フェリペ4世は、鏡のなかの像のように、私たちの視点からはカンヴァスの右側にいる。この光景の外側にいる私たちには、鏡が左右を反転させていないことがわかる。画家（ヴェラスケス）にとってフェリペ4世は、鏡に映った像にあるように、カンヴァスの左手にいる。ここに、反転はない。

鏡の反転の明らかな問題が生じるのは、私たちの背後にあるものを鏡を通して読むときや、文章の書かれたページを私たちと鏡の間に置くときだけである。後者の場合には、ページを垂直軸で１８０度回転させて鏡の前においている。私たちの身体に対して左右を反転させているのは、鏡ではなく、この回転である。もし、ページを水平軸で１８０度回転させて鏡の前に置いたなら、左右ではなく、上下を逆転させている。私たちの背後にある壁に貼られたポスターについて言えば、鏡越しにそれを見るため、それに背を向けて、身体に対して左右を反転させている。代わりに、日本人が山を見るときたまにそうするように、股覗きで鏡を見るなら、とても奇妙なことが起こるはずだ。文章はもう左右が反転していないが、奇妙なことに読むのがむずかしい。よく見てみると、文章は上下が逆さだということがわかる（小文字のアルファベットの上下に出ている部分に注意）。

鏡の不可解さは、鏡が左右を反転させるということにあるのではなくて、左右逆だとだれもが思ってきたことのほうにある。鏡をめぐって混乱してしまうことには心理学的な理由があるはずだが、明白な理由は無意識の心的回転である。私たちが鏡のなかに映った自分を見るとき、その自分は私たちを見返しており、それは鏡の向こうにいるもうひとりの自分のように見える。もし私たちが右手をあげるなら、鏡の向こうのもうひとりの自分は、私たちから見て右側の手をあげるが、私たちは心的回転によって、それが鏡のなかの自分の左手であるように見る。だから、私たちは鏡は左右を反転させると言うのだが、これは誤りだ。反転は、私たちが心的回転をするから起こるのだ。

これで鏡の反転の問題は解けたように思えるが、まだ完全とは言えない。鏡に映る文章を股覗きで見ると、文章が上下逆さになり読むのが困難になるが、光景全体は逆さに見えるだろうか？　日本人が股覗きで富士山を見ると、富士山は逆さに見えるだろうか？　感じ方は人によって違うかもしれないが、私の場合、椅子のような対象は上下が逆さになっては見えない。さらに、もし対象のてっぺんの部分を指さし、次に底の部分を指さしたとすると、そのときには、腕が下に動いたように感じる（重力との関係で下に動いたように感じる）。（この点で、実験心理学者とは、頭を逆さにして鏡に映った世界を覗いてみて、世界が逆さに見えないのはなんでかと考えるような人種のことだと定義できるかもしれない。）脳は、耳のなかの耳石と呼ばれる重力を感じとる器官から重力の情報を受けとる。これが、股覗きで見たときに、なぜ世界が上下逆さに見えないかの理由である。木々は、網膜に映る像をひっくり返したとしても、重力の座標軸では依然として上を向いている。しかしそうなら、なぜ文章の場合は、読むのがむずかしいのだろう？　ここではまず、視覚には座標軸がひとつだけあるのではないと仮定してみよう。文章や顔の認知は網膜座標でなされるが、対象が正立しているかどうかを判断する際には、少なくともある程度は、重力座標に頼る。木々は頭を傾けても、傾いているようには見えない。

スウィフトの『ガリヴァー旅行記』に登場する2つの小人国、リリパット国とブレフスキュ国は、卵を丸い端のほうから割るか、尖った端のほうから割るかをめぐって、戦争をしている。この話そのものはバカバカしいが、顔や文章を認知するにはなぜ「正立」の向きでなければならないのかは、この話以上に明確なわけではない。おそらく、顔や文字の認知に関わる脳のメカニズムは、高速の処理にとりわけ専門化していて、すべての可能な向きを検討しているだけの余裕はないのだろう。言いかえると、それらは決まった向きの処理に専門化したアナログ・コンピュータなのだ。文字を読む実験からわかるのは、確かに、向きに依存する高速の読字メカニズムがあるということである。読字はひとつの技能ではなく、少なくとも2つの技能からなる。もっとも明らかな読み方は、文字をひとつひとつ認知し、「C-A-M」のように、単語をなすように読むことである。この単純な文字ごとに読むという方略でさえ、座標軸によっている。「CAM」は「CAW」と同じではないが、「M」は「W」を逆さにしたものによく似ている。これに加えて、文章は正しい向きで——英語なら左から右へ、ヘブライ語なら右から左へ、一部の中国語では上から下へというように——読まなければならない。古代ギリシアの犁耕体《りこう》（「農耕用のウシが犁を引いて畑を耕すような行運びで」の意）として知られる文

iFyOuNeEdEvIdEnCeTrYReAdInGtHiS

は、ある行を左から右に読み、次の行を右から左に読むといったように、読む方向が行ごとに交替する。本からランダムに1行をとってきて読ませたなら、読み手はおそらく、左右どちらの側から読めばいいのか、一瞬迷ってしまうだろう。もし、ページを上下逆にするとか、鏡に映った文章を見るとかして文章を逆向きにすると、慣れていない方向で文章を読まねばならず、明らかにこれは脳が苦手とすることだ。鏡文字はとりわけ興味深い例であり、文字を上下逆さにすることなく、左右が逆になる。鏡文字は、練習すれば書けるようになるし（右利きの人なら、左手でやるとよくできる）、速く読めるようになる。よく知られた鏡文字の書き手は、レオナルド・ダ・ヴィンチだ。なぜ逆から描いたのかは、さまざまな説があるものの、いまも謎のままだ。

ふつう私たちは、「知覚」を脳への入力として、「行為」を脳からの出力としてとらえ、両者を区別するが、文字を読むという例は、その区別が人間の主観の反映だということを示している。文字を読むことは、手や指ではなく眼を動かすという違いだけで、ピアノの演奏と同じひとつの技能である。（熟練していない読み手だと、指を動かして、それを頼りにすることもある。）読むという行為は座標軸を必要とし、この座標は、重力のような外的座標系ではなく、眼の網膜座標であるようだ。

ほとんどの人は、読字障害をもっているわけではないのに、最初は1文字ずつ読むことから始めて、訓練を積む結果、「単語の形」を用いて速読できるようになる。上に示したように大文字と小文字を入れ替え、単語の間のスペースをとり去って、単語の

187　第10章　「闇のなかで旋回する」

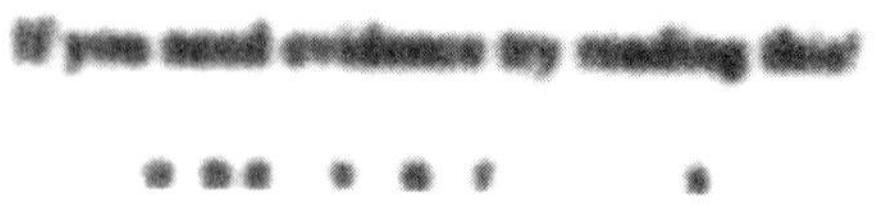

**図10・2　ぼかした文章と文字**

上の行の単語はどうにか読めるが，下の行は読めない。

形が使えないようにすると、文章は読みにくくなる。ところが、図10・2に示すように、個々の文字が判別できなくなるほどにぼかしても、単語はまだなんとか読める。

単語の形は、その長さや、頭や足が出る活字のパターンによって、そしてその密度の違いによって決まる。おそらく、アルファベットの小文字のように、頭が出たり足が出たりする文字は、単語の形を見分けやすくするために発明されたのだろう。確かに、大文字だけで構成された文章は読みにくい。ギリシア語やラテン語の初期の文章では、単語の間にスペースがなかった。つまり、これらの文章を読む人は、読むのに単語の形を使うという方法をまだ考え出していなかった。もしこの通りなら、彼らは、ある種の脳損傷患者——1文字1文字は読めるものの、単語の形にもとづいては読めなくなった人——と同じ状況にあったことになる。彼らは、「pint《パイント》」を「lint《リント》」と韻を踏むかのように読む。ほかの患者は「pint」は正しく読めるが、「gint《ギント》」のような架空の単語を読むことができず、文字ごとの読みを失っている。

イタリア語には、「pint」や「lint」のような不規則な発音はほとんどない。バーナード・ショーは、英語のスペルをもっとわかりやすいものにしたほうがよいと考えていたが、イタリア人のほうがアングロサクソン系の人間よりも読字障害が軽いという研究があることを聞いたなら、わが意を得たりと思ったに違いない。読字障害は現在も議論の多いテーマだが、それは、しろうと教育評論家がしたり顔で言うように、中流階級の家庭の子どもに限られるわけではない。科学的には、読字障害とは、子どもでは、IQテストのなかの空間テストの成績に問題がなくても、言語テストの成績がかなり低いことをいう。この事実に生物学的基礎があることは、それが女の子より男の子に多いということ、そして精度のよい同じ測定方法が用いられれば、イタリアの子どもにもアングロサクソンの子どもにも同様に見られるということによって支持される。

読字障害は単一の障害ではない。一部の患者は、バラ色のガラスの入ったメガネをかければ読めるようになると信じているが、この効果をプラセボ効果と区別するのはむずかしい。他方で、文字から音を構成する（「書記素から音素への変換」）上での障害は、多くの読字障害の児童が示すスプーナリズム（頭音転換）から示唆される。古典的なスプーナリズムの例、たとえば「You have hissed all my mystery lectures and must leave Oxford by the town drain（わしのちんぷんかんぷんの講義をそんなにやじるんなら、下水道を通ってさっさとオックスフォードから出てけ）」［訳注　正しい文は「You have missed all my history lectures and must leave Oxford by the down train（きみは私の歴史の授業に全然出席しなかったんだから、下りの列車でオックスフォードを去りなさい）」］や「A toast to our queer dean（頭の変な学部長に乾杯）」［訳注　正しい文は「A toast to our dear Queen（親愛なる女王陛下に乾杯）」］といった文章を与えると、多くの読字障害の患者は、それを読解するのが困難である。スプーナー博士自身が、いまだにこれといった名称のない特殊な症状をもっていた。語り伝えられているところによれば、テーブルの上に塩をぶちまけてしまって、テーブルクロスを救おうと、とっさにグラスのなかの赤ワインを注いだという。彼の発話障害は、正しい順序で行為ができないという全般的な障害の一部であった可能性もある。アメリカの医者、サミュエル・オートンは、読字障害の核心には左右の混同があると考えた。オートンは、読字障害の患者に見られる、bとdの混同や、単語をうしろから文字の順序を入れ替えて読んでしまう誤りを言うのに、「象徴倒錯症《ストレフォシンボリア》」（文字の取り違え）というあまり美しくない呼び名をつけた。読字障害患者は魂をサンタ［訳注　サタンのスプーナリズム］に売り渡したという典拠不明の話はオートンの推測を支持しているかもしれないが、読字障害の中心的症状が「象徴倒錯症」だとするだけの科学的な証拠はない。

「頭頂葉損傷による空間無視」の症状では、これとは異なる種類の読字障害が見られることがある。作家のチャールズ・ディケンズは、この症状に悩まされていたようだ。ディケンズは医学雑誌『ランセット』の愛読者だったらしいが、もしこの雑誌の2001年12月号に載った「チャールズ・ディケンズ――無視されていた無視の診断」という記事を読んだら、それこそ目を丸くしたに違いない。この記事は、ディケンズが、彼の伝記をのちに著すことになるジョン・フォースターに、店にかかっている看板を見たときの特異な視覚の状態について語ったことを紹介している。すなわち、「彼（ディケンズ）が言うには、オックスフォード通りを歩いてここにくる道すがらずっと、以前に私たちと夕食をともにしたときと同じことが起こって、店の看板の名前の右半分しか読むことができなかったという」。

ディケンズはまた、自分の左脚の変な感じと、左手が「自分のものではないような」感覚に悩まされていた。その症状は、1865年6月9日、ステイプルハーストでの列車脱線の大惨事に遭遇してから悪化し始めた。ブールトの高架橋の上では、保線の作業員たちが線路の枕木の交換作業中だったが、彼らはフォークストンから来る「臨時」列車が通過する時間を見込み違いしていた。列車は臨時列車だったため、時刻表のしかるべき場所に記載されていなかった。その急行列車がやってきたとき、6・5メートル分の2本のレールがはずされており、機関車はそこに突っ込み、後続の客車は脱線した。客車の一輌にはディケンズが乗っていた。彼は、『われらの共通の友』の原稿を推敲中だった。この事故以来、彼は列車で旅行するのがこわくなり、「感覚に反して」客車が左に傾いているというおかしな確信をもつようになった。彼の手足と同様、影響があったのは客車の左側であり、これは右の脳の障害と一致する。『危険の赤信号』という有名な本のなかで、L・T・C・ロルトは、「ジョン・ベンゲ〔訳注　線路の作業責任者〕の悲劇的なミスのせいで、イギリス文学がこうむった損失は計り知れない。ベンゲは、『エドウィン・ドルードの謎』〔訳注　ディケンズの未完の小説〕の結末を私たちから奪ってしまったのだ」と述べている。これは、列車事故の影響と、小説が未完のまま残されてしまったことの両方を過大に評価しすぎているが、この事故の数年後にディケンズが脳出血で亡くなったのは事実である。死後の解剖は行なわれなかったので、脳のどの部分がそれ以前に見られた兆候と関係があったのかはわからない。

ディケンズは、頭頂葉下部（とりわけ右半球）の損傷によって引き起こされる「無視性失読」と呼ばれる症状に悩まされていたのかもしれない。「空間無視」の患者は、片側の視空間――通常は、右利きの患者では左側の空間――を無視する傾向がある（ディケンズもそうだった）。彼らは、自分の空間に左側から入ってくる人を無視し、あたかも左側の空間が事実上存在しないかのようにふるまう。

「無視性失読」は、文字を読む場合の無視である。ディケンズは、店の看板の左半分を読むことができなかったのか、それとも網膜の右半分を読むことができなかったのかについては述べていない。しかし、私たちは、ほかの患者の症例から、ディケンズに見えない部分は眼を動かしても変わりなかった（「眼を向けた箇所」の右側が見えなかったウラストンとは違って）と推測できる。無視の標準的診断テストでは、患者は、紙に書かれた線分を線を引いて消したり、Aという文字を丸で囲むよう求められる（図10・3参照）。患者は、ページの右側にあるAは丸で囲むことができるが、左側にあるAには気づかない。これは、網膜の片側に映っている像を見ることができないのではない。患者は、眼を動かして、ページのあらゆる箇所を見ることができるからである。眼が紙の左端に向けば、すべての文字が視野の右側に入ることになり、すべて見えるようになるはずである。もし患者が身体の正中線よりも左に眼を動かさないというのであれば、これは網膜が盲の状態にあるということで説明できるだろう。しかし、記憶を頼りに花を描くように言われた無視の患者は、葉も花びらも右半分しか描かないので、この仮説では説明できない。明らかに、無視は眼のなかの像の位置だけによっているのではない。手足と身体の向きが、視線の向きよりも重要であるようだ。これは、患者に、視線を同じ方向に向けたままで頭や身体を動かしてもらうと、よくわかる。患者は、身体の左側にあったため無視されていた対象に気づくようになるのだ。

無視患者では、服を着るときに身体の部分を無視することがあったり、顔の右半分しか化粧しないこともある。「着衣の無視」は、眼の片側が盲の状態であるために起こるのではない。というのは、私たちはふつう、靴をはくときにはそれを見ながらはくからである。無視は、心のなかのイメージで

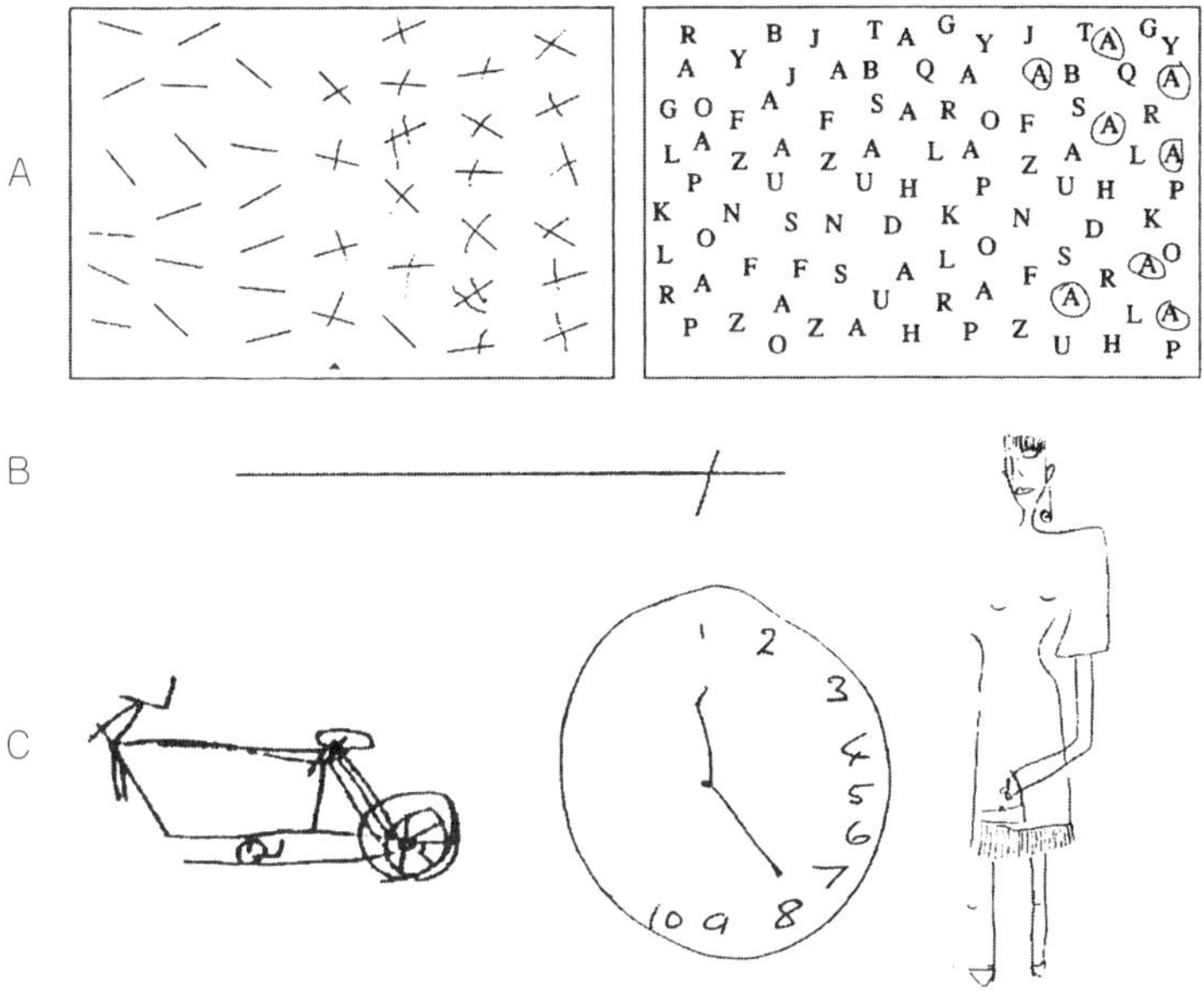


図10・3　半側空間無視の診断テストと症状

も起こる。あるイタリア人の患者は、2つの異なる視点からミラノのドゥオモ広場を思い浮かべるように言われ、イメージした風景の右手にある建物のことは述べたが、左手にある建物については一言も述べなかった。広場のもう一方の側から見える風景について言ってもらうと、右手にある建物だけを答えたが、これらはもちろん、先ほど答えたものとは異なっていた。建物についての患者の記憶は大丈夫だったが、それを思い出すことができるのは、それが見える視点からのときに限られていた。それは、かかりつけの歯医者にスーパーなどで出会うと、だれなのかわからないのに似ていた。もうひとりの患者は、ドゥオモ広場に連れて行かれたときに、自分の左側にある場所に行くことができなかった。

彼は、大聖堂を背にした場合には、スカラ座のような、彼の右手にある場所に歩いて行くのになんの困難もなかった。ところが、左手にある場所に行くように言われると、どこに向かえばいいのかまったく見当がつかないように見えた。たとえば、トリノ通りはこの近くだということを知っていると言いながら、（左手にある）トリノ通りへと曲がることができず、できないことに当惑していた。さらに、行くように言われた場所に向かってためらいがちに歩き出すときには、それは右手のほうだった。

無視の患者がみな、こうした症状すべてを示すわけではない。この症状はひじょうに複雑であり、まったく同じ症状は2人といない。ある患者は、右側に競合する対象がなければ、左側にある対象を無視しない。検査者が両手の人差し指を立てて、指は何本ですかと聞くと、患者は「1本」と答えるのに、左にある人差し指だけを立てた場合にも1本と答える。明らかに、彼らは通常の意味では「盲」ではないが、対象が左と右に同時に存在するときには、あたかも右にある対象しかないかのようにふるまうのだ。これに近いものを体験するには、2人の人に同時に声に出して別々の文章を読んでもらい、一方の人の声は左耳に、もう一方の人の声は右耳に入るようにしてみるとよい。一方の側（右か左）に注意を集中すると、その側で言われていることは聞こえるが、もう一方の側で言われていることがまったく聞こえなくなる。この種の体験からわかるように、「注意を向けていない」耳の側のメッセージが意識にのぼることはほとんどない。ほかの似たような現象も含め、これらのことから示唆されるのは、無視が左側の空間にほとんど注意が向かないことによって引き起こされている、ということである。

この説明は、そもそも注意とはなにかを定義しておかなければ、役に立たない。ウィリアム・ジェイムズ（1842-1910）は、この問題についてこれまでに書かれたなかで最良の本（『心理学原理』１８９0年）のなかで、注意とは「同時に可能であるような複数の対象あるいは一連の思考のうちどれかが、心を明瞭で鮮明な形で占有すること」だと記している。つまり、注意は、知覚、思考や行為の潜在的な葛藤を解決するのだ。病理的な注意欠如はこれまで、あらゆる種類の脳損傷や精神病に――授業を注意して聞くことができない（学校でのまずい対応のためダメになってしまう）「神経の弱い」生徒の場合にも――関係するとされてきた。「彼らのおもな症状は、注意をそらさずに先生の話についていくことがものの1時間もできないということ、あるいは意識のなかにいくつかの考えを決まった順序で一定時間留めておくことができないということである」（ビアンキ『精神医学テキストブック』１９０6年より）。

確かに、注意を集中するのはむずかしい。しかし、この場合の「注意」とはなんだろうか？　おそらく、ここでは問題の見方を変えて、無視の症状から注意の脳内メカニズムについて新たなことがわかるのかどうかを考えてみたほうがよさそうだ。出発点は、特定の空間領域の無視が、それまで無視されていた空間の側に身体を向けることによって克服できるという観察である。同様に、無視患者の多くは、無視された領域にあるものをとるように求められると、利き手（右手）を使う場合でも、ためらうように、ゆっくりとそれを行なう。さらに興味深いのは、無視患者のなかには、手の届く範囲内のものだけを無視する患者がいる一方で、手の届かない範囲のものだけを無視する患者もいる。手を伸ばしてものをとることは道具の使用も含んでおり、「近傍」を無視する患者は、ダーツ投げをさせると標的のボードの左半分を無視し、棒でものを触らせると左側にあるものを無視する。これらの事実から、無視と注意と行為の三者間には、強いつながりがあることがわかる。

知覚される空間と行為の間には緊密な関係があるという考えは、新しいものではない。バークリーのような哲学者は、空間についての私たちの概念が、動いてものを手で操作することができることと密接に結びついている、と考えた。無視の問題の解決の鍵は、頭頂葉の部分が視覚を用いて行為をガイドするのに深く関わっている、ということにある。この部分を損傷してしまうと、その個人にとっての空間領域のなかで行為を方向づける能力が障害され、その空間領域が「失われる」。私たちは、手足や身体を動かすときに異なる「座標系」の間で変換を行なっているが、この変換に関与しているのがこの頭頂葉の部分だと考えられる。これが次の章のテーマだ。

# 第11章　座標系

1870年代には、脳のどの領域がなにをしているかを突き止める長年の研究が、成果をあげつつあった。すでに1861年に、フランスのポール・ブローカが、「タン」という名の患者――この患者は脳を損傷して以来発することのできた唯一のことばが「タン」だったことから、そう呼ばれるようになった――の左の前頭葉に言語中枢を見つけていた。1870年（普仏戦争とパリ・コミューンの年）に、フリッチュとヒッツィヒは、イヌの前頭葉の特定の箇所に弱い電流を流すと、流したのと反対側の手や足が動くことを発見した。彼らは、それ以前に皮質に運動中枢を発見しており、人間でここが壊れると、随意運動の麻痺が起こることを明らかにしていた。そこで次の課題は、知覚を担当している脳の部分、とりわけ視覚を担当している領野を突き止めることだった。1875年、ロンドンのキングス・カレッジのデイヴィッド・フェリアーは、サルの頭頂葉の「角回」と呼ばれる部分を切除すると、サルが盲目の状態になることを報告した。このサルは、眼の前に置かれたものを手でとることができなかったので、フェリアーは、角回こそが視覚の座だと結論づけた。

作家のC・P・スノーは、「2つの文化」——科学とそれ以外——があると主張したことで有名である。科学も「文化」だというスノーの主張はあまりに大胆だったため、文芸批評家、F・R・リーヴィスの罵詈雑言を浴びた。リーヴィスは、スノーを作家とは名ばかりの奴とこきおろし、「中身のない知ったかぶり」という汚名まで与えた。しかし、意地の悪さは、なにも文芸批評家に限ったことではない。科学者も、その状況におかれたなら、嬉々として意地悪になる。相手の誤りをあげつらう快感は、こたえられない。ただ、それだけでは不十分だ。相手を引きずり降ろさねばならない！ フェリアーの視覚の角回説は、1881年にドイツの生理学者ムンクの集中砲火を浴びた。ムンクは、視覚皮質は頭の後部の後頭葉にあるという考え（いまはそう認められている）をとっていた。ベルリン獣医大学の教授であったムンクは、片側の後頭葉を切除したサルでは、その反対側の空間がまったく見えなくなる、ということを発見していた。ムンクは、後頭葉が飢えの中枢だというフェリアーの反論を聞き流し、最初はフェリアーの研究について発言するのを拒んでいた。「なぜかと言えば、話すべきことなどなにもなかったから」。のちに、彼はこの慎み深い沈黙を破り、フェリアーの観察が「どうしようもない代物で、根拠のない作り話」だとこきおろした。すなわち「手術を受けた動物を調べたフェリアーの方法はまったく不十分なものであり、しかも脳機能が全体的に低下していたとき（つまり手術直後）にしか調べていないからである」。この批判をかわすのは容易ではなかった。というのは、動物はふつうは術後の感染症で死んでしまったからである。しかし、フェリアーがサルで実験を行なっていたちょうど同じ頃、その同僚であったリスターが殺菌法を導入して、外科手術の世界に革命を起こしつつあった。彼の方法は、「蒸気機関車」のように手術室に石炭酸溶液を噴霧して、それまで術後の感染症で多くの患者を死に至らしめた無知の霧を追い出してしまった。フェリアーは、こうした進歩の恩恵にあずかり、術後も長時間サルを調べ、ようやく、自分が以前に報告した完全な盲状態が実は一時的なものだということを知ることになった。最終的に残った障害は重くはなかったが、しかし重要なものだった。障害は、視覚による動きのガイドにあるように見えた。「4日目に、視覚に多少の回復が見られた。オレンジを前におくと、手探りしながら前進し、つかもうとするのだが、何度も失敗した。オレンジを床の上に置いておくと、手を伸ばすが、ちゃんとつかむまで手が行きすぎたり、手前すぎたり、横に行ったりした」。

私たち人間で同じような障害が見つかるのに、そう時間はかからなかった。1909年に、バリントは、右手を伸ばしてものをつかむのに障害をもつ患者について報告した。この患者（大脳の両側の頭頂葉に損傷があった）は、視覚性運動失調（「運動失調」とは「動けないこと」を意味する）があったと記されていたが、同時に、眼球を思うように動かすのにも障害があった。神経学者のゴードン・ホームズは、視覚性運動失調の患者は、自分の身体に対して対象を定位することがむずかしい――言いかえれば、これらの患者は「座標系」に障害がある――と結論した。

ものをつかもうと手を伸ばすとき、脳は、手とものの両方の位置を知る必要がある。これらは、いくつかの方法で記述できる。たとえば、手とものの両方を見ることができるなら、それらの位置は「眼を中心とした」座標で記述できるだろう。その名が示すように、座標系とは、一定の枠組みのなかでものの位置を記述するシステムである。一例をあげるなら、地球の表面にあるものは経度と緯度で記述できる。「極座標」では、それらの位置は北極からの経度と距離で表わされる。このように、座標系では、「原点」（たとえば経度ゼロの線とか）は自由に決めてよい。1911年の国際会議で、グリニッジ子午線が正式に経度ゼロの線と決定され、グリニッジが座標の中心となった。しかし、これより以前に、フランス人は、（当然だが）パリを中心とする座標軸をもっていた。パリ子午線は、1620年にアンジューのラフレーシュに生まれ、フランス学士院の創設者のひとりでもあったピカール神父が構想したものだった。1667年の夏至の日、パリ天文台がフォーブール・サン・ジャック――この時代、この場所はパリの中心部の光の汚染の影響がまだ届かないところにあった――に開設された。天文台と2つの極を通る南北の大円が、経度ゼロの公式のパリ子午線になった。

経度ゼロの線が最終的にグリニッジ子午線に決まったのは、なんと言ってもイギリスが7つの海を支配していたからである。しかし、もしフランスとイギリスの2つの方式が使われ続けていたら、経度ゼロが異なる位置にある2種類の地図があっただろう。ロンドンからパリに旅するときに時計を1時間早めるといったような不便さはあるが、これはそう大きな問題ではない。というのは、一方を他方に直すのは、両者の間の経度の差を引くか足すかすればよいだけだからである。この簡単な計算は、座標系間の変換（数学者は「座標変換」と呼ぶ）の一例である。

異なる観察者間の座標系の変換の問題こそ、若きアインシュタインを相対性原理に導いたものだった。座標系の変換はまた、脳のなかに空間を表象するという問題の核心にある。私たちがまわりにあるものを見、眼を閉じた状態でそれらを感じ、手を伸ばしてそれらをつかむとき、そこにあるのは単一の空間である。私たちの直観はそう教える。つまり、空間を使うすべての活動には単一の座標系があるという直観である。ところが、最近の証拠が示唆するところでは、脳のなかにはいくつもの異なる座標系、すなわちいくつもの種類の空間がある。「主観的経験によって支持される空間表象の伝統的な考え方は、私たちが構成する世界の空間マップはひとつであって、ものや行為は統一的なひとつの枠組みのなかに表象されている、というものであった。これに代わる考え方は、脳は多重の空間表象を構成していて、そのそれぞれは異なる行為や空間領域と関係している、というものだ」（コルビーとゴールドバーグ）。

これは、アインシュタインが光のビームの上に乗った自分自身を思い描いて以来の、空間についてのもっとも重要な考え方になるかもしれない。

視空間のもっとも単純な座標系は、眼それ自体である。正面の対象に眼を向けるとき、その対象の像は、網膜の中心窩と呼ばれる視力のもっともよい部分に落ちる。視野の周辺に椅子があり、その椅子が私たちの注意を引いたとする。網膜上の椅子の像の位置は、中心窩からの距離と角度――一種の「ベクトル」であり、これが椅子に眼を向けるにはどうすればいいかを教える――によって記述できる。私たちは、中心窩と目標物のなす角度と距離を指定するベクトルを用いて、距離（あるいは「エラー信号」）がゼロになるまで、眼を動かす。これと同様の方法は、手と目標物の両方が見え、手を動かして目標物をとるときにも用いられる。人間も含め、霊長類は、手を伸ばして目標物をとろうとするときには、かならずと言っていいほど目標物に眼を向ける。このことは、（網膜座標内の）手と中心窩を結びつけるベクトルが手を動かすためのベクトルでもある、ということを意味している。脳は、この効率的なメカニズムを眼を動かすのに使っているのだから、もし視覚的に調整される指さしの場合も、その基礎としてこのメカニズムを使っていないとしたら、それこそ驚きだろう。確かに、実験が示すところでは、目標物への眼球運動は、同時にその目標物に手を伸ばすときには速くなる。

眼中心マップからたくさんのことが言えるのだが、ここで誤解してほしくないのは、眼中心マップが眼そのものにあるのではないということである。私たちは2つの眼から出発するものの、それらは最終的には一緒になって、ひとつのマップになる。マップが眼にあると問題になるもうひとつのことは、眼を閉じるやいなや、空間内の対象の位置を忘れ去ってしまうはずだ、ということである。網膜は、1秒の何百分の1程度の記憶しかもっていないが、簡単な実験をするとわかるのは、私たちは、暗闇のなかでは数十秒もの間、たとえその間に眼を動かしたとしても、対象の位置を覚えていられる、ということである。ティーカップや木々といったいくつもの対象のおかれた部屋とか風景に眼をやってみよう。それらの対象のなかからひとつを選んで、そこに眼を動かしてみよう。そうしたら、眼をしっかり閉じて、まぶたの下で眼をあちこちに動かしてみよう。そのようにしても、目標物の心的イメージは維持されたままだろう。その心的イメージは、眼の動きにかかわらず、ほぼ同じ場所にあり続ける。5秒ほどして、眼は閉じたままで、記憶で目標物の方向に腕を伸ばして人差し指で指してみよう。この指さしは、文字通り暗闇のなかで行なわれるのだが、驚くほど正確であり、眼を開けて目標物を見ながら指さしたときとほぼ同じになる。もちろん、指さしはきわめて正確というわけではない。眼の最後の位置が目標物を指すときの位置と違っていればいるほど、誤差の程度も大きくなる。同様に、たんに目標物を指さすのではなく、それをつかむ課題にした場合（手の届く範囲ということになるが）には、奥行き距離の誤差は、角度の誤差よりも大きくなる。しかし、サミュエル・ジョンソンが後ろ足で立って歩くイヌについて述べているのと同じように、驚くことに、それをするのはまったく可能なのだ。

大雑把な説明をすると、こういうことだ。私たちは、空間内の対象の位置についてある種の心的イメージを保持している。空間内での実際の目標物を指させるのと同じように、この心的イメージを指さすこともできる。しかし、この心的イメージの空間はどこにあるのだろう? どのようにして、ある対象がそのなかに位置づけられ、どのようにしてその位置は最終的に腕を動かせといった一連の指令に変換されるのだろう? なぜ、空間内の対象の記憶された位置は、眼を動かしても、動くことはないのだろう? もっとも可能性が高いのは、眼中心の座標系が網膜それ自体にあるのではなくて、脳のどこかにあって、そこでは中心窩を中心にして外界が表象されている、という可能性である。この内的なマップは、中心窩を基準にして対象——腕も含む——の視方向を記憶することができる。そのマップは、眼の動きや手の動きを、暗闇のなかでも追跡することができる。暗闇中で対象を追跡するという問題は、五里霧中で船が進路をとること(GPSが登場する以前の時代の話)とよく似ている。ひとつの方法は、船の速度と進行方向をつねに確認して、この情報を使って現在の位置を更新するというやり方(推測航法)である。腕の場合、推測航法は、腕を動かせという脳から出された一連の指令を記憶しておくことに相当する。ヘルムホルツ以来、生理学者たちは、この記録のことを「遠心性コピー」と呼んできた[訳注　この用語はフォン・ホルストによる]。つまり、自分がどこにいるかがなぜわかるかというと、自分の身体に出した動きの指令を正確に記録しているからだ、というわけである。この説明は奇異な感じもするが、生理学者のパット・マートンは簡潔に次のように表現している。「……私たちは、脳に入ってくる感覚神経からの斉射の大きさを正確に判断できるのだから、脳から運動神経へと出ていく斉射の大きさを判断できるわけがないと考えるのは、どう見てもおかしい」。言いかえると、私たちの脳は、外界についてよく知っているのと同様、自分自身の動きについてもよく知っているのだ。

脳の外側から「眼中心マップ」を見ることができるとしたら、それは巨大な作戦盤のように見えるだろう。そこでは、グリッド状の線が網膜を表わしていて、さまざまなトークンが外界の対象と私たちの身体の部分を表わしている。眼が動くたびに、そのなかのただひとつを除き、ほかのすべてのトークンの位置が、互いの関係を保ったまま、変化する。その唯一の例外というのは、「中心窩」というトークンであり、このトークンはつねにマップの中心にあり続ける。「動的マップ」と称されるこのマップは、私たちが経験する視方向の物理的な基礎たりえるのだろうか？　明快な反論は、私たちの眼は動くのに世界は動かない、というものである。この「視覚世界の安定性」の理由は、これまでさまざまに論議されてきた。なかでも文章を読むことに関して研究が行なわれたが、最初に研究に着手したのはエミール・ジャヴァルだった。

ジャヴァルは、１８３９年にユダヤ人銀行家の家に生まれた。パリ大学で学び、そこで聾唖者や盲人に実際的な介助を提供するというすばらしいフランスの伝統（１７８９年のフランス革命後に、最初の読唇術の発案者であったドゥ・レペ神父によって築かれた）を身につけた。ジャヴァルは、斜視を治そうとしたので、時に視能訓練士の父と呼ばれることもある。悲しいかな、１９００年に彼自身が失明したが、そこは彼ならではの踏ん張りで、自分と同じような苦境にいる盲人のために実際的な助言を本にしたためた。さらにジャヴァルには、異色ながら、もうひとつの有名な顔があった。エスペラント語で書かれた当時の追悼文には、次のようにある。「La plimulto de ni konis la mortinton kiel eminentan blindan esperantiston, nenio pli（私たちの多くは、彼を盲目のすぐれたエスペランティストとして知るのみであった）」〔訳注　エスペラント語の父、ロシアのザメンホフによる追悼文〕。

ジャヴァルは、フランスでのエスペラント語運動の創始者だったが、幸いなことに、彼の眼球運動の研究は、エスペラント語ではなく、フランス語で出版された。なかでも、彼が発見したのは、文字を読むときの人間の眼の動きが眼を動かしている人にとってはスムーズに感じられても、そうではなく、ぎくしゃくした動きをするということだった。眼は、1秒の数分の1ぐらいの間ある単語の上に停留し、次に突然次の場所へとジャンプする。たとえ眼をスムーズに動かしてページを読もうと努力しても、眼はつねに発作的に動く。こういう動きは、四角い車輪の荷車の動きを意味するフランス語の古語を借りて、「サカード（英語読みすればサッケード）」と呼ばれる。なぜ、私たちは文字を読むときに、網膜上では文章の位置が突然変わるのに、それを知覚できないのだろうか？

アメリカの生理学者、ドッジは、ジャヴァルの観察を巧妙な実験で裏づけた。彼が最初に気づいたのは、鏡を見ながら眼を動かすと、自分には眼の動きが見えないということだった。知覚できないのは、動きがあまりに小さすぎるからだろうか？　そうではない。鏡にほかの人の眼を映した場合には、その眼の動きが見えるからだ。眼の動きは、眼を動かしている本人には見えずに、隣で見ている人にははっきりと見えるのだ。眼を見ることと、眼を通して見ることとの間には、決定的な違いがあるのだ。ドッジのもうひとつの実験——これは簡単に試せる——は、2枚の厚紙と数枚の色紙を用いる。

それぞれの厚紙の中央に、幅の狭い垂直のスリットを開けておく。片眼の前に、これらの厚紙を前後になるように置くと、眼がまっすぐ前を向いているときだけ、両方のスリット越しにものが見える。次に手前のスリットの右側の点を見ると、うしろのスリットが見えなくなる。ここで、観察者にはなに色かは教えずに、うしろのスリットの背後に、色紙をおいてみよう。次に観察者は、スリットの左側の点へと眼を動かす。うしろのスリットの背後の色紙はなに色だろうか？　観察者は答えることができない。だが、眼を動かしている間、スリットが一直線上に並び、網膜上に色が映った瞬間があったはずである。明らかに、感覚が検閲を受けるか、あるいは抑制されるかしており、（ドッジによれば）これこそ、私たちが眼を動かすときに、なぜ世界が動いて見えないのかの理由である。

これに対して、ドッジの実験で色が知覚できなかったのはほんの瞬間的にしか提示されなかったせいではないか、とか、網膜をさっと通りすぎたためにぼけた像しか映らず、脳が検閲するほどのものでなかったからではないか、とかいった反論も成り立つ（実際そういう反論がなされてきた）。確かに、ドッジがこの実験で色を使ったのは、まずかった。というのは、現在では、色知覚のメカニズムは、反応がかなり鈍いということがわかっており、ある程度の提示時間がないと意識にのぼらないからである。実は、私たちは、眼を動かしている間まったく見えていないわけではない。動いている列車の窓から外を見ているとき、隣の線路を見ながら、列車の進行方向とは逆方向に速く眼を動かすと、枕木のひとつひとつをはっきりと見ることができる。眼球運動は、列車の動きによって引き起こされる線路の速い動きを相殺し、束の間ながら網膜に像を固定し、その結果その像が見えるのだ。眼球運動の間知覚が検閲されているなら、こんなことは起こりえないはずだ。実験室実験で示されているのは、眼を動かしているときに瞬間的に提示された対象は、見ることがかなりむずかしいにしても、不可能ではない、ということだ。一見これらの証拠は矛盾しているようだが、次のように考えると納得がいく。私たちが眼を動かすとき、おそらく、眼中心のマップの対象の位置が調整される短時間だけ、空間的なマップが「機能しなくなる」。マップのこれらの位置の調整は、私たちには見えない。しかしこれは、サッケードの間に点灯した対象が、その後で見えるようになることを——たとえマップ内のそれらの位置が多少ゆがめられるとしても——妨げない。実験室実験から、これらの空間的なゆがみが生じること、しかも、それが眼球運動の起きる少し前から始まるということも示されている。

もうひとつの実験は、更新のメカニズムがはたらかないときになにが起こるかを示している。下まぶた（眼ではない！）を指か脱脂綿越しに軽く押すと、眼は眼窩内を動く。すると、外界が動くように見える。明らかに、手で眼を動かせという指令は、動きの信号を抑制する眼のメカニズムには影響をおよぼさない。さらにもうひとつ、別の実験をしてみよう。ある対象に一方の手の人差し指で触れてから、その手を身体のうしろにもっていき（見えないようにし）、それからもう一方の手の指で眼を押してみよう。そのあとすぐに、身体のうしろから手を素早く動かしてその対象に触れてみよう。あたかも手が網膜像の位置の変化を計算に入れていないかのように、指さしを大きく誤るはずである。動的な眼中心座標のマップの考え方が、この現象を説明する。眼をこのように通常とは異なるやり方で動かすときには、座標系のなかの記憶した対象の位置を更新させる信号はない。しかし、網膜上の対象の像の位置は変化するため、それらは位置が変化して感じられるが、手は身体のうしろにあって見えないので、座標系のなかのその位置は変わらない。これが、対象の知覚された位置に対する手の相対的位置を変化させ、その結果手伸ばしを誤る。ただし、何度も動かしていれば、誤りはすぐ消える。これは、座標系のなかの手の位置が、それを見ることによって変わるからである。

こうしたいくつかの簡単な実験によって、眼を動かすときに空間マップにどんな複雑な変換が起こるかがかなりよくわかったが、さらに理解を深めるには、より正確な測定が必要である。最近のいくつかの実験は、動的な眼中心のマップの考え方を支持している。ある実験では、暗闇中で瞬間的に点灯した標的にどれだけ正確に手を動かせるかを測定している。標的が正面中央に提示される場合には、その像は眼の中心に落ち、そこに手を伸ばすのはきわめて正確にできる。しかし、観察者が中央から左側に眼を動かしているときに標的が点灯すると——標的の像は網膜の周辺部に落ちる——、手の動きには一貫した誤りが生じ、手は正面中央よりも右にずれたところに行く。このことは、眼中心のマップに標的を位置づける際に誤りが生じることを示している。(おそらく、私たちは、眼がどれぐらいの角度動いたかを過大評価するのだろう。) 観察者が今度は正面中央を見ているときに標的が瞬間的に点灯し、手を動かす前に周辺の位置に眼を動かすとしよう。標的が最初に点灯したときの位置は、それが正面中央にあったのだから、座標のなかに正確に記録される。しかし、眼が動くときには、標的の位置は新しい(だが、誤った)位置へと更新される。したがって観察者は、標的が周辺で点灯したときとまったく同様に、手伸ばしを誤るはずである。そして実際に起こることは、この通りなのだ。

光ではなく、音を用いても、似たような実験結果になる。短い音刺激を出す小さなスピーカーを観察者の正面中央に置き、観察者は、暗黒中で眼を正面中央に向けたままか、正面中央から10度の位置へと動く注視点を追って眼を動かすかしたあとに、その音源の位置を指さした。結果は、光刺激を用いて得られた結果と同じになった。音刺激が提示されるときに眼を右に動かすと、指さしがスピーカーの左にずれた。観察者がまえに伸ばした（見えない）自分の右足を指さした場合にも、また自分の正面中央のイメージした位置をたんに指さした場合でさえも、これとまったく同じになった。これらの実験は、記憶された光刺激や音刺激、そして手足の位置すらも、網膜座標に記録されているということを示している。

ヴァーチャル・リアリティを用いた別の実験では、観察者は、自分の腕を動かせる3次元のヴァーチャルなワークスペースを見た。自分の腕を直接見ることはできなかったが、指している指の位置が小さな緑色のキューブとして示された。このキューブは、ヴァーチャルな空間のなかで現実の腕を動かすと、それに応じて動いた。観察者がこの実験状況に慣れたら、ヴァーチャルな指の位置が変えられたが、その結果指さしをすると自分が誤っているように感じられた。これは、空間のほんの一部分にだけゆがみが加えられるということを除けば、眼の前にプリズムを置くこととまったく同じである。空間のこの部分だけに手を伸ばす練習を行なうと、観察者は、プリズム実験の場合と同じく、すぐ順応する。プリズム実験からわかるように、この順応は、観察者が視覚的な座標系のなかで手の位置をシフトさせたと説明される。しかし、この座標系の中心はどこにあるのだろうか？　伝統的なプリズム実験では、この疑問には答えられない。しかし、ヴァーチャル・リアリティ実験では、観察者がそれまでゆがみを経験していないほかの部分に置かれた標的にどのように手を伸ばすかを調べることができた。手伸ばしの新たな誤りのパターンから、マップの性質が明らかになった。それは、3次元の半球面のマップであり、中心は両眼の間にある。幼い子どもが「自分」はどこにいるかと聞かれて、

（ほかのところでなく）両眼の間を指して「ここ」と言うとき、彼らは思っている以上に賢い。

頭頂葉の戦略上の役割は、視覚を行為へと変換することだ。頭頂葉は、眼中心の座標系の情報を提供するムンクの視覚皮質Ｖ１から入力を受けとる。頭頂葉の視覚領は、眼球運動に影響を与える上丘に神経線維を送る。またこの視覚領は、私たちの頭のなかの第二の脳――謎の多い小脳――にも直結している。私たちの巨大な大脳半球は、ヒトという種の決定的な特徴と考えられているが（そう考えるのは当の主《ぬし》の大脳なのだが）、小脳もこの１０００万年の間に4倍の大きさになった（脳全体では３倍の大きさになったにすぎない）。小脳には、出力に関係するだけでも１５０億の細胞があり、これらの個々の細胞は、ほかの細胞と20万の連絡をもつことが可能であり、この連絡数は、脳内の神経細胞のなかではもっとも多い。その大きさにもかかわらず、現在のところ、小脳がなにをしているのかをはっきり言うのはむずかしい。ケンブリッジのある窓拭き職人が死後解剖で小脳がなかったことが発見されたという古い逸話も残っているが、その脳はいま探してもどこにも見つからない。（この逸話は、出所のわからないもうひとつの話とセットになることがある。それは、ケンブリッジ版の乱数表の初版には、「正誤表」がはさんであったというものだ。）小脳が欠損して生まれてくるとどうなるのかはともかく、おとなで小脳を損傷した場合にはかならず、動きや姿勢に大きな障害が生じる。小脳と頭頂葉をつなぐ経路は、脳のなかでもとくに太く長い。

フェリアーのサルは、視覚性運動失調と頭頂葉損傷をもった人間の患者と同じく、手を伸ばしてものをつかむ、あるいは眼をそこに向けることに障害があった。頭頂葉には、眼のなかの映像を行為の座標系へと変換するマップがあるのだろうか？　頭頂葉の領域のひとつ、頭頂間溝外側部（lateral intraparietal area: LIP野）は、眼球運動マップの有力候補だ。サルがAからBへと眼を動かそうとすると、LIP野にあるBに対応する位置の神経細胞が、運動が起こる前から発火を始める。そのマップは眼中心の座標をもち、Bは網膜の中心との関係で定義されている。これは、上丘の深い層にあるマップに似ている――上丘では、網膜上の標的の位置に対応するマップ上の位置の神経細胞が、運動が起こる前に発火するのだ。これらの細胞を電気的に刺激すると、サルには眼を動かそうという意図がなくても、標的の位置への眼球運動が引き起こされる。上丘の眼球運動マップは、網膜位置の情報を運動へと変換するアナログ・コンピュータで、そのはたらきはかなりよくわかっている。頭頂葉は、この十分に賢いメカニズムに、なにをつけ加えるのだろうか？

その答えは「記憶とプランニング」である。サルが標的に向けて眼を動かそうとすると、動きが起こる前でも、LIP野の、マップ上で標的に対応する位置にある神経細胞が発火を始める。言いかえると、これらの細胞は、通常は標的の位置にある対象に反応するのだが、この例では眼をそこに向けて動かそうという意図に反応している。この予期的な眼球運動の座標系は網膜にもとづいているが、記憶と再マッピングも示す。サルが眼をAからBへ、BからCへ動かさなければならないとき、LIP野の、マップ上でCに対応する位置にある神経細胞が発火する。しかし、AからBへと眼を動かすとき、Cが見えていなくても、その活動は、マップ上でCという新たな方向に対応する位置にある細胞群へと受け渡される。

再マッピングは、完全に自動的なプロセスというわけではない。サルの知識と経験にも依存する。サルが、見えない対象が網膜上の位置は同じままで動くということを知っている場合には、再マッピングは起こらないのだ。おそらく、サルは、プルーストの小説の主人公がまわりのものが「闇のなかで旋回する」のをイメージしたように、対象が空間内を動くところをイメージしている。私たちは、暗闇のなかを動く対象を鮮明にイメージすることができ、それを自分の行為をガイドするのに使うことができる。たとえば、暗闇のなかで指を左右に動かしながら、その指先に注意を向けると、眼はあたかもそれが見えているかのように、動きを追従する。明るいなかでも、イメージするだけで、眼は動く。たとえばテレビ画面に「砂嵐」が映っているとき、私たちは、たとえ「砂塵」がほんの一瞬映っただけでいまは映っていなくても、画面上の砂塵の動きを追うことができる。

LIP野は、眼球運動のプランニングをする。ものに手を伸ばす場合にはどういうことが言えるだろうか？　ここでの問題は、眼と手の両方を共通の空間内に表象しなければならないということである。これはむずかしい。というのは、眼は頭のなかで動くし、頭も肩に対して動き、手も肩に対して動くからである。考えられるのは、脳がこの問題をいくつかの段階に分けている可能性である。まず、脳は頭の動きを考慮し、網膜位置を頭中心の座標系へと変換する。次に、頭は首の上で動くので、頭中心の座標系は胴体中心の座標系に変換される。最後に、手は肩に対して動くので、座標系は、腕あるいは手中心の座標系へと変換される。このやり方は理路整然としてはいるが、脳がこんなふうにやっているという証拠はあるだろうか？　「頭中心」のマップを頭頂葉をはじめとする領野に見つけ出そうとする試みがこれまでなされてきたが、残念ながら成功していない。「科学の大きな悲劇、それは美しい仮説がひとつの醜い事実によって台無しにされることだ」。これは、トマス・ヘンリー・ハクスリーが（別の文脈でだが）言ったことばだ。しかし、それらの研究で見出されたことは、ある意味ではもっと興味深いものだ。LIP野を含む多くの網膜中心座標の神経細胞は、頭やほかの身体の部分が動くとき、網膜上の好みの位置は変化しないが、発火率には変化があるのだ。このような神経細胞の集合は「ゲイン・フィールド」と呼ばれている。こういう名称なのは、信号の「ゲイン」、すなわち増加分が、身体の姿勢の影響を受けるからである。頭の向きは、ひとつの神経細胞ではなく、いくつもの神経細胞の発火率を変化させるので、このことから、頭の位置を補正するための、多数の神経細胞に分布する精巧なコードがあることが示唆される。

もうひとつ、別の説明もある。とっかかりは、実際の眼球運動の機構に近接した上丘を電気的に刺激すると、眼と頭の両方の変化が引き起こされる、ということである。上丘は当初は、眼が頭のなかでどんな位置にあっても、一定の向きと角度に向けて眼球を機械的に動かす単純な器官だと考えられていた。この考えは「固定ベクトル」モデルと呼ばれる。したがって、頭のなかの眼の位置を考慮に入れて、このベクトルがどんな値をとればいいのかを計算するのは、脳の「より高次の」領野の仕事だということになる。しかし実際には、上丘それ自体も頭の位置を考慮に入れることができる。見たところ、脳は頑固な引き延ばし屋で、引き延ばせるギリギリの瞬間まで、眼球運動用の網膜中心座標に固執する。

腕の場合も、同じようなことが言える。「頭頂葉手伸ばし野（parietal reach region: PRR）」として知られる頭頂葉後部は、手伸ばし《リーチング》の動きのプランニングに関わっている。サルが手を伸ばして標的に触ろうとするとき、PRRにある神経細胞は、動きが起こる前に発火を始める。空間内の対象の位置によって、発火する神経細胞は異なる（図11・1参照）。しかし、この場合も、より重要なのは腕に対する位置なのか、それとも網膜上の位置なのか、という問題がある。そしてこの場合も、どうやら網膜上の位置のようだ。もし手伸ばしを開始する前に、腕が別の位置に置かれたとしても、（外側の空間における）手を伸ばす位置は変化しない。言いかえると、再マッピングは起こらないのだ。しかし、サルが手を動かそうと待っている間に眼が動いた場合には、再マッピングが起こる。PRRにある神経細胞は、眼球運動のLIP野にある神経細胞とふるまいがよく似ている。違いは、眼球運動ではなく、腕の動きのプランニングだという点だけである。どちらの場合も、座標系は網膜座標だ。網膜座標にもとづく信号を、腕の動きの指令に変換する作業は、眼の動きの指令とまったく同様に、PRRの「下流」で行なわれているように思える。

ここまでは、視覚が空間内の私たちの腕の位置について唯一の情報を提供する、としてきた。しかし、これは話の一部でしかない。関節や筋肉も情報を提供するからだ。もちろん、ひじょうに正確とは言いがたいが、ないよりははるかによい。サルの頭頂葉の神経細胞のなかには、腕の位置が変化すると——腕がテーブルの下にあって見えないときでも——発火率が変わる細胞がある。しかし視覚の影響は、これらの神経細胞にまでおよぶ。ちょっと変わった実験では、サルの前にニセ物の腕を置き、自分の腕は見えないようにした。頭頂葉（5野）の神経細胞は、このニセ物の腕の動きに、あたかもそれが本物の腕であるかのように反応した。正中線の左に本物の腕があるときによく反応した神経細胞は、ニセ物の腕の左への動きにもよく反応した。2つの情報源が一緒にされ、その結果、この神経細胞は、本物の（見えない）腕とニセ物の腕が空間内で一致したときに、もっとも激しく発火した。音も、視覚や触覚とひとつにまとめあげられる必要がある。私たちは、音を空間内に定位できるが、

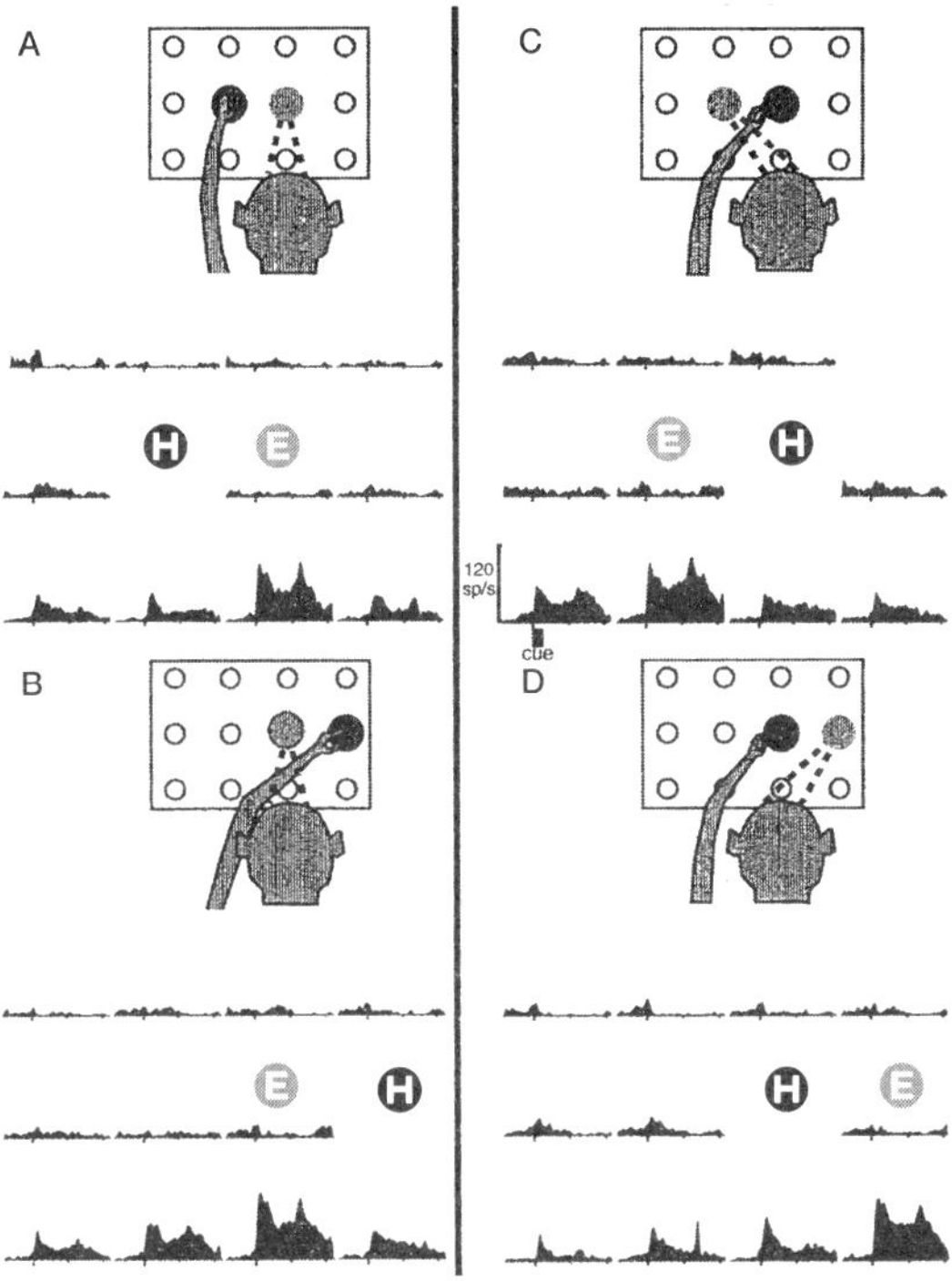


図11・1　サルのPRRの神経細胞の発火

サルの頭頂葉手伸ばし野（PRR）の神経細胞は，その細胞の受容野に一瞬明滅した光に触ろうと手を伸ばす直前に発火する。棒グラフは，異なる空間位置の標的への反応を示している。

それは耳が2つあることによっている。音が左側から来る場合には、音の強さは左耳のほうが右耳よりもわずかに強く、時間的にも早く届く。脳はこれら2つの情報を用いて、音を定位する（ステレオのヘッドフォンはこの原理を用いて、両耳間の違いを人為的に生じさせているわけだ）。ニュージャージーのベル研究所で行なわれたある古典的な実験では、観察者は、両眼にプリズムをかけ、網膜に映る対象の視方向が変えられた。この状態に順応し、見える対象を誤りなく指さすことができるようになったあとで、観察者は、音（音源は見えないようになっていた）が来る方向を指さすよう求められた。彼らは誤った方向を指さしたが、それはまるで、視覚像だけでなく、音の方向も補正したかのようであった。これは単純に、視覚と聴覚の別々のマップがあって、それらのマップの下流の腕の動きの信号が調整されるということで説明できる。しかし、フクロウでの観察によれば、視覚と聴覚それぞれの空間マップは、経験を通して緊密に結びつくようになる。フクロウは、獲物を視覚によっても、聴覚によっても定位する。フクロウには私たちと同じく耳が2つあるが、耳の高さが左右で違うため、上下の面でもかなり正確に音を定位できる。フクロウの視蓋（視蓋については、すでにカエルのところで紹介した）には、視覚マップと聴覚マップがそれぞれある。一方のマップは、光によって駆動され、もう一方のマップは、音によって駆動されるが、両者はぴったり合っており、その結果、同じ方向から来る光と音とが、2つのマップ内の隣接する神経細胞を興奮させる。脳のなかの像の重要性を退けたデカルトのような哲学者たちなら、こうした一致を意味のないものとして片づけただろう。おそらく、彼らは間違っていた。若いフクロウの眼の前にプリズムを置き、対象の視方向をずらすと、視覚マップと聴覚マップが一致しなくなる。音を聞くと、フクロウはその方向に頭を向けようとするが、視覚方向を誤って、その像を眼の中心にもってくることができない。ある程度経験をしてゆくと、こうした誤りが修正され、視蓋にある聴覚マップが視覚マップのほうにずれてゆき、再度ぴったり合うようになる。アナログ・コンピュータである脳では、位置が重要なのだ。

結論は次のようになる。脳にはいくつもの空間マップがある。まず、一次視覚野（V1）のような領野にかなり単純な感覚マップがある。これらは、マップの情報にもとづいてどんな行為のプランをもとうが、その影響をほとんど受けない。これらは、私たちの視線の方向に対して対象がどの位置にあるかを教えてくれる（それしか教えない）。これらのマップは、眼や手足の位置の情報が加わるにつれて、しだいに、動きのプランのマップに近いものに変換されていく。変換の一部は、上丘のような下流の器官で起こるだけでなく、頭頂葉のいくつものマップでも起こる。頭頂葉には、驚くほどさまざまな専門化したマップがあり、今後の研究しだいで、その数はさらに増えるかもしれない。頭頂葉研究の2人の第一人者たちが、最近次のように言っている。「私たちのまわりの空間は、頭頂葉では、一度ならず何度も表象される」。しかし私たちは、異なる座標系をもつ数千のマップという考えに圧倒されてしまってはならない。これらのマップを使いこなすことが重要なのであって、視覚系は、多くの場合、眼中心の座標系にできるだけ長く固執するという簡単な方略をとることによって、この問題を解決している。眼の中心を基準にした対象の視方向は、もっとも基本的な座標系というだけでなく、視覚にとって、そして聴覚などほかの感覚にとっても、もっとも揺るぎない座標系なのだ。

脳のいたるところに視覚のマップがあるというのなら、当然ながら次に問題になるのは、そのうちどのマップが空間の意識体験にとってもっとも重要か、ということである。一次視覚野のマップは意識されるのだろうか？　頭頂葉や視蓋はどうか？　次の第Ⅳ部では、私たちの意識体験に関与するのが脳の一部の領野だけだという考えを検討する。もし、哲学と科学との関係はハトと銅像のようなものので、いまさらと思っているかたは、次のところは読まずにとばしていただいてよい。

# 第Ⅳ部

# 意識はどこに？

# 第12章　運転手を殺ったのはだれ？

レイモンド・チャンドラーのミステリ小説『大いなる眠り』（1939）のなかのオーウェン・テイラーは、スターンウッド家のお抱え運転手だった。小説のはじめのほうでテイラーは、リド郊外の突堤近く、スターンウッド家所有の車の運転席で、波に洗われ死んでいるところを発見される。私立探偵、フィリップ・マーローは、警官と検死官が自殺か他殺かをめぐって立ち話をしているところに居合わせる。検死官は、テイラーが水に突っ込む前に棒のようなもので殴られたと推測する。『大いなる眠り』の出版から10年経って、チャンドラーは、ラホヤから版元のハーミッシュ・ハミルトン社にあてて、次のように書いている。

数年前、ハワード・ホークスが『大いなる眠り』を映画化したとき、彼とハンフリー・ボガートが、登場人物のひとりは殺されたのか、それとも自殺したのかをめぐって議論になり、それを問い合わせる電報（これも冗談めいてますが）を打ってきました。私は、実は私もわからないのさ、と答えました。もちろんこれを聞いて、彼らは笑い転げました。この冗談にはワーナー・ブラザーズの社長、ジャック・ワーナーもからんでいて、電報代は70セントで、これは撮影所が払いましたが、あろうことか、彼は電報を見て、ホークスにわざわざ電話をかけ、こんなつまらんことで電報を送る必要があるのかと詰問しました。〔訳注　この映画には、監督も俳優たちも、筋書きが複雑すぎてよくわからなかったという伝説的な逸話がある。邦題は『三つ数えろ』〕

これがナンセンスなのは、観客のほとんどが、テイラーの死因が不明であることなど気づきもしなかったという点である。イギリスの「手の込んだ殺人法」の解説者でもないかぎり、「だけど、あの運転手を殺《や》ったのはだれなんだ？」なんて聞かないのだ。ジャック・ワーナーはこんなことで使う70セントをもったいながった点で正しかったし、プロデューサー、サム・ゴールドウィンも映画については正しかった（「映画はエンターテインメントだ」）。ほんとうに伝えたいメッセージがあるなら、映画じゃなくて、ウエスタン・ユニオン社を使って電報にしな、というわけだ。

テイラーの死の真相のような問題を観客のほとんどが見逃してしまうのは、筋書きの複雑さと当てにならない記憶によるものだ。しかし、映画では、ほかの誤りがもっとずっと短い時間で起こる。オーソン・ウエルズの傑作『市民ケーン』では、ケーンの妻が彼のもとを去る場面で、開いたスーツケースが映っている。数秒後の次のカットでは、そのケースが閉じている。映画でカットの連続の確認作業をするのは、こういったことが起こらないようにするためである。しかし、こういう努力のほとんどは徒労に終わる。というのは、結局のところ、観客は驚くような連続性の誤りがあっても、気づかないからだ。同じくチャンドラーの『さらば愛しき女《ひと》よ』は1944年にディック・パウエル主演で映画化されたが（映画名は『欲望の果て』）、この映画には、窓の外のネオンサインが点滅する部屋のなかでフィリップ・マーローとムース・モロイが対面する緊迫したシーンがある。監督のドミトリクは、異なるカットの間でネオンライトの明滅のサイクルを合わせるというむずかしい問題にとりくまねばならなかった。最終的に仕上がったものも、ネオンサインの点滅はまだぎくしゃくしていて、これがサウンドトラックだったらすぐ気づいただろう。ところが観客は、2人の俳優の顔を見ていたはずなのに、それに気づくことはなかった。映画専攻の学生でさえ、この間違いを見逃してしまう。もちろん、映画のなかの間違いをあげつらうためのウェブ・サイトは、いくつもある。それからわかるのは、事実の誤りだけではない。最近の映画の例で言えば『羊たちの沈黙』のなかの、どうでもいいような連続性の誤りについても知ることができる（たとえば、クラリスはヴァージニア大学を卒業したと言っていたが、それは不可能だったろうというたぐい）。これらの間違いのどれも、重箱の隅をつつくようなことだ。こういう誤りを見つけるにはオタクに徹するしかないが、もっと行くと、そのことをウェブ・サイトにアップしないではいられなくなる。ふつうなら、映画のなかで、ジュリアス・シーザーが腕時計をはめているなんてことも、注意して見なければなかなか気づくものではない。

　連続性の見落としから言えるのは、私たちが、思うほどには眼から多くのものをとり込んでいないということだ。視覚像が細部のはっきりした写真のようなものだと考えるのは、魅力的ではあるが、誤っている。視覚像は、細部に至るまでそれぞれの明るさの値をもち、豊かなものであるように見え

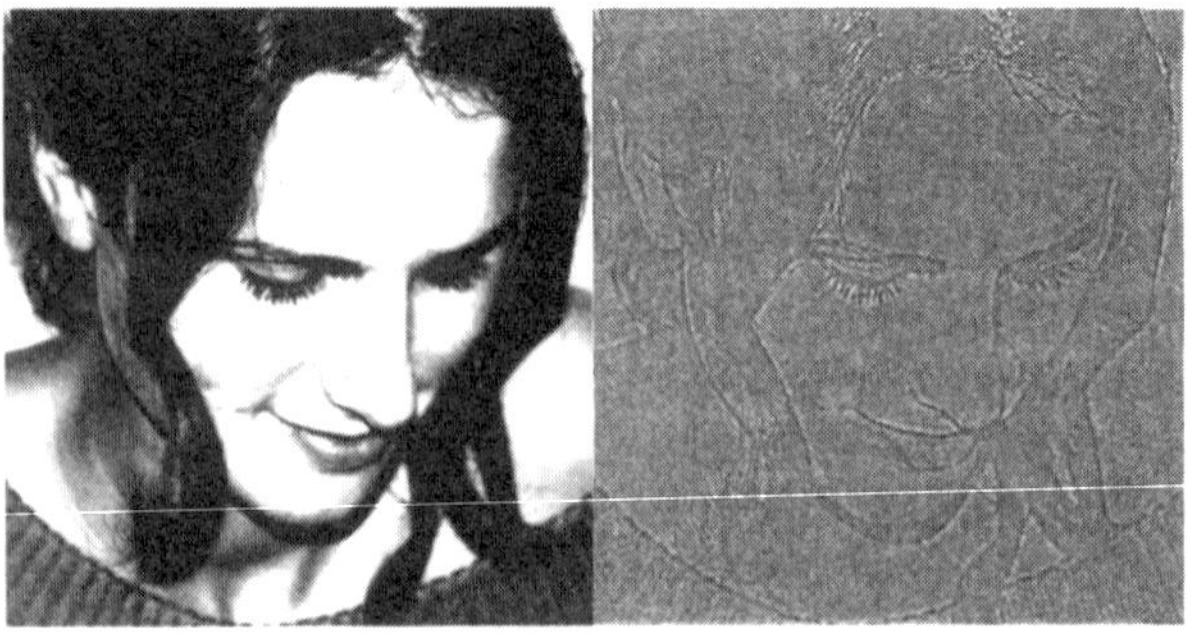

**図12・1　顔（左）をコンピュータ処理した画像（右）**
できあがる画像は，均質の灰色に稜線のある地形になる。

、る。だが、ほんとうにそうなのだろうか？　視覚像のなかに均一な緑の大きなかたまりがあるときに、それを逐一記述してもあまり意味がない。これは、ピクセル語でコード化することと同じになるが、ピクセル語は根本的に冗長な言語である。冗長さに対処するには、ふつうは「スイッチを切る」のがよい。私の住んでいるところと同様、もしあなたの選挙区でも、隣近所の人たちの圧倒的多数が、赤いバラ飾りを胸につけた候補者に（それがタヌキであっても）一票を投じるとするなら、投票に行くのは時間の無駄で、家でほかのことをしていたほうがよい。これに対して、もし隣近所がどの候補者に票を投じるか予測のつかない選挙区に住んでいるのなら、あなたの一票は重要だ。コンピュータ処理された顔の画像に示されるように（図12・1参照）、私たちの脳はこれと同じロジックを使う。

　この画像は、異なる明るさをもったいくつもの領域――ただしその領域内では明るさが均一だ――から構成されているように見える。実際、この画像はそのなかのほとんどの点が同じ明るさの値をもつようデジタル処理されている。顔のなかの点や髪のなかの点は、紙に開けた小さな穴を通してそれらを個々に見るのと同じように、物理的には同じ明るさの値になる。像を構成するためにここで使われているデジタル規則は、網膜と一次視覚野で使われているルールに似ている。もし、あるピクセルが同じ明るさの値をもったほかの点に囲まれているなら、それは灰色にセットされる。より暗い点に囲まれているなら、白に、より明るい点に囲まれているなら、黒にセットされる。これが対象間の境界をはっきりさせるが、その内部をみな同じにしてしまう。しかし、私たちの眼には、対象のなかにある灰色の領域は、境界付近のコントラストにしたがって、違って見える。明らかに、明るさの際立つ領域の値は、視覚情報処理の高次のレベルで「補充」される。

「補充」は「盲点」――網膜の視神経線維の出口にあたっていて、錐体も桿体もない部分――でも起こる。盲点を体験するには、白い紙を1枚用意し、真ん中に小さな丸を書き、その左側5センチほどのところに+を書く。右眼を閉じ、眼から15センチほどの距離に紙をもち、左眼で丸を見ると、+も見えるだろう。紙をゆっくり眼に近づけていくと、+がまったく消えてしまう位置があるはずである。+が盲点に入ったのだ。

チャールズ2世は、晩餐会のときに気に入らない客がいると、その頭が盲点に入るようにして、頭を消しては楽しんでいたそうだ。これを試すなら、もう一方の眼をつぶるのを忘れないように。左右の眼の盲点は違う位置にあり、見えないところを補い合うからだ。とはいえ、片眼で見ても、視覚像に欠けている部分があることにはふつう気づかない。これは、欠けている部分を内的にペイントしてしまうからなのか、それともたんにその部分を無視してしまうからなのか？　「ペイント」説のもとにある考えは、盲点の外側にある神経細胞から活動が広がってゆき、内側の神経細胞を刺激するというものである。しかしこれは、番犬がいるのに、自分で吠えるようなものではないだろうか？　第一に、冗長度を減らすエネルギー節約メカニズムがあるのに、「補充」によってエネルギーをさらに浪費することになる。「ペイント」説が意味をもつのは、補充が一次視覚野よりも上のレベルで起こるときに限られる（このレベルでは、関与する神経細胞はかなり少なくなる）。もしそうなら、「無視による補充」か「積極的補充」かという議論は表現の問題であって、その中身は同じということになる。

一次視覚野のマップは視野全体をカバーしているが、視野の中央部分が大きく拡大される。私たちは、視野内の一部分に注意を向けるとき、ほとんどつねにそこに眼を動かし、その結果そこはもっとも鮮明に見える領域として表象される。しかし、中央に眼を向けているとき、マップのほかの部分にはなにが起こるのだろうか？　日常の経験では、眼の前にある写真や絵のように、いかに中央を注意深く凝視しようとも、視野全体が見えている。つまり、絨毯の上にネコがいれば、そこに直接眼を向けなくてもネコは見える。しかし、そうするためには、ネコが座っている場所に注意を向けなければならないと言うこともできる。おそらく、そこに注意を向けるときまで、ネコを意識していなかったかもしれない。これがそうだということを示すには、観察者に眼を閉じてもらい、いま見た光景について言ってもらうとよい。観察者は、ネコのことを言うことができないかもしれない。しかしこれは、ネコが見えなかったということを証明しているのだろうか？　ネコは見えていたのだが、忘れてしまったという可能性もある。「キムのゲーム」では、参加者が、ナイフや本や鍵束といったさまざまな品物の載ったトレイを見せられる［訳注　キップリングの小説の主人公キムにちなむゲーム。ボーイスカウトなどで、注意力や記憶力を訓練するために行なわれる」。トレイがもち去られたあと、なにが載っていたかを答えるように言われる。参加者は覚えようと必死になるが、多くを忘れる。このことからも明らかなように、私たちは、1秒の数分の1以上の間も、光景をありのままに心に刻むことなどできないのだ。

ほとんどの知覚が跡形もなくすぐに消え去ってしまうなんて、ありえないし、証明されてもいないことのように思える。だが、日常の経験が示唆するところでは、私たちは、まわりのことをわかってはいるものの、ほとんど覚えていない。いつもの通い慣れた道なら、仕事のことを考えながら車を運転できるが、この10分間に何台の車を追い越したかを正確に言うことはできないだろう。このことから、私たちは道すがら起こっていることをほとんど意識していないと推測している心理学者もいる。しかし、これは信じがたい。もし運転に「注意や慎重さ」が必要ないのなら、なぜイングランドやウェールズでは運転中の不注意が罪になると法律に明記されているんだろう？　危険運転で訴えられているのに、「仕事のことで頭がいっぱいで、なにが起こってるのかわからなかったんです」なんていう言い訳は、通用するわけもない。

テレビの視聴者や映画の観客の注意を引きつけるためによく用いられるトリックは、複数の映像を次から次へ、あまりに速くてそれがなんなのかわからないくらいぱっぱっと高速で映し出すという方法である。こういう画面を見ると、確かになにかが見えたが、それがなにかは言えないというもどかしい印象をもつ。この印象は、高速で提示した複数のコマが融合してぼけた映像として見えるのとも異なる。個々の映像——たとえばトラ——が別々に見えたのだが、瞬時すぎて、ことばの記憶にまで到達できないように感じる。もちろん、こういう印象はまったく錯覚や幻覚であるのかもしれず、実際には映像が見えていないか、あるいは見えていても、ひとつひとつの映像として区別できるほど細かくは見えていなかったのかもしれない。しかしこの場合、顔が高速で提示されるとき、なぜ顔の幻覚だとは思わないのだろうか？　そしてなぜ、提示直後に「トラがいた？」と聞かれても、「はい、いました」とは言えないのだろうか？

ここで心理学者にとっての課題は、直接的知覚と記憶とを区別する実験を考え出すことだ。そのひとつは、2つのことを同時にする——たとえば、ガムを噛みながらまっすぐ歩くのがむずかしいということにもとづいている［訳注　某アメリカ大統領がいかに不器用だったかを示す有名な逸話。子どもはこれをするのがむずかしいことがある］。もし、高速で提示される写真を見ながら、イヌが見えたらかならずボタンを押すという第一の課題を与えられて、同時に同じ画面上のそれとは別の場所に現われるなにか「第二の課題」もするとしたら、第二の課題は正確にはできない。注意を向けていない部分に大きな変化——たとえば車の色が赤から青にしだいに変化する——があっても、完全に見落としてしまうかもしれない。観察者に注意を向けさせるひとつの方法は、文字列のなかに「G」という文字が現われたらかならずボタンを押させるというやり方である。これは簡単そうに見えるが、文字が1秒に数回の速さで上書きされて提示される場合には、視野の周辺に提示されたもうひとつの文字が10ポイントの活字か14ポイントの活字かを判断する余裕はない。おもしろいことに、観察者が文字列のなかに正しく「G」を見て、ボタンを押そうとしている最中にもうひとつの「G」が提示されると、それにはほとんど気づかない。この現象は「注意の瞬き」と呼ばれる。このように、それぞれの検出の間、実質的に見えていない瞬間があるのだ。この意味するところは興味深い。この注意の瞬きを生み出しているのは、文字を認知する過程それ自体ではない。というのは、注意の瞬きは、注意の対象である「G」という文字に対してだけ起こり、「R」とかほかの文字に対しては起こらないからだ。ボタンを押すという決定が、この見落としを引き起こしているように思われる。ここから、注意と自発的行為とが別々のものではなく、知覚を構成する縦糸と横糸だということがわかる。

自分が思うほどには見えていないことを示すもうひとつの証拠は、雑誌などで見かける、キムのゲームを一般向けにしたクイズである。ほとんど同じ絵が2枚左右に並べてあって、両者には7つ違いがあるから、それを見つけるといったクイズである（たとえば、右側の絵の王様のマントにはボタンがひとつ足りないとか）。この課題はかなりむずかしく、マントのボタンが何個あるか数えてみないと答えられない。1枚目の絵を覚えて、心のなかのそのイメージと2枚目の絵を比べようとしても、うまくいかない。違いは、わかってしまえば明白だ。このことは、私たちが1枚目の絵の心的イメージを作ることなどまったくできないという可能性を示唆する。私たちが心的イメージをもっているように感じているのは自己欺瞞でしかなく、ほんとうにもっているのは、イメージではなく、絵の内的記述であり、これらの記述がどのくらい詳細かは、細部に向けた注意に依存するのかもしれない。もうひとつの可能性は、イメージは確かにあるのだが、ほんの束の間であって、2枚目の絵に眼を向けたときになくなってしまう、というものである。さらにもうひとつは、イメージはあるのだが、私たちはそれらを比べることができないという可能性もある。心理学者はこの現象を「変化の見落とし《チェンジ・ブラインドネス》」と呼び、これらの可能性のどれが正しいかを実験によって明らかにしようとしてきた。そして、興味深い

（そして時には笑えるような）結果が得られている。

変化の見落としについてまず強調すべきことは、提示のしかたを少し変えるだけで、それが起こらなくなる、ということである。2つの映像を左右に並べるのではなく、映画の2つのコマのように連続して映写すると、変化が「際立って《ポップアウト》」見える。変化する特徴は、動くように見えたり、ちらついて見えたりする。この発見は、もとはと言えば、初期の動画オモチャ、ソーマトロープにさかのぼる。このオモチャは、両面に絵の描かれた1枚のカードを速く回転させると、オウムが繰り返し鳥籠に飛び込んだり飛び出したりするのが見える。明らかに、もし、カードのそれぞれの側に描かれた異なる像が眼の同じ場所に立て続けに映るなら、私たちはその像どうしを比較できる。これから論理的に言えるのは、それぞれの像が時間的になんらかの形で貯蔵されているのに違いない、ということである。ソーマトロープの原理は、天文学者によって「ブリンク顕微鏡」と呼ばれる装置で用いられた。これを覗くと、背景となるほかの星が静止しているなかで、動いた惑星や彗星を発見できる。一定の恒星時を隔てて撮影された2枚の写真を高速で続けて映し出すと、2枚の間で動いたものが、たとえその動きが月の直径の千分の1程度にわずかでも、「際立って」見える。とはいえ、このことは、写真のなかの星の視覚像が貯蔵されているということを証明しているわけではない。特殊化された運動検出器でも、あるいは網膜のフリッカー（ちらつき）検出器でも、この仕事はできる。言いかえると、動きは、低次のメカニズムによって――対象の意識的認知が起こるよりもずっと前の段階で――検出可能なのだ。変化の見落としを起こらなくするほかの方法についても、同じことが言える。それは、2枚の写真をステレオスコープにセットして、奥行き感の違いから、両眼間で異なる特徴を発見するというものである。天文学者は、「立体コンパレータ」でこれを行なっていた。しかし、立体コンパレータを用いて変化が検出されるのは、左眼と右眼が心のなかに別々の像を形成して、それらの像が比較される、ということを意味するわけではない。両眼立体視は、両眼の異なる場所に受容野をもつ「両眼性の」神経細胞という、特別な用途のアナログ・コンピュータによってなされる。

もうひとつ、短時間しか保持されない別の種類の視覚像もある。これは、動きや両眼視のメカニズムとは関係なく、説明するのがむずかしい。アメリカのニュージャージーのベル研究所で行なわれた古典的実験では、観察者は、数字の配列を瞬間提示され、どんな数字が見えたかを報告するよう求められた。観察者は、せいぜい2つか3つの数字しか報告できなかった。画面上のある位置の数字を見るように前もって「指示される」ときには、つねにその数字を報告できた。このことは、視覚的印象を記憶にとどめるのには注意が必要だということを示している。しかし、次の結果は実に驚くべきものだった。観察者は、数字が提示されて消えたあと数百ミリ秒たってから指示手がかりを提示されても、その数字を報告できたのだ。つまり、ある種の短期の視覚像があるのだ。これがアイコンである。画像が瞬間提示された場合には、その視覚的な詳細が200ミリから300ミリ秒ほど保持されているのだ。しかし私たちは、そのごく短い保持時間の間に像の詳細を意識しているのだろうか？　これは、賞金10万ドルのファイナル・クイズに相当する難問であり、脳のなかを見ないことには答えられない。アイコンの貯蔵は、私たちがそれを意識するようになるずっと前の段階で――視覚経路のごく初期の段階で（もしかしたら網膜で）――起こっているのかもしれない。

数字の配列と指示手がかりの提示の間に明るいフラッシュ光をはさむと、アイコンを完全に消し去ることができる。それはちょうど、フラッシュ光が黒板をきれいに消して、観察者に指示された数字を読ませないようにするようなものだ。同じ方法は、変化の見落としの実験でも、黒板をきれいに消すために用いられた。2つの映像が映画のように連続して提示されるが、2つの提示の間に明るいフラッシュ光が提示され、アイコンを壊す。このようにすると、観察者は、2つの映像の間の大きな変化――たとえば、飛行機の翼からジェットエンジンがなくなっている――に気づかない。アルフレッド・ヒッチコックの映画『裏窓』で、ジェイムズ・スチュアートは、向かいのアパートの住人がその妻を殺害して遺体をバラバラにし、その一部を中庭の花壇に埋めたと確信するにいたる。彼は、数週間前に撮った花壇のカラースライドといまの花壇を見比べて、いまのほうが花の背丈が低いことに気づく。ヒッチコックは、2つの映像を続けざまに示すことによって、その変化を描いている。ところが、この変化は見てもまったくわからない。これがヒッチコックお得意のジョークなのか、それとも人間の知覚について彼がめったにしない計算違いをしたのかは不明である。

もちろん、劇的な変化なら見える。たとえば、アメリカ同時多発テロ以前と以後のマンハッタンのスカイラインの映像などはそうだろう。しかしこのことは、なにかが違っていることがわかるには、光景のなかの変化した部分に注意を向ける必要があるという主張を強めるにすぎない。

心理学者は、路上で「変化の見落とし」をやってみせる手品師にもなった。サクラが、そうとは知らない通行人を呼び止めて道を尋ねる。2人の別のサクラが、彼らの間を大きな板をもって通り抜け、会話を束の間遮る。このとき、この板の陰に隠れていたさらに別のサクラが、道を尋ねていたサクラと入れ替わる。当の通行人は、このすり替わりに気づかないことが多い。男性が女性と入れ替わるなど、変化がかなり極端だったときにだけ、通行人は「びっくりする」。同じことはレジでもできる。CD店の店員が客の眼の前で、レジのカウンターの下にあるものをとろうとかがんで、別の店員が立ち上がる。客のほとんどは、このすり替わりに気づかない。

　変化の見落としや注意の瞬きは、劇的でおもしろい現象ではあるが、これによって、最初にどれだけのものが見えるかと、どれだけのことを覚えているかとの違いの問題が解決するわけではない。「見る」とか「覚える」とかいったことばは漠然としていて、厳密になにを意味するのかは議論の余地がある。もっと直接的な方法のひとつは、脳のなかを覗いてみることだ。機能的磁気共鳴画像法（略してfMRIと呼ばれる）は、脳がその複雑な回路を通して情報を伝達するのに多量のエネルギーを消費することを利用する。脳は、重さが体重の2％しかないが、一日平均、たとえ寝転んでテレビを見ているだけでも、身体全体で消費する熱量の20％ほどを食う。このエネルギーの大半は、細胞間で神経インパルスを伝えるのに必要な複雑な化学的しくみによって使われる。神経細胞が発火しないときにはエネルギー消費は少なくてすみ、そしてこれが、なぜ大部分の神経細胞が時間の大半はおとなしいのかという——自然淘汰の観点から見た場合の——理由かもしれない。もし脳のなかのすべての神経細胞が四六時中活動的だったなら、私たちはみな、熱を発散させる必要から頭に毛がなく《ボールド》なってしまったはずである。しかし脳は、知覚・思考・行為に役割をはたす必要が生じたときにのみ、即座にはたらき出し、そのときには、近隣の毛細血管から酸素をとり込む。このBOLD《ボールド》（Blood Oxygen Level Dependent: 血中酸素濃度依存）反応は、fMRIの装置の強力な磁場の摂動によって検出できる。コンピュータの威力を借りた分析によって、脳の3次元画像が作成され、酸素が多量に消費されている部位が「ホット・スポット」として表示される。

フランスの哲学者、モーリス・メルロ＝ポンティが注意をサーチライトにたとえたのは有名だ。注意はいわば、周囲の暗闇のなかからお目当てのものを浮かび上がらせる役目をもつ。サーチライトは大量のエネルギーを消費する。もしサーチライトのメタファーを額面どおりにとるなら、神経細胞が注意の向いた標的に対する活動を高めると予想される。ちょうど標的がより強く照らされるかのように。変化の見落としのfMRI実験では、観察者は、画面上の上下の位置に2つの文字列を高速で連続提示され（たとえば「NZQ」が提示され、次に「XBV」が提示される）、どちらかの文字列に「X」という文字があったかどうかの判断を求められた。これが「一次課題」で、観察者の注意をある程度占有した。文字列と同時に、画面上で左右の位置に2つの顔が瞬間提示され、一瞬消えたあと、2つとも同じ顔がまた出るか、一方が別の顔におきかわるかした。これが2度繰り返されたあとで、観察者は、顔が変わったかどうかを聞かれた。一次課題の難易度は、観察者が試行の半分ほど顔の変化に気づく程度に調整されていた。つまり、残り半分の課題では、彼らは変化を「見落とした」。もちろんこれは、顔が見えなかったからではなく、覚えていなかったからなのかもしれない。しかし、言語報告に比べて、fMRIの利点は、研究者の側が観察者が見えたものを報告するのを待つのではなく、顔が提示されたときに頭のなかで起こっていることを見ることができるという点にある。

結果は、サーチライト説を支持するように見えた。「紡錘状回顔領域」と呼ばれる部位は、観察者が顔の変化を見落としたときよりも、変化を見たときのほうがより活動的になったのだ。刺激を顔ではなく野外の風景にした統制課題では、「顔領域」に違いは見られなかった。このことは、サーチライトが一次視覚野ではなく、もっと「高次の」領野——顔認知に専門化した領域——にあることを示しているように見える。だが、fMRI実験で得られる美しい色塗りのマップを見る際には、注意が必要である。それは、活動している脳を直接見たものではない。たとえれば、宇宙が創造されてから5秒後に、創造された瞬間の「ようす」をわずかなデータをもとにコンピュータによって一定のやり方で推測し解釈したようなものだ。たとえば、1950年から2002年までのアルツハイマー病の症例数の増加を地域ごとに示したイギリスの地図があったとしよう。増加が統計的に有意であれば、特定の色で示される——増加が確かに起こったと言える地域は赤で色づけされ、それが確実には言えない地域は青で色づけされる。このような地図は、都市部が赤で、スコットランドのハイランド地方のような田舎が青で示されるだろう。この違いは、これら2つの地域のアイツハイマー病患者に実際に違いがあることを反映しているのではなく、都市部には人口が集中しているので、それだけ症例数も多いことによる。症例数が多ければ多いほど、増加が起こったと確実に言えるようになるのだ。もし意味のあるマップを作成しようとするのなら、人口が同じになるように地域を分けなければならない。これを顔領域の例にあてはめると、問題は、顔領域におけるBOLD反応が、顔でないものに対してよりも顔に対して（当然ながら）大きいということである。領域が小さいよりも大きいとき、そして顔がないよりもあったとき、BOLD反応に統計的に有意な差が出やすくなるだろう。

サーチライトを探すためのもうひとつの直接的な方法は、サルに標的に注意を向けさせ、そのときの単一細胞の活動を記録することである。いまのところ少なくとも、神経細胞がどのような活動をするかはわかっている。一次視覚野（V1）には、「サーチライト」の有力な証拠はない。この領野の細胞は、サルが注意を向けているかどうかに関係なく、ほぼ同じように反応するのだ。V1以外の領野では、標的に注意を向けているかどうかで、細胞の反応が変化する。V4では、標的に注意を向けることは細胞の反応が約50％増加するのに等しいという実験結果がひとつある。サルが受容野内に注意を向けているが、そのなかに標的がないときにも、活動の増加が見られる。これは、なんらかの「トップダウン」過程の効果なのに違いない。

なぜ発火が50％増えるかは謎である。「注意」はこれによってどう説明できるだろうか？ 視野のなかに2つの光のスポットがあって、それぞれ違うスピードで、互いに直交する方向に動いているとしよう。どちらか好きなほうに注意を向けておき、ブザーが鳴ったら、注意していたスポットを眼で追うように求められたとしよう。サーチライト説にしたがえば、注意を向けた標的に反応する神経細胞は、注意を向けていない標的に反応する神経細胞よりも多少激しく——たとえば50％だけ強く——反応しているが、眼を動かすときには、一方の標的しか追うことができない。動きが一方の標的に対して75％、もう一方の標的に対しては25％、などということはありえない。したがって、2つの標的に反応する神経細胞のうちどちらが行為をコントロールするかを決めるために、一方を選択しなければならない。さて、もしその行為をするときにこの選択ができるのなら、サーチライトの目的はそもそもなんなのだろうか？ もしサーチライトが注意されない神経細胞の活動のスイッチを完全にオフにするのであれば、選択など起こりえないということになるが、サーチライト説のなかでもっとも極端な説でさえ、こうなるとは言っていない。決定はつねにもっとも強い感覚入力のほうをとるとはかぎらない。つねにそうなら、2つの動くスポットのうち暗いほうを眼で追うということができないはずである（でも、こんなのは簡単にできる）。

注意とは、一連の行為を選択することだ。これらの行為は、眼の動きのように、外に表われ、観察可能なこともあるし、「心のなかの眼で」スポットを追うといったように、内的なこともある。もっぱら内的活動を重視する注意の理論は、小事にこだわって大事を見逃しているという非難を免れない。もっとも明らかな注意の行為とは、話しかけてくる人に眼を向けるとか、机の上に雑然と置かれたもののなかからお目当てのものをとるとかいったように、観察可能な行為である。私たちがサーチライトのようなものによってまず注意を向け、次に一連の行為を選ぶという考えは、根本的に間違っているかもしれない。この2つのプロセスは同じであることが多いのだ。サルを用いて最近行なわれている電気的「微小刺激作用」実験は、多くのことを示唆している。これらの実験では、微弱な電流を脳内の神経細胞に流して、サルの行為にどんな影響が現われるのかを調べる。ある実験では、眼球運動を生じさせることが知られている前頭葉の部位——「前頭眼野」——が刺激された。この部位の神経細胞は、感覚の神経細胞の「受容野」に相当する「運動領域」をもっている。それらはさらにもうひとつのマップ上にレイアウトされ、そのマップ上の位置はサルが眼を向ける空間領域に対応している。この実験では、前頭眼野を刺激する電流があまりに弱すぎると、サルの眼は視野内の標的に向くことはなかったが、ある程度の強さがあると、サルの注意がそこに向いた。眼球運動を選択することと注意を向けることは、どうやら同じメカニズムによるらしい。

別の「微小刺激作用」実験では、ある対象に注意を向けるという決定が、その対象に向けての適切な一連の行為を引き起こせる、ということが示されている。異なる方向と異なる速度で動く2つの標的のうちどちらか一方を眼で追跡するという選択課題が、サルに与えられた。どちらを追跡するかを決めている最中に、微小刺激作用が、通常2つの標的の一方に眼を向けさせる運動領域をもつ前頭眼野の神経細胞に与えられた。それほど驚くことではないが、この刺激作用は、サルにその標的に眼を動かす「決心」をさせた。驚くべきは、選択した標的にサルの眼が向いた瞬間、サルがそれを、（選択しなかった標的の速度ではなく）ちょうどその標的の速度で、しかもはるかに滑らかな眼の動きで追跡し始めた、ということである。通常、追跡眼球運動のスピードが標的の動きに調整されるのには100ミリ秒ほどかかるので、サルは眼を標的に向けて動かす前に、この追跡のスピードを選んでいたことになる。このことは、どちらの標的にするかを決め、眼をそこに動かし、それを追跡するというのが全体として同じひとつのプロセスだ、ということを意味する。

意識の座を突き止めるために脳を直接刺激する実験は、興味深いものがある。だが、これを、見ているものを言える唯一の動物である人間で実験するのはむずかしい。次の章では、電磁波を用いて、意識のある人間の脳を直接刺激するという研究の歴史を紹介しよう。

# 第13章　浮気心の芽はどこに？*

電気的に脳を刺激する実験の歴史は、18世紀のベンジャミン・フランクリンの実験とともに始まる。初期の結果は、かならずしも見込みのあるものではなかった。強い電気ショックをかけられた若いニワトリは、壁に向かって突進し、「観察したかぎりでは眼が見えていないかのようにふるまった」からだ。体重が10ポンドのシチメンチョウはもっと悲惨で、1回のショックで死んでしまったが、「その肉は柔らかくて珍味だった」（電気椅子による死刑の賛同者は、不思議なことにこの利点については黙している）。1751年、FRS（王立協会特別研究員）のウィリアム・ワトソンは、ロンドンの王立協会の会員にフランクリンの実験を紹介するに際して、注意を促している。

＊訳注　シェイクスピアの『ヴェニスの商人』のなかの台詞。答えは「浮気心は眼に宿る」。

耳の聞こえない患者の耳に電極をとりつけ、（ニワトリと）同じようなやり方で強い電気ショックをかけ、患者を電気的に刺激することで、耳が聞こえるようになるのではないかと言われてからかなりになります。今後、弱視を治すために、この方法を眼にも適用しようという動きがかならずや出てまいるでしょうが、その実験のせいで、治すどころか完全な盲の状態が引き起こされることになったとしても、私は驚かないでしょう。

明らかに、直接的な電気刺激によって視覚が生じるという考えは、すでによく知られていた。眼球に弱い電流を流すと、「フォスフェン」と呼ばれる光の感覚が生じる。眼球を押したときや眼を突然なにかにぶつけたときに見えるものも、フォスフェンの一種だ。もちろんこれは、見えるという意識が網膜や視神経で起こっている、ということを意味するわけではない。視覚は、眼がなくても可能である。両眼を失った患者、あるいは事故で視神経を損傷してしまった患者も、幻視、夢や鮮明なイメージといった視覚経験をもつことがある。スイスの博物学者、シャルル・ボネ（1720-1783）は、アブラムシで単為生殖を発見した（そしてノアの洪水のあと、種として一匹だけ生き残った生き物がどのようにして増えていったかを、これで説明できると思った）ことで、その名が知られている。彼はまた、シャルル・ボネ症候群にその名を残した。彼の祖父が白内障で部分的に盲目になったときに、鳥や建物の幻視を体験し、このことをボネが記したのである。シャルル・ボネ症候群の患者は、顔、人間や風景の鮮明な幻視を体験する。見える顔は、眼や歯が飛び出た醜い顔であることが多い。帽子をかぶり、昔の衣装を身にまとった奇妙な小人たちが、どこからともなく現われることもある。小人たちは、あたかも現実に存在しているかのような動きをする。この症候群の患者は、眼の病気によって視覚が障害されているせいか、その幻視は「正常な」知覚よりも強烈であることが多い。このことから明らかなように、視知覚にはかならずしも網膜像が必要なわけではない。

さらに有力な証拠は、微弱な電気的パルスを盲人の脳に直接与えると、光のフラッシュ、すなわち「フォスフェン」が、刺激される脳の部分に応じて、夜空の星々のように空間内の特定の位置に見える、ということである。「狂信的な」実験に対するウィリアム・ワトソンの警告にもかかわらず、現在も、盲人の視覚回復のために、テレビカメラを脳につなげて電気的に刺激するという方法が使われている。62歳のある男性は、36歳のときに全盲になり、41歳のときに64個の電極配列（シリコンチップのようなもの）を脳に埋め込んだ。この配列の刺激によって、腕を伸ばした距離にもった本の大きさとほぼ等しい視空間の範囲にフォスフェンを生じさせることができる。配列は、患者の右眼の前のメガネフレームに搭載された超小型のテレビカメラとコンピュータを介してつながっている。空間内でフォスフェンが見える位置は、配列の電極の位置とは単純には対応しないし、そしてもちろん、像には第3の次元（奥行き）はない。不思議なのは、刺激される電極がひとつであっても、見えるフォスフェンはひとつではなく、空間内の異なる場所にフォスフェンがいくつも見える、ということである。おそらく、電流は複数の脳領域に広がっていくだろうし、そしてこれまで述べてきたように、脳には多くの異なるマップがある。このように多重像が見えるにもかかわらず、患者は、1・5メートルの距離から約15センチ大の視力検査表の文字を読むことができ、顔の前にある手の指が何本かを数えることができる。彼はひとりでニューヨーク市内を移動し、公共交通機関を利用している。しかし、彼が人工視覚を使ってそうしているのかどうかはよくわからない。というのは、この装置を装着する前も、同じように動き回っていたからである。

盲人の使用に耐える人工視覚ができるまでには、解決しなければならない問題が山ほどある。ひとつは、患者が眼を動かすときにはつねにテレビカメラの映像も動いて見えるということである。通常の視覚では、眼を動かすと、網膜に映る像も動くが、ものは動いては見えない。これは、ものの位置を知覚する際に、脳が眼の動きを計算に入れるからだ、と説明される。拡大鏡をはじめてかけたときには、眼を動かすと、気分が悪くなるほど外界が急激に揺れる。これは、網膜上の動きが眼球運動から予想されるよりもはるかに大きくなってしまうからである。ストロボ光を用いると、網膜に凍結した像――眼を動かしても、網膜上では静止している――を焼きつけることができるが、これも観察していると気分が悪くなることがある。患者にとっての問題は、眼の動きがテレビカメラを動かさないということであり、そのため眼の動きにともなって世界が動いて感じられる。眼とカメラの動きを連動させれば、この問題は解決するはずである。

アポロ11号の宇宙飛行士が、眼を閉じた状態で閃光を体験したことがある。彼らは、頭のなかを宇宙線が通り抜けるのを感じたのではないかと思った。（アルコールが入るとこんなこともあるが、アポロ内は禁酒禁煙だった）。宇宙医学の専門家、トビー・トバイアスは、自分を実験台にして、頭に黒い袋をかぶり、サイクロトロンのなかに入って放射線に自分をさらしてみたところ、確かに閃光が見えた。それほど危険でないやり方で脳を電磁放射線にさらす方法に、経頭蓋《けいずがい》磁気刺激（Transcranial Magnetic

Stimulation: TMS）と呼ばれる強い電磁パルスで脳をほんの一瞬刺激する方法がある。磁場は、刺激装置の直下の領域だけに限定される。つまり、電極の直下の神経細胞だけが刺激され、ほかは刺激されない（パルスの強さを適切に調整する必要があるが）。有線野を刺激すると、その解剖学的構造から予想される視方向に閃光が見える。視神経の損傷で8年ほど前に失明した61歳の男性も、フォスフェンが見えるが、そのマッピングは、視覚健常者ほど正確ではなく、ある程度の機能の損失があることがうかがえる。残像の見かけの大きさは、遠くを見るほど大きくなる。これをエンメルトの法則と呼ぶが、視覚健常者のフォスフェンも、このエンメルトの法則にしたがった（付録Aの「実験のいくつかを体験してみる」参照）。逸話だが、あるアル中の心理学者は、ピンクのゾウの幻覚を見ているときにエンメルトの法則が成り立つことを確認したという。TMSによるフォスフェンも、遠くを見るほど、大きくなった。

TMSと電気的に生み出されたフォスフェンからわかるのは、網膜があってもなくても、後頭葉の活動はなんらかの意識経験を生じさせる、ということである。しかしもちろん、このことは、その意識経験が後頭葉で起こっていることを証明しているわけではないし、同様に、眼への刺激作用で生じたフォスフェンは、知覚が網膜で起こっているということを証明しているわけでもない。要するに知覚は、かなり荒っぽい方法によっても生じさせることができるのだ。1651年に、トマス・ホッブズは次のように書いている。「感覚の原因は外的物体、すなわち対象であって、それがそれぞれの感覚器官を圧迫する。……そして眼を強く押したり、こすったり、打ったりすることが、私たちに光を想像させ、耳を圧迫することが音を生み出す。これと同じく、私たちに見え聞こえる外的物体もまた、私たちの気づかない強い作用によって、同様の感覚を生み出すのだ」（ホッブズ『リヴァイアサン』、第1章）。

脳を直接刺激するということについて、不思議なところはなにもない。この単純な（けれどよく見過ごされている）点を理解していなかったことが、かの有名なジャン＝ポール・マラーを誤らせた。フランス革命では民衆を煽動し、新聞を発行して論陣を張ったマラーだったが、それ以前は、イングランドとスコットランドで、医者としてあやしげな生活を送っていた。医学博士の学位も、1775年にセント・アンドリュース大学からお金で買ったものだった。1773年に出版した『人間についての哲学的考察』のなかで、マラーは、簡潔にいくつかの可能性を列挙することから始めて、感覚の座について次のように考察している。「解剖学者は、魂の座を頭のなかに探さねばならないということで、意見が一致する。しかし、それが身体のこの部分（脳）のなかのどの場所かについては、意見はまちまちだ。ある人はそれを松果体におくし、ほかの人は脳梁に、またほかの人は大脳に、そして小脳や髄膜におく人もいる」。

現在の神経心理学者も、見解はまちまちである。ただし、髄膜——脳をとり囲んでいる膜——については、どの神経科学者もその可能性を否定するはずだ。残念ながら、マラーは、ここがもっとも可能性が高いと考えていた。その証拠とは？　彼はまず、脳を損傷した兵士が、これといった障害をもたずに、脳のなかに鉄の大きな破片が残っていることがある、と論じた。しかし、もっと確かな証拠があった。イヌの髄膜に手術用のメスを突き刺すと、イヌは「悲痛なうめき声をあげる」のだが、脳の組織のなかにうまいことメスを入れてやると、イヌはほとんど痛がるようすを見せないのだ。

マラーの臨床観察の力量が、かつて精神病患者の前頭葉を切除してもなんら悪影響がないと考えた精神科医程度であったことは、脳損傷の兵士の観察から明らかだろう。イヌにうめき声をあげさせる不愉快な実験について正しい説明をすれば、イヌが痛がったのは、脳そのものには痛みのリセプターはないのに対し、髄膜のような膜にはそれがあるからだ。マラーは、オックスフォードのアシュモーリアン博物館から金のメダルを盗んだとされるあの謎のウォリントンのルメートルとやらだったのかもしれないし、そうでなかったかもしれない。ともあれ確かなことは、ダヴィッドの絵（カラー図版13参照）に描かれているように、彼が浴槽のなかでシャルロット・コルデに刺し殺されたという事実である。マラーは、意識についての本を書きながら、それまでの数々の悪行の報いを受けてしまった唯一の人間である。

有線野を刺激すると、その活動は、後頭葉、側頭葉、頭頂葉の領野へと広がって行き、最終的には前頭葉にも行く。これらのどの領野も、知覚が起こるには必要条件かもしれないし、そのいくつかは十分条件かもしれない。脳のような複雑で相互連絡のある器官において「必要十分な」原因を突き止めることは、発電所から出る二酸化炭素が地球温暖化を引き起こすことを証明するのに近い（その何千倍もむずかしいが）。たとえば、視覚の「運動野」（V5）が運動感覚の必要十分条件であることは間違いない。「必要」というのは、V5を損傷した患者は運動を感じることができないからであり、「十分」というのは、そこにある神経細胞が意識のあるサルの知覚能力を反映しているからである。しかし、V5には、ほかの領野へと「進む」連絡があるだけでなく、一次視覚野へと「戻る」連絡もある。おそらく、V5は、V1も活動しないと感覚を生み出さないのかもしれない。この難問を解き明かすひとつの試みとして、一次視覚野のない患者の運動野をＴＭＳで刺激し、その効果が調べられた。この患者（ＧＹというイニシャルで知られる）は、左側の脳の一次視覚野が損傷したため、右側の空間が盲である。健常者では、脳の片側のＶ５を刺激すると、反対側の空間に運動の感覚が生じる。しかしＧＹの場合、左側の脳のＶ５を刺激すると、時には右視野にかすかな感覚が生じることがあったものの、運動の感覚が生じることはなかった。健常者で片側のＶ５への刺激がなぜ感覚を生じさせるかというと、この刺激作用がＶ５からＶ１へ行き、そのあとＶ５に戻って感覚を生じさせるのかもしれない。この難問はいまだ解けていない。

　この難問は、色によって解けるのではないか？　この場合にも、脳損傷の症例が、正常な知覚に必要な大脳皮質の領野がどこかという強力な証拠を提供する。井上の患者、田中氏は、赤と緑と青を混同したが、コップのようなものの名前を言うことはできた。大脳性色盲として知られる障害では、色の感覚が失われるが、動きや白黒の形はふつうに知覚できる。この色盲は、通常の色盲――網膜の錐体細胞が欠けていたり、正常に機能しなかったりする――とはまったく異なる。大脳性色盲の患者の錐体細胞は正常に機能しており、健常者と同じく、２つの異なる色の間の境界が見える。できないのは、それらを名前で呼ぶことである。おそらくそれらは、明るさの異なる灰色として見えているのかもしれない。これと正反対の障害が、一酸化炭素中毒の患者に見られることがある。こうした患者は、見える色の名前はなんとか言えるが、そのほかのことがほとんどできない。ＰＢという患者は、強い電気ショックのせいで脳が酸欠状態になり、それがもとで、色の意識的知覚はあるものの、色以外のものについては完全に盲の状態になった。

もうひとつの手がかりは、「色の共感覚保有者」である。彼らは、単語を聞いたり見たりしたときに、色を感じる。脳のなかで、音と色の間に強い結びつきがあることは、音の代わりに色を演奏する「色のオルガン」を製作する試みの長い歴史にも示されている。１７４３年、イエズス会の司祭ベルトラン・カステルが、動く色つきテープと組み合わされた弦楽器を考案した。１７８９年、チャールズ・ダーウィンの祖父のエラスムスは、音楽に合わせて、オイルランプの明かりを色ガラス越しに投影するという提案をしている。だから、ディスコを最初に発明したのは、ダーウィン一族だと言えないこともない。ダーウィンのいとこにあたるフランシス・ゴールトンは、話されたことばに色を感じるという能力が家系内に見られ、しかもそれが女系で遺伝するということに気づいた。「共感覚」は、ほんとうにある感覚モダリティからほかの感覚モダリティへの越境なのだろうか？　この考えを疑っている者もいる。たとえば、１９００年代、イタリアの文部大臣で、精神科医でもあったビアンキ教授がそうである。彼は、次のように連合説を支持した。「私のところの使用人は、イタリアの庶民がそうするように、トゥルキノをブルー（青）と呼んでいました。それ以来、私は、トゥルキノという語のアクセントの強い母音のｉを聞くと、つねに青が見えるようになり、ｏではロッソ（赤）が、ｕではネロ（黒）やネロ・フーモ（すす色）が見えるようになりました。つまり、共感覚は、ネコという発音を聞いてイヌを連想するような『連合学習』の一例にすぎないのです」。

ビアンキ教授のように懐疑的な人もいるが、ほかの研究者は、共感覚保有者では脳のなかの「配線」がふつうの人とは違っていて、「色領野」が色とは直接関係のないことばによって活動的になるのだ、と考えている。最新の脳画像研究によって、特定の単語や数を見たときに鮮明な色が見える数人の共感覚保有者が調べられている。最初の実験では、共感覚保有者と対照群のふつうの観察者が、色のパターンを見せられ、そのときの脳の活動が記録された。白黒のパターンと比べると、色のパターンは、ゼキの先駆的研究によって「色領野」とされているＶ４の領域に大きな活動を引き起こした。共感覚保有者の脳のこの同じ領野は、「色の共感覚を引き起こす」単語でも活動的になったが、共感覚をもたない人では、この領野にこれといった活動は生じなかった。これは「連合学習」にすぎなかったのか？　それとも、共感覚保有者の脳の配線はふつうとは異なっていたのか？　これに答えるために、共感覚をもっていない観察者に、単語と色を一緒に提示して連合させる訓練が行なわれた。その結果、連合学習が成立したあとでも、話されたことばによって色領野が活動を示すことはなかったし、その際に色をイメージする努力をしても、色領野は活動を示さなかった。この実験は、共感覚保有者の脳が「ふつうの」人々に比べてふつうではなく配線されており、そのため単語によって、通常は色を知覚する際に活動的になる脳領野が活動する、ということを示している。

　多くの神経科学者にとって、最終的にこの難問を解決してくれるのがｆＭＲＩである。とはいえ、新しい特効薬をどう思うかと同僚に聞かれて、ある賢明な精神科医が言った「御利益《ごりやく》がなくならないうちに、早く使わなくっちゃ」ということばを思い起こす必要もある。ｆＭＲＩの基本的な考え方は、（たとえば）色の知覚に関与する脳領域は、色を知覚していないときよりも知覚しているときのほうがより活動的になる、ということである。これが脳全体についてあてはまるなら、なにもわかることはなかったはずだ。したがって、同様に重要なことは、色を知覚しているときに活動の変化しないほかの領野がなければならない、ということである。しかし、このことは、それらが色の知覚に関与しないということを意味するのだろうか？　ここで注意しなければならないのは、脳のなかで起こっている事象の位置を特定するためのテクニックとして、fＭＲＩには大きな限界があるということである。というのは、fＭＲＩは、神経細胞の発火を直接測るわけではなく、血中の酸素濃度依存反応（Blood Oxygen Level Dependent Response: ＢＯＬＤ反応）への影響を通してそれを間接的に測る方法であり、ＢＯＬＤ反応は、時間的にも空間的にも、それほど精度がよいわけではないからである。いまのところ、ヒトの脳でのfＭＲＩの空間的解像度は数ミリ程度であり、これは数十万の細胞に相当する。これぐらいの領域だと、2回の異なる脳スキャンでまったく異なる細胞群が活動していながら、ＢＯＬＤ反応には違いがないかもしれない。

網膜について言えば、まさにそうだ。赤い正方形と緑の正方形は、長波長（「赤」）の錐体細胞と中波長（「緑」）の錐体細胞に異なる活動パターンを生じさせる。電極をうまい具合に置けば、網膜の電気的反応から、その人が見ているのが赤の正方形か緑の正方形かはわかるだろう。しかしこの違いは、ＢＯＬＤ反応程度の低い空間解像度しかもたない装置を用いては、まったく検出できない。この議論は、脳の場合も同様である。Ｖ1のＢＯＬＤ反応は、色刺激と白黒刺激では、そう違わない。しかし、サルの単一神経細胞での実験からわかるのは、Ｖ1には、特定の波長の光だけによく反応する多くの細胞がある、ということである。この事実も、ＢＯＬＤ反応ではとらえることができない。なぜなら、これらの異なる細胞は近接していて、同じように酸素を必要とするからである。したがって、いまある証拠だけでは、Ｖ1の細胞が色の感覚に寄与しているという可能性を排除できない。

おそらく、Ｖ1の細胞も寄与はしているのかもしれない。しかし、それは無意識的な寄与なのだろうか？　色の知覚に特殊化した領野に信号が届いたときにのみ、その活動は意識されるのかもしれない。したがって、「無意識的知覚」の微妙な領野があるということになるが、これが次の短い章のテーマになる。

# 第14章　無意識的知覚

「無意識的知覚」は、「新しい古典」や「静かなハードロック」のように、ことばとして矛盾しているように聞こえる。しかし心理学者は、ジークムント・フロイトの先導のもと、これを次のように明確に定義している。「あなたがある刺激に反応しているのに、その刺激が見えたと思っていないなら、それが無意識ということだ」。たとえば、単語がテレビ画面に一瞬提示され、観察者の課題は、その語が人工物（たとえば「hammer」）だったら一方のボタンを押し、自然物（たとえば「river」）だったらもう一方のボタンを押すことだとしよう。「hammer」という語が2度続けて出る場合には、正しい決定をするのにかかる時間は、2回目のほうが短くなる。これは、次に出てくるのが「HAMMER」や「*hammer*」でも短くなる。したがって、重要なのは、視覚的に似ていることではなくて、単語の意味だということになる。この「反復プライミング」効果——そう呼ばれている——が起こるのは、当然のように思える。しかし、先にくる単語が提示時間が短すぎてはっきり見えなくても（これをするには、テレビ画面上で文字が提示された直後にそこに次々にランダムな文字を重ねる）、この効果は生じる。観察者は、最初の単語がなんであったかが言えないのに、反復プライミング効果が起こるのだ。心理学者によれば、これが意味するのは、単語が「無意識的に知覚されている」ということ、あるいは専門家風の言い回しを用いれば、「意味レベルまで意識にのぼらずに処理されている」ということである。

無意識的知覚は「閾下知覚《サブリミナル》」（感覚「閾」に達しない刺激なので、こう呼ばれる）と同じである。アメリカ大統領選挙のとき、ある候補の夫人は、市販のレコードに閾下の邪悪なメッセージが含まれていると信じていた。サブリミナルなテレビコマーシャルは、実際に2001年の大統領選挙の際に共和党によって使われたが、これは失敗に終わったようだ。というのは、メッセージが意識的に知覚されてしまったからだ。しかし、私たちは、どうすれば、「サブリミナルな」メッセージが意識的に知覚されているかどうかがわかるだろうか？　「無意識的」知覚に必然的につきまとう問題は、私たちが観察者の言ったこと――「刺激が見えたようには思えなかった」――を文字通りにとらなくてはいけないということだ。でも、はたしてそれでよいのだろうか？　私たちは、観察者に刺激が見えたら一方のボタンを押し、見えなかったらもう一方のボタンを押すようにさせ、ことばを介さないようにすることもできる。これは一見明快そうだが、「盲視」と呼ばれる現象があって、ことはそう単純ではない。盲視の物語も、脳損傷患者で始まる。

一次視覚野（V1）を完全に損傷した患者は、通常の医学的基準からすると盲である。彼らは、ものを読むために、色を見分けるために、障害物をよけるために、視覚を使うことができない。これはみな、解剖学的構造から予測されることである。なぜなら、網膜からの神経細胞の大多数は、ほかの領野に行く前にV1を経由するからである。しかし、視神経の神経線維の全部がV1を経由するわけではない。中脳（カエルでは、中脳はメインの視覚脳である視蓋に相当する）に直接行く経路もあり、そのあとそこを経由して大脳皮質に行く。この遠回りの経路は、視覚に使われるのだろうか？

イギリスの軍医、G・リドックは、第一次世界大戦で脳を損傷した兵士たちを診た。彼以前に報告を行なった井上と同じく、リドックは、一次視覚野だけの損傷が、局所的な盲の部分、すなわち「暗点」を生じさせることを発見した。しかし彼が気づいたのは、何人かの患者では、盲であるはずの領域に依然として動きが見える、ということであった。彼の観察は、1970年代に人間とサルで「残存視覚」の実験が行なわれるまでは、奇妙なこととして片づけられていた。「残存視覚」とは、皮質では盲であるはずの領域に、ある種の機能が残っていることを言う。たとえば患者は、盲とされる領域で光を明滅させると、その光のほうに眼を向けることができる。その後の研究から、盲の領域内で刺激を運動させると、患者はその運動方向が上か下かをボタンを押して示すことができるということもわかった。

ここには、一見パラドックスがある。なにが起こっているかを理解するには、最初にどのようにして「盲」を測定したのかを注意深く検討してみる必要がある。問題は細部に潜んでいる。井上は次のように記している。

私は、10平方ミリの大きさの白い視標をフェルスター式の視野計のなかで動かし、測定するごとに位置が変わるリング状の暗点がいくつかあることを発見した。測定の間、私は患者に、白いものに気づいたら、「はい」と言うように求め、たとえば60度でそれを続けていった。「いいえ」と彼が言うまで、「はい、はい、はい」が続いた。次に56度では「はい」と言うまで、「いいえ、いいえ、いいえ」が続く、といった具合であった。

患者は、法廷での目撃証言のように、ほんとうに見えたものを報告するよう求められている。すなわち、実際に起こったかもしれないことについて推測してはいけないし、ほかの人なら見えたかもしれないことを想像してもいけない。問題にしているのは、患者の主観的な体験であって、それ以上でも以下でもない。残存視覚を明らかにするテストは、これとはまったく異なる。患者は、なにかが「見えた」かどうかを聞かれるわけではない。代わりに、眼の動きのような単純な反応が測定される。あるいは、刺激が右に動いているか左に動いているかを「推測する」よう求められる。重要なことは、患者には「わかりません。刺激が見えません」と言うことは許されていないことだ。彼らは決定しなければならない（専門的には「強制選択」と呼ばれる方法だ）。したがって、簡単に言ってしまえば、問題は、患者が「はい・いいえテスト」では刺激が「見える」ことを否定するのに対し、強制選択や眼球運動を用いるテストでは、刺激を検出できるということなのである。

この話題については、たくさんのことが書かれており、そのなかにはきわめて辛辣なものもある。明らかな問題は、私たちには、自覚的意識を直接測る術《すべ》がないということだ。観察者に尋ねるのがもっとも直接的な方法だが、その場合には、自分がなにかを体験しているかどうかはつねに確信があるということが仮定されている。しかし、実際には確信がないこともある。「アーサー王の死」という詩のなかでテニスンは、視覚的意識のこうした境界を、次のように巧みに表現している。

そのとき、彼はもう一度動き、
登りうる最高の高みへと登り、
手をかざして眼を細めると、王を運んだあの黒点が見えた。
いや、見えたかと思われた。
その黒点は、大海に開けるあの長い水路を下り
はるか向こうへどんどん遠ざかり、
しだいに小さくなり、ついに光のなかに消えた。
そして新たな陽がのぼり、新たな年をもたらした。

アーサー王を運ぶ黒点は、弱いあるいは「ノイズをともなう」感覚の常で、不確かな感覚であった。神経系のランダムな活動の存在は、観察者に外界にあるなにかを実際に見たのかどうか確信できない状態を生じさせる。観察者が「ノー」と言うとき、それが意味しているのは、証拠が「イエス」と言うほどのものではないということだが、この「見えていない」信号が観察者になんらかのほかの影響――たとえば、眼の瞳孔を収縮させるとか、刺激がどちらかと言えば下よりは上に動いたのだろうと判断させるとか――を与えることもありうる。これは、脳のどの過程が意識的で、どの過程が

意識的でないかを見つけ出す方法を心理学者に示唆した。もし、無意識的に知覚されたメッセージ（「ノー」）が脳領域AとBを活動させ、意識的に知覚されたメッセージ（「イエス」）がAとBとCを活動させるなら、Cが意識に関与していることになる。

このロジックにもとづくfMRI実験では、観察者を、先ほど紹介した反復プライミング実験でテストした。「無意識的に知覚された」単語は、読みに関与するとされる領域を含む、脳のいくつかの領域の活動を増加させた。ところが、「意識的に知覚された」単語は、「前頭前野」と呼ばれる領野も活動させた。ここは、（あとで見るように）意識の座の候補のひとつである。しかし、「意識された」単語は「読みの領野」においては、「意識されなかった」単語の場合よりも、より大きな活動を引き起こした。おそらく読みの領野は、観察者がその単語を見た（「イエス」）と報告するためには、十分な活動レベルになくてはならないのかもしれない。もうひとつの問題は、観察者は単語が「意識されなかった」場合に、その確信度を聞かれていないという点である。もしそういった機会が与えられていたなら、観察者が「全然自信なんかないんだけど、ほんの一瞬なにかが提示されたように感じました」といった報告をしたかもしれない。おそらく、意識的か無意識的かという違いは本質的な違いではなく、BOLD反応の強さのように、程度の問題でしかないのかもしれない。テニスンは、ジークムント・フロイトの現代の信奉者に比べれば、まったくもってちゃんとした心理学者だったと言えそうだ。

いまのところ、私たちが意識するときにだけ「ライトアップ」する脳の特別な領域というものは、見つかっていない。いずれにしても、脳のある部分が意識して、ほかの部分は意識しないという言い方は、どういうことを意味しているのだろうか？　肝細胞のように、顕微鏡を用いるとはっきり特定できるような、意識に関わる神経細胞に特有の性質があったりするのだろうか？　次の章では、それらの神経細胞が感覚を「分泌する」という一風変わった説について考えてみる。

# 第15章　意識の分泌説

トーマス・ヘンリー・ハクスリーは1891年、E・マックグリュア牧師にあてて、こう書いた。「カバニスは、胆汁の分泌が肝臓の機能であるのと同じように、思考は脳の機能だと言いました。このとき、彼は哲学的に大きな間違いをおかしていたのです」。ハクスリーが引き合いに出しているカバニスとは、フランスの哲学者で生理学者でもあったピエール・ジャン・ジョルジュ・カバニス(1757-1808)のことである。カバニスがなにを間違ったのかを指摘するのは、とりたててむずかしくない。胆汁は、身体のなかの特殊な細胞で作られる。胆汁を作る細胞とそれ以外の細胞は、その生化学的経路の点から区別できる。この細胞では、特別な遺伝子が活性化され、胆汁の生成を可能にする。だが、知られているかぎりでは、「赤」という感覚を生成するための生化学的経路はない。胆汁と感覚の間のアナロジーは成立しないのだ。

脳には、網膜の「星形のアマクリン細胞」から小脳の「苔状神経線維」にいたるまで、さまざまな形のタイプの異なる細胞が、（数千種類とはいかないまでも）少なくとも数百種類はある。同様に、細胞どうしが情報伝達に使う生化学的メカニズムも——神経伝達物質のグルタミン酸、アセチルコリン、セロトニン、GABA、ATP、一酸化窒素など（神経科学の学会が開催されるたびに増え続けている）——さまざまだ。細胞のタイプや神経伝達物質のこうした多様性はおそらく、なぜヒトの遺伝子はその多くが脳でだけ発現するのかを説明するかもしれない。しかし、異なるタイプの細胞が異なる感覚を分泌するという証拠はない。どの哺乳類の灰白質も、脳全体にわたって基本的に6層からなる構造をしているという点で同じであり、その6層の細胞のタイプも同じである。顕微鏡で見ただけでは、なぜこちらの領野が「視覚」担当で、あちらの領野が「聴覚」担当なのかはわからないし、同様に、神経細胞の電気的活動を増幅して聞こえるようにしたもの（バチバチ音がする）を聞いても、その細胞が光に反応しているのか音に反応しているのかは、わからない。

もちろん、大脳半球の灰白質を顕微鏡で見てみると、構造にわずかな違いがある。この違いにもとづいて、解剖学者のブロードマンは1908年に、灰白質を50ほどの領野に分けた（図15・1参照）。「有線野」の17野は、そうした領野のひとつだった。しかし、17野がほかの領野と違うように見えたのは、そこに特殊な種類の細胞があるからではなく、視索からそこに入る脂肪組織に包まれた神経線維の巨大な束があったからである。灰白質についての有力な仮説によれば、灰白質は基本的にはどこでも同じであり、同じ基本タイプの細胞があって、同じように連絡している。

したがって、分泌説は誤りと考えるべきである。たとえ、私たちが「赤」という感覚をもったときにだけ発火する特定の細胞や細胞群を見つけることができたとしても、その感覚を説明するのは、そ

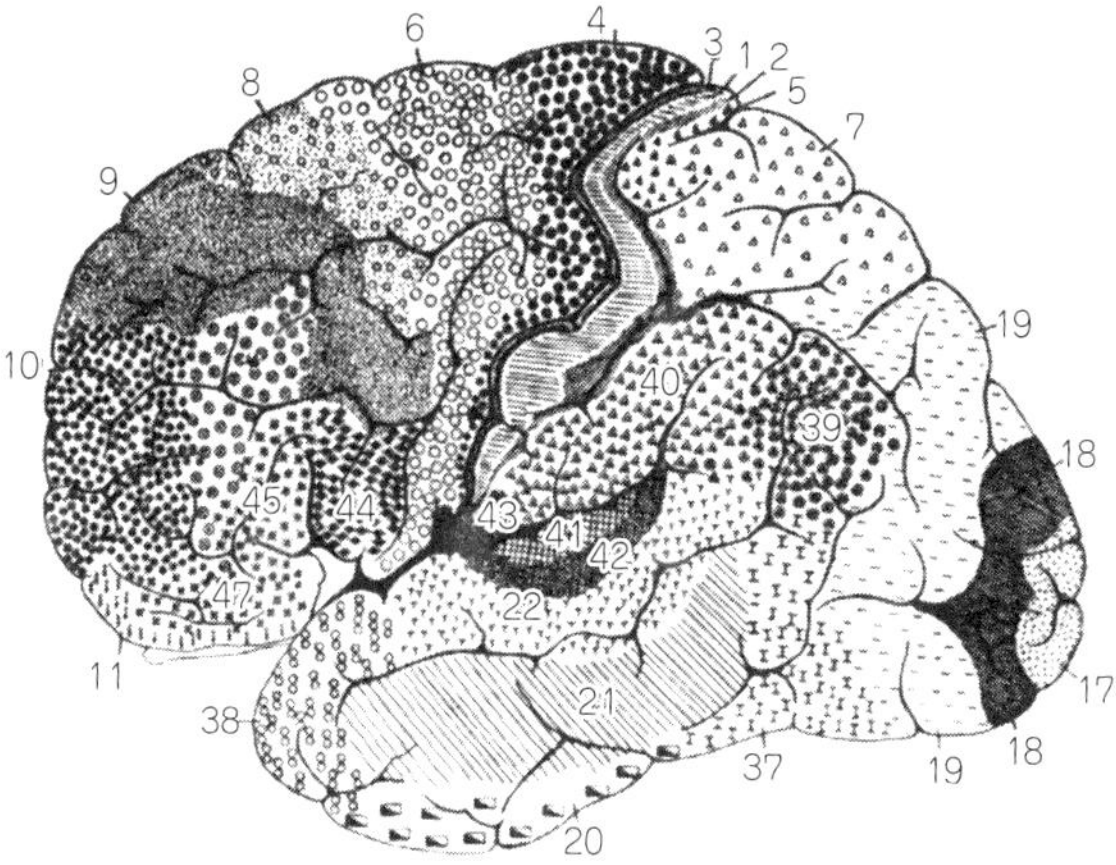


図15・1　ブロードマンのヒトの脳地図

れらの細胞自体の構造ではない。ある色彩研究者は次のように表現している。「色はあまりに生き生きとしているので、色がまったく見えない人を哀れまずにはおれない。そして、なにが、色をして、大部分の人が感じる美しい赤の感覚を生じさせるのかを問わずにはいられない」。分泌説に対する説としては、次のようなよく知られた明快な説がある。「赤い」面にだけ発火するどんな細胞も、外界の対象の面から生体の行為へといたる情報の流れのほんの部分でしかない。緑の木の葉のなかから赤い果実を探すサルの関心事は、光の波長にあるのではなく、食べられる果実を見つけることにある。果実から反射する光の波長は、太陽が雲に隠れると変わるが、果実の面そのものは変化しない。したがって、ほんとうの色を知覚するには、どんな照明の状態にあるかを計算に入れなければならない――この計算は複雑でむずかしい。像の一部を「緑」として分類することは、それを、緑であるさまざまなもの（たとえば木の葉）のカテゴリーに割り振ることである。「赤」、「青」、「緑」は、神経細胞の単純な分泌ではなく、記憶や感情や行為を含む複雑な概念である。これが、なぜ神経科学者がこれまで、赤や緑といった純粋な色にだけ反応する神経細胞を発見できなかったのかの理由かもしれない。色には意味があるのに違いない。でなければ、色覚が進化することなどなかったはずである。初期の魚類が見える光のなかから短波長の光を見分けるようになったのは、「青い」光は上からやってくるからであり、その遺伝子は私たちにも受け継がれている。青は、赤よりも遠くにあるように見える——これは、それがたんなる分泌だとする考えでは説明できない。

言いかえると、脳が網膜像のある部分を特定のタイプの表面からくるものとして分類するとき、色が見える。こうした分類の作業は、小さな領野（おそらくV4）内の鍵となる細胞集団なしには不可能だが、だからと言って、これらの細胞が特別な感覚を分泌しているということにはならない。「色細胞」は、その弁別力を、神経経路の初期段階にあるほかの細胞との連絡に負っている。「緑」の細胞は、「赤」の細胞よりも緑ということはなく、おそらくその構造も化学的反応もまったく同じだろう。しかし、このことは、色を分類する機能をもった脳の部分を見つけようとすることがバカげている、ということではない。（これは、ラグビーチームのなかのだれがブラインドサイドのウィング・フォワード［訳注　点取り屋なので、足が速い者がよい］かを、そのポジションを彼に与えるなんらかの身体的特徴があると仮定しなくても、問うことができるのと似ている。）確かに、多くの場合、とりわけ一方の感覚から他方の感覚への「洩れ《リーク》」を経験する場合には、これはきわめて実際的な疑問になる。たとえば、ある種の盲の患者が、音——夜に古い家屋の壁がたてるギシギシいう音や、だれかが鉛筆で机を叩くコツコツいう音など、さまざまな音——にはっとしたときに、「盲」の領域に光の明滅が見えることがある。このときに感じられるものは、「たんなる白色の閃光」から、炎、振動する線からなる花びら、万華鏡、アメーバといった複雑でカラフルな幻覚にいたるまで、実にさまざまであった。これらはつねに、視野計による測定で欠損があることがわかっている視野の部分に見えた。当然ながら、患者の脳のどこでこれらの視感覚が起こっているのかが、問題となる。

明らかに、網膜だけということはありえない。というのは、盲の領域においては、網膜は脳と連絡していないからである。2つの異なる説明が考えられるだろう。ひとつは、音によって刺激される脳の部分の神経細胞が、突然視感覚を生み出すことができるようになった、という可能性である。これはちょっと信じがたい。どんな構造の変化があって、こうした変化が生み出されたのだろうか？ 同じ細胞がどのようにして視感覚と聴感覚の両方を生じさせることができたのだろうか？ ありそうなのは、「音の経路」の神経インパルスがなんらかの理由で通常の視覚経路に洩れ、通常は光の感覚を引き起こす視神経細胞に光の感覚を引き起こした、という可能性だ。

音が視覚経路に洩れる可能性のある部位は、解剖学者が「外側膝状核（ＬＧＮ）」と呼ぶ何層にもなった小さな組織である（膝のような形をしているので、こんな名前がついた）。網膜から出た神経線維はここで終わり、神経線維を通ってきたメッセージは、別の経路（視索）に受け渡され、一次視覚野まで行く。外側膝状核は、よく研究されているのに、あまりよくわかっていない器官である。これまでは、たんなる「中継地点」と考えられ、電線のたとえが用いられてきたが、このたとえは適切でない。というのは、神経インパルスは、距離とともに弱まるわけではないからである。現在、外側膝状核に入る神経線維の大部分は、視神経からではなくて、それが「投射」するとされていた灰白質側から来るということがわかっている。これらの「下行性の」線維の多くは、音によって活動することもありうる。通常、それらが出す信号は弱すぎて効果はないのだが、もしその細胞に通常の視覚入力が入って来ないなら、視覚以外の入力に対して感受性が強まるということはあるかもしれない。このような効果は、脊髄の神経細胞でも見つかっている。健常なサルにおいても、音が外側膝状核の神経細胞を活動させることを示す直接的な証拠がある。

健常な観察者でも、音によって、視感覚を生じさせることが可能だ。適切な条件下で、単一の光刺激を瞬間的に提示し、それと同時に単一の音刺激を提示すると、ひとつの光ではなく、2つの光の見えが引き起こされる。時間的精度の高い脳機能画像法を用いれば、この「2つの光」という視感覚が最初に脳のどこで始まるのかを突き止めることができるかもしれない。仮に外側膝状核と一次視覚野に「2つの反応」が見つかったとしても、「ああそうなの」という程度のことだろう。しかし、もし側頭葉だけに見つかったらとしたら、これは興味深いに違いない。このときには、神経インパルスは、一次視覚野以降に進んではじめて感覚を引き起こすと考えることができるだろう。この研究の発想は、ちょうど畑の作物を刈り取り機で刈りながら、そこにいるウサギをまだ刈り取られていないところへ追い込んでいくように、感覚を脳内のできるだけ小さな領域に絞り込んでいくことである。

一部の哲学者や心理学者は、感覚を脳のなかに探し求めることを非難し、それをバカげた研究だと考えている。そのときに言う軽蔑的な表現のひとつが「カテゴリーのエラー」というもので、これは、哲学者のギルバート・ライルが、影響力の大きかった著書『心の概念』のなかで用いたことばである。

ライルは卓越した論客で、脳が心を生み出す特別な物質をもっているという考えを風刺するのに、「機械のなかの幽霊」という表現を考え出した。彼はこの本のなかで、ひとつの科学的事実を援用することもなく、心の概念を論じるという驚くべき離れ業をやってのけた。ライルによれば、カテゴリーのエラーは、行進する兵士たちを見て「たくさんの兵士がいるけれど、連隊とやらはいったいどこにいるんだ?」と聞くようなものだという。ライルの信奉者の言い方を用いると、「赤の感覚はどこにあるか?」と問うのはカテゴリーのエラーである。しかし、機能の場所の特定に対するこうした反論は、的はずれだ。連隊は、それを構成している兵士たちそのものかもしれないが、空間内に位置をもっているし、迷子になった間抜けな兵士にとっては、「どっかでグロースターシャーの連隊を見ませんでした?」と聞くことは完全に意味をなす。感覚と脳内事象が同一だと考える場合には、カテゴリーのエラーをおかしているのではなく、それを回避しているのだ。いずれにしても、2つの光という視感覚を手がかりにそれがどこで起こっているかを突き止めることは、それがことばという私たちの不適切な能力にどんな問題をもたらそうとも、神経科学の研究として完全に意味をなす。

脳の意識のメカニズムを探っている神経科学者は、珍品切手のコレクターのように、それが数としてほんのわずかだろうと考えている。フランシス・クリックとクリストフ・コッホは、その候補から一次視覚野(V1)を除外するという大胆な手に打って出た。彼らが言うには、V1は、まったく無意識的なメカニズムであって、視感覚はほかのところで起こる。「ほかのところ」というのは、脳の前方部分にある前頭前野である。ヒトとサルの間には根本的な違いがあると考える人たちは、とりわけこの考えに魅力を感じている。もっともよく調べられている動物種であるマカクザルの一次視覚野は、構造的にヒトの一次視覚野と大差ないが、前頭前野は、ヒトでは著しく大きいのだ。その結果、マカクザルの視覚野は大脳皮質のほぼ半分を占めるのに対し、ヒトでは30％を占めるにすぎない。

　クリックとコッホの第一の論点は、健常な観察者でも、暗室内でどちらか一方の眼に瞬間的に光を提示されると、それが右眼なのか左眼なのかわからない、ということである。しかし私たちは、手を触られている場合には、それが右手なのか左手なのかがわかる。どうしてこんな違いがあるのだろうか？　説得力のある説明は（わかっているかぎりでは）、V1を除いて灰白質のすべての細胞が両眼と等しく連絡している、ということである。どちらの眼が刺激されているかは、これらの細胞の発火からはわからない。これに対して、触覚に反応する細胞は右手と左手で違う（それぞれ反対側の脳にある）。このことから論理的に言えるのは、感覚がV1で起こるのではないということである。なぜならV1の数百万の細胞は、右眼と左眼を区別できるからである。

　左眼の細胞と右眼の細胞は、明らかに区別のできない感覚を生み出すので、クリックとコッホは、V1は、意識経験には「直接的」な役割をはたしていない、と主張する。しかし、ここで、彼らの言う「直接的」ということばがなにを意味するのかは、かならずしも明確ではない。彼らが言っているように思えるのは、右眼の細胞と左眼の細胞は、異なる感覚を分泌しないということだが、これは案山子《かかし》を攻撃するようなものだ。分泌説をとる者は、異なる細胞がつねに異なる感覚を分泌すると言っているのではなくて、異なる感覚はつねに異なる細胞によって分泌される、と言っているのだ。（T・H・ハクスリーは、感覚は脳の機能《ファンクション》（関数）だと言い、数学的な意味においてこのことを完全に理解していた）。もし、右眼のある細胞と左眼のある細胞とが、空間内の同一の位置を担当し、そこに同一の変化を検出するなら、なぜそれらが異なる感覚を分泌しなくてはいけないのだろう？　単純に、左眼の細胞と右眼の細胞が同じ機能をもっていて、知覚をもたらす因果連鎖のなかで互いに交換可能だ、と言えば、それですむ話だ。

言いかえると、もし、どちらの眼が刺激されているかが言える健常な観察者が見つかったなら、左右の眼ごとに別々の経路を想定しなくてはならない。男性の観察者ＡＪは、こうした経路をもっている可能性があった。彼は、メガネをかけたこともなく、乱視のような左右の眼での違いもなかった。両眼立体視力も正常だったし、石原式の色盲検査では、両眼の色覚も正常だった。しかし、彼は左右の眼を完全に区別できた。彼自身にもなぜそれができるのかわからず、どちらの眼が刺激されているかが自分には「自明」なのだと言うだけだった。実際には、彼は、左右の眼の焦点調節（ピント）の違いのようなひじょうに微妙な手がかりを用いていたか、あるいは、片方の眼の細胞から高次のレベルへと行き、両眼の間の差異を保持している、これまで知られていない解剖学的経路（あるいはメカニズム）を使っていたか、どちらかだろう。

ウサギは、眼が頭の側面についているので、キツネが左手から近づいてくれば、どちらの眼が刺激されているか、おそらく簡単にわかる。ウサギの両眼の像はいわばパノラマ写真で、部分どうしが脳で「継ぎ合わされて」ひとつになる。私たちの両眼は、横ではなく前方を向いているので、もしそれぞれの眼にまったく異なる像が提示されたら、その体験はウサギとはまったく異なるものになる。パノラマの代わりに体験されるのは、２つの像の葛藤状態だ――この状態は「両眼視野闘争」と呼ばれ、視覚神経科学ではいまホットな研究テーマになっている。両眼視野闘争が起こると、通常は一方の眼の像だけが見える。少しすると、この像は意識から消え、もう一方の眼の像が見える、といったことが繰り返される。それぞれの眼の像は、数秒間見え続ける。したがって、もしこうした知覚の変化にぴったり同期して活動が増加したり減少したりする脳細胞を見つけることができれば、それらが意識に「直接的に」関与していると言える、ということになる。逆に、もしほかの細胞が知覚の変化となんの関係もなかったとすれば、意識的過程からそれらを除外してよい、ということになる。

両眼視野闘争を体験するには、カラー図版14に示した色のリングのパターンを観察するとよい。両眼の向きを交叉させて(「寄り眼」にして)、2つの像を重ね合わせる。いったんリングが融合すると、視野闘争に関していくつかの事実が明らかになる。第一に、刺激パターンの色は不安定な見え方をする。とくに、外側のリングの部分が赤に見えたと思ったら、数秒後には緑に見えたりする。第二に、外側のリングの部分の色はかならずしも同時に変わるわけではない。一部分が赤に見えながら、残りの部分は緑に見えることもある。このように、両眼視野闘争は、一方の眼から他方の眼へと完全に切り替わるわけではなく、国会議員選挙のあとの勢力地図のように、部分ごとに競合し合う。第三に、外側と内側のリングの奥行きが異なって見える。これは、両眼間で相対的位置が少しだけ異なるからであり、両眼立体視の現象である。奥行き知覚の場合、両眼間の競合は、闘争によって決着するのではなく、相互協力によってなされる。これは幸いだ。でないと、私たちは、両眼の間の像のほんのわずかな幾何学的違いによって、たえず闘争を経験するはめになる。奥行きを計算するための協力と色の間の競合とは、共存する。これは、網膜像の異なる特徴——この場合には色と形——が脳のなかでは別のメカニズムによって計算されているということを、単純かつ鮮やかに示している。さらに、

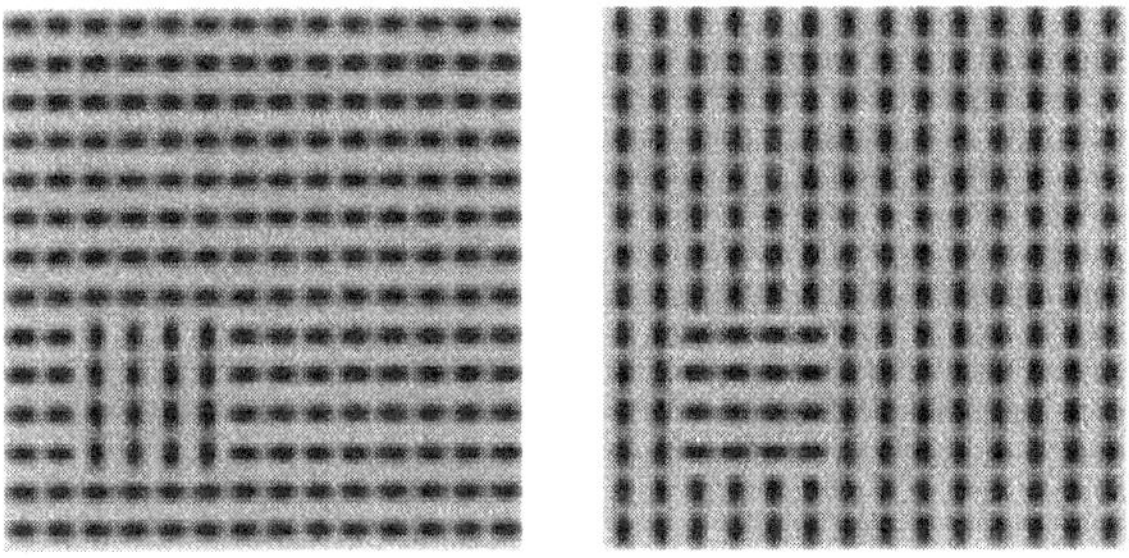


**図15・2　両眼視野闘争**

両眼の像が融合してひとつになると，左下の正方形が際立《ポップアウト》って見える。

観察者によっては、両眼間の混色が——たとえば内側のリングが赤でも緑でもなく、くすんだ黄色に——見えることもある。

　両眼視野闘争は、図15・2に示したパターンでも観察される。左のパターンを左眼に、右のパターンを右眼に瞬間的に提示すると、観察者には、左下に正方形があるように見える。線分の向きが両眼では反対であるにもかかわらず、そう見えるのだ。観察者は、正方形が見え、その境界の内側と外側の線分には違いがないように見える、というパラドキシカルな知覚を報告する。言いかえると、まったく同じに見える2つのテクスチャーの間に境界が見えるのだ！　脳は、芸術家のように、狂気に至らずに、矛盾した考えをもつことができるのだ。このデモンストレーションは、正方形をV1で——ここではまだ、両眼からの入力が部分的には別々である——見ているということを示唆する。

　両眼視野闘争は、V1が結局は意識に「直接に寄与する」ということを証明しているように見えるかもしれない。V1の「単眼性の」細胞においてまず片眼の像を抑制することなしに、どのようにして意識からその眼の像をとり除くことができるだろうか？　あいにく、問題はこんなに単純ではない。結局のところ、どこぞの海賊風に眼帯をかければ、片眼でものを見ることになるが、だから知覚はその眼で起こっているのだ、ということにはならない。両眼視野闘争は、V1に眼帯をかけるようなことなのかもしれない。もしそうなら、競合する知覚の間の選択は、V1で起こっているのではなく、視覚脳のもっと「高次の」レベルで起こっているということになるだろう。これを支持するデモンストレーションが、1928年にスペインのパレンシアの眼科医、ディアス＝カネハによって考案された（カラー図版15参照）。左眼のパターンの左側と右眼のパターンの右側は、合体すると、一面の横縞として完結する。同様に、曲線は合体して同心円になる。ディアス＝カネハが見出したのは、観察者が右眼と左眼の闘争ではなく、線と円の闘争を経験する、ということだった。言いかえると、闘争は、両眼間で起こるのではなく、ちょうどアヒルとウサギの多義図形のように、異なる知覚的解釈の間で起こるのだ。とはいえ、この議論もまだ決定的ではない。先ほど色のリングのパターン（カラー図版14）では、闘争が部分的な場合もあるということを紹介したが、ディアス＝カネハの図形でもこれが起こる。観察者には、横縞や同心円だけでなく、右半分と左半分がさまざまに合わさったように――直線や曲線の組み合わせや、直線と曲線のつながったものとして――見える。このディアス＝カネハの図形による証拠は興味深いが、決定的ではない。

これらの議論は込み入っていて、この難題を再度脳機能画像を用いて解いてみたい誘惑にかられる。確かに、右眼が優勢なときに、大脳皮質の左眼の細胞がおとなしくなるのかどうかを知るのは、さほどむずかしいことではないように思える。興味深いことに、この歴史をたどると、その始まりは、チャールズ・ダーウィンの自宅での植物の神経系の実験に行き着く。ダーウィンは、一日のかなりの時間を自宅の庭の植物を観察することにあてていた。それゆえ、彼のところの庭師は、ダーウィンの旦那のよく知られた病弱を治すには、なにかほかの有益なことに時間を使ったほうがよい、と言っていたほどだ。ダーウィンは、ハエトリソウの触覚反応にとりわけ関心をもっていた。この植物が開いた状態でいるときに、餌食となる昆虫が近くにくると突然閉まる。これは、神経系をもった動物の反応によく似ていた。おそらく、動物も植物ももとをたどれば、原始的な神経系をもった共通の祖先に行き着くのかもしれなかった。でも、植物のどこに神経細胞があるのだろう？　ダーウィンは、この疑問に答えるのに必要な実験装置をもっていなかったので、この問題をロンドンのユニヴァーシティ・カレッジの生理学の教授、ジョン・バードン＝サンダーソン（短気なことで有名だった遺伝学者、J・B・S・ホールデンの祖先にあたる）に委ねた。バードン＝サンダーソンは、植物のなかを秒速3センチのゆっくりとしたスピードで走るわずかな電位を測定することができた。（現在では、これらが、神経によってではなく、植物の細胞壁の「プラスモデスム」と呼ばれる小さな穴を電流が直接通り抜けることによる、ということがわかっている。）植物の感覚の問題はのちに、インドの物理学者で生理学者でもあった、ジャガディス・チャンドラ・ボーズ（1858-1937）によってとりあげられた。彼は、光刺激に対する植物の光電気反応を研究した。ボーズはのちに、この方法を人間の眼の網膜に応用し、「網膜電図」と呼ばれるもの――光刺激によって生じる電気的活動の波――を発見した。彼はまた、強い瞬間的な光によって引き起こされる残像が数十秒も持続し、見えたり見えなくなったりするということも観察した。これが起こっているとき、網膜電図は、左右の眼では同期していないように見えた。

両眼視野闘争の説明は、眼それ自体に求めるべきだったのだろうか？

両眼視野闘争が眼で始まるというポーズの考えは、それ以後の研究では支持されなかった。脳の電気的記録の結果は、両眼視野闘争自体の規則性とは一致しない。１９６４年に、人間の観察者の頭皮に電極をつけ、片眼にフリッカー（ちらつき）光を提示して、そのときの視覚皮質の反応を測定する実験が行なわれた。脳波は、１秒間に８ヘルツのフリッカー光に従った。縞パターンがもう一方の眼に提示されると、それがフリッカー光よりも優勢になるときがあり、このときには、フリッカー光に従う脳波は、80％以上も減少した。この実験は、抑制が視覚皮質で――おそらく「左眼」と「右眼」担当の神経細胞間の競合によって――起こっていることを決定的に示すもののように思われた。頭皮から脳波を記録する際の問題は、脳のなかの信号の場所を正確に特定するのがむずかしいということである。動物の場合には、単一の神経細胞から記録をとることができ、これによってその場所が正確にわかる。さらに、１９６４年にネコで行なわれた実験でも、一方の眼に提示された縞に対する細胞の反応が、もう一方の眼に90度向きの異なる縞を突然提示すると、抑制されるということが見出されている。視野闘争がＶ１で起こっているかどうかは、ｆＭＲＩによっても示すことができる。ある最近の研究では、ＢＯＬＤ反応が視覚刺激のコントラストにおおよそ比例するという事実が利用されている。観察者は、一方の眼で低コントラストの縦縞のパターンを、もう一方の眼で高コントラストの横縞のパターンを見た。両眼間では縞の方向が違っているので、観察者は両眼視野闘争を体験した。そしてＶ１のＢＯＬＤ反応は、高いコントラストのパターンが見えているときに高かった。

これは両眼視野闘争がＶ１で起こっていることを示す決定的な証拠であるように思えるのだが、ほかの実験はこれを支持していない。ある実験では、サルがまず、片眼だけで傾いた縞を見て途中で縞の傾きが90度変わったらレバーを押すと報酬がもらえる、という訓練を受けた。そのあと、両眼にそれぞれ90度傾きの異なる縞（45度と135度）が提示された（人間の観察者なら、2つの傾きの間で視野闘争が起こる）。網膜上の刺激に変化はないのだが、サルは、あたかも傾きが変化したのを見たかのように、レバーを何度も押し続けた。次の段階では、サルがこうした知覚をレバー押しで報告しているときの脳のなかの個々の細胞の活動を記録した。もし抑制がV1の細胞で起こっているのなら、知覚の変化に対応して、それらの細胞の発火が増えたり減ったりすると予想される。実験では、この予想を支持する結果は得られなかった。V2以降の領野の細胞は、予想されるようなしかたで発火の頻度が変化したものの、結果には一貫したパターンが見られなかった。ある細胞は45度の縞を好み、135度の縞が見えているときよりも45度の縞が見えているときに、よく反応した。これは予想と合っている。しかし、ほかの細胞は、好みの傾きが見えていないときによく反応するといったように、それとは逆のパターンを示した。

一次視覚野（V1）に言えることは、実はそのまま前頭前野についても言える。サルを用いたほかの実験では、前頭前野の細胞の活動と知覚との間に相関は示されていない。もしV1が無意識的な自動機械なら、同じロジックによって、前頭前野も意識の座の候補からはずさなければならない。結局のところ、もしV1が無意識的な自動機械の罪で告訴されたとしても、その法廷がなにごとにも厳しいスコットランドの法廷なら、裁判官は、これまでにあがっている証拠にもとづいて、「証拠不十分」で無罪という判決を下すはずだ。両眼視野闘争は、決め手として十分ではない。たとえ、視野闘争の間V1の神経細胞が意識状態の変化に関係した変化を示さないということを認めたとしても、それで、それらが無意識的だと結論はできない。両眼視野闘争において切り替わる心の状態の間には、共通するところも競合するところも、同じぐらいにある。V1の神経細胞が意識に「直接」は寄与しないという考えは、分泌説の文脈でのみ意味をもつが、いずれにしろこの説そのものは、論理的な理由から棄却できる。

意識の分泌説は、私たちの意識体験は脳のなかの特別な神経細胞群の活動が関与していると主張する。この説によれば、網膜の細胞は意識には寄与しない。クリックとコッホによれば、V1の活動も、体験には「直接」は寄与しない。ここでの論理的な問題は、神経細胞のどんな物理的構造も、なぜそれらのなかの一部の限られた細胞だけが意識を分泌するのかという問題を解く手がかりを与えてはくれない、ということだ。分泌説に代わる説では、外界から神経細胞を通って行為や決定にいたる情報の流れとして、意識を説明する。この考え方が正しければ、車のエンジンのように、脳を部品へと解体して、「意識はこれら特定の神経細胞群のここで起きている」と言うことはできない。にもかかわらず、多くの神経科学者は、あいかわらず脳から意識をとり出せるという考えにとらわれている。彼らの議論は、ほかの細胞ではなく、なぜ特定の細胞だけが意識に寄与するのかを理解するのはむずかしいかもしれないが、少なくとも、細胞を意識的な種類と無意識的な種類とに分けることはできる、というように続く。次の第16章では、V1に対するさらなる攻撃について、そして私たちの行為の多く——たとえば、手を伸ばしてものをとる——が無意識の機械のコントロール下にあるのだという、注目すべき説について紹介しよう。

## 第16章 水車小屋のなかへ

哲学者のゴットフリート・ヴィルヘルム・フォン・ライプニッツ（1646-1716）は、意識が脳のどこかにあるという考えに、水車小屋のメタファーを用いて次のように反論した。

考えたり、感じたり、知覚したりするしくみの機械があるとしよう。その機械を同じ比率で拡大し、水車小屋のなかにでも入るように、そのなかに入ってみたとする。機械の内部を探してみると、互いに押し合っている部品が見つかるだけで、知覚を説明するものはなにも発見できないだろう。（ライプニッツ『モナドロジー』）

ライプニッツの主張の問題点は、前提のなかでその結論が真であると仮定していることだ。中世の哲学者たちは、これを「論点先取」の誤りと呼んでいた。私たちはまず、感覚をもたせるような構造をもつ機械を想像してみよ、と言われ、次にそのような機械のしくみは見つけられない、と言われる！　ライプニッツが書いているのは、私たちがほかの人の脳という巨大な水車小屋のなかに入ってみたとして、そこで知覚するのは私たち自身の知覚にほかならず、私たちが入った脳の知覚ではない、ということだ。ある人が赤い色を知覚しているとき、その人の脳のなかで赤を感じる細胞が赤く光るわけではない。この点では、確かにライプニッツは正しい。だが、私たちが水車小屋のなかで目にすることは、その脳の知覚をおそらく十分に説明するかもしれない。少なくとも、これは、水車小屋がなにかを知覚する際にある部品はほかの部品よりも重要だということを見つけ出そうとしている大多数の神経科学者にとって、前提となるものだ。彼らはこれを（ちょっと大げさに）「意識の神経的対応物（神経相関）」の探求と呼んでいる。一方、ライプニッツの現代の後継者たちは、意識を生み出す機械は、どこが「意識」の部分で、どこが「無意識」の部分であるというように、分割などできない、と主張し続けている。

一次視覚野（V1）のマップは、この新たな哲学的論争の戦いの場となった。これまで明らかにされているように、V1のマップは空間内の対象の方向を特定できるほどに正確であり、そこには奥行きの次元を担当する細胞や対象の大きさや傾きに選択的に反応する細胞がある。では、V1には意識があるだろうか？　あるいは、意識は実際には「高次のレベル」だけで起こっていて、V1はそこに情報を送るだけなのだろうか？　V1が無意識的な自動機械だという容疑には、両眼視野闘争（前章参照）からある程度の（強いものではないにしても）証拠がある。しかし、この容疑にはさらに別の証拠がある。そうした例のひとつは、滝の錯視である。一方向に動く模様を数分間見つめ続けたあとで

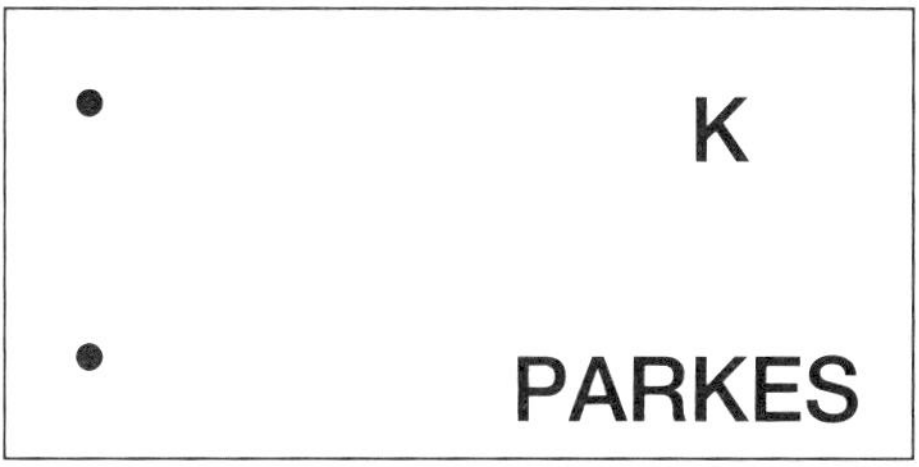


図16・1 「混雑効果」のデモンストレーション

は、静止している模様が、いわゆる「順応刺激」とは反対方向に動くように見える。そこで、この滝の錯視と両眼視野闘争を組み合わせてみよう。左眼では下に動く模様に順応し、同時に右眼では上に動く模様に順応すると、「両眼視野闘争」を経験する——上への動きが見えたり、下への動きが見えたりする。そのあと左眼で静止した模様を見ると、その模様が上へ（まえに見たのとは反対方向に）動くように見え、右眼で見ると、下へ動くように見える。つまり、左右の眼でそれぞれ反対の順応を生じさせることができる。したがって、運動方向に反応し、かつ一方の眼だけと連絡している「単眼性の細胞」があるのはＶ１だけなので、順応はＶ１で起こっている、と言える。しかし、ここで重要なのは次のような結果だ。両眼視野闘争中の左眼の順応は、観察者が下方向の運動を経験する時間の長さにはよらず、網膜に提示されている時間の長さのみに依存するのだ。Ｖ１の左眼の神経細胞の順応は、左眼の刺激に気づいていないときでさえも起こっている。つまり、順応中のＶ１の細胞は、「意識の神経的対応物」ではありえない。順応は、純粋に無意識的過程なのだ。

　もうひとつの例は、図16・1に示した「混雑」効果である。周辺視野にある文字「K」は、それがひとつだけなら、容易に読むことができる。

ところが、そのまわりにほかの文字があると、読むのがむずかしくなる。このいわゆる「混雑」効果は、運転テストの公平性をめぐる論議にも関係している。ドライバーは、イギリスでは25ヤード（約23メートル）離れたところから、車のナンバープレートが読めなければならないとされている。このテストが考案されたとき、ナンバープレートは、AJA985のように（私が昔乗っていた車のナンバー）、6文字だった。現在は1文字増えて、同じスペースに7文字が詰まっている。これは、25ヤードの距離から読むのを困難にしている。乱視のような問題をもっている人にとっては、なおさらむずかしい。そのうち、現行のナンバープレート・テストに通らなかった人たちが文句を言い出すかもしれない。

混雑効果が強い場合、標的の線分が、傾きをもったほかの線分に囲まれていると、それが水平（―）なのか垂直（|）なのかわからなくなる。この状況を用いて、V1における意識の神経的対応物がテストできる。V1の細胞の多くは、線分の傾きに選好性をもっていることがわかっているので、もしそれらが傾きの知覚の神経的対応物なら、混雑によってその選好性が消されると予想される。この予想をテストするために、観察者は、まわりをほかの線分に囲まれたある傾きをもった線分を数分ほど見つめるよう求められた。観察者は、混雑効果のせいで、標的の線分が水平か垂直かはわからなかった。順応後、線分を検出する感度が、標的の線分が以前に占めていた部分で測定された。傾いた線分に順応した場合、通常は、標的と同じ傾きをもった線分の検出が困難になる。順応はふつう、同一の刺激に繰り返しさらされる神経細胞の疲労によって説明される。では、順応時に線分が見えていないときには、どうなるだろう？　実験者が発見したのは、見えていなくても、見えているときと同じ結果になるということだった。垂直の線分に順応すると、観察者は、順応刺激の線分が水平なのか垂直

なのかを答えることができなくても、垂直の線分に対する感度が弱まる。これはどう説明すればいいのだろう？　順応は、滝の錯視の場合のようにV1で起こっており、この順応は無意識的な過程である。V1の「傾きに反応する細胞」は、高次の領野が線分の傾きの計算を可能にする情報を提供するが、それ自身は傾きを意識することはない。ちょうど、本人にとっては意味不明の暗号メッセージをほかのところに届ける役目をもった、スパイのようなものだ。

　したがって、明らかに、V1の細胞の発火は、私たちの視覚的意識の十分条件ではない。しかし、これらの実験から、なにか新しいことがほんとうにわかったのだろうか？　ライプニッツ流の懐疑論者は「わからなかった」と言うだろうし、しかもこの場合にもまた、私たちは、案山子《かかし》――分泌説――を倒すのに成功したにすぎない。もちろん、V1の単一細胞の活動が線分の傾きといった意識的経験を分泌するわけがない！　垂直線分に反応する細胞は、水平線分に反応する細胞と同じ形と生化学的性質をもっていて、それらが異なる感覚を生み出すというのなら、不思議きわまりないだろう。さらに、垂直線分に反応する細胞は、垂直からほんのちょっと傾いた線分にも盛んに反応することがわかっているが、私たちは、垂直線分を見るとき、複数の傾きの感覚の混合を体験するわけではない。論理的に言うと、傾きの知覚を引き起こしているのは多数の細胞の活動パターンでなければならない。垂直線分だけに反応する高次のレベルの単一細胞を仮定して、この問題をやりすごしてもだめだ。この細胞がほかの細胞とは形が異なるとか、生化学的に異なるとかということがないかぎり、それが独力で意識を分泌すると考えるのはおかしい。その細胞の発火に意味を与えるのは、上流と下流の両方での連絡なのに違いない。スパイと暗号メッセージのアナロジーは、誤解を招きやすい。というのは、それが、脳のなかに意識をもつ「M」女史［訳注　007に登場する、ジェイムズ・ボンドの所属する情報機関の女性上司］とか「機械のなかの幽霊」がいて、スパイがよこしたメッセージを解読すると仮定しているからである。

そういうわけで、V1が意識に関わらないとする証拠は、依然として決定的なものではない。盲視では、V1に損傷のある患者は、刺激に反応できるのに、それが見えるという意識がない。この盲視についてはどうだろうか？　盲視は、V1が視覚的意識に必要だということを証明しているのだろうか？　この議論は、盲視患者がほんとうに気づいていないということにもとづいているが、残念ながら、これは証明するのが（不可能ではないにしても）むずかしい。盲視の存在を疑問視する研究者は、患者の残存視覚が意識的な過程なのだと言っている。とくに詳しく研究されている患者、GYについては、異なる研究室で矛盾する結果（刺激が多少異なってはいるが）が得られている。最近行なわれた心理物理学的研究では、GYに、各試行において刺激が見えた・見えなかったを答えさせるときに、4点尺度で「確信度」を言わせている。健常者の場合、「確か」だと思うときには、「不確か」だと思うときよりも、正しい「イエス」反応がはるかに多い。これはGYでも同じであり、見えたことがわかっているということを示していた。ところが、相関は健常者ほど強くはなく、この結果は、GYが自分の感覚の強さをラベルづけするのが困難であることを示していた。

GYの視覚的意識の問題に対する別のアプローチは、「盲」の視野に提示された像の印象と正常な視野に提示された別の像とを照合できるかどうかを調べている。もしそれができるのなら、GYは、これらの刺激の意識的経験をもっているに違いない、ということになる。この手続きのロジックを明確にするために、「思考実験」をしてみよう。仮にここに片眼だけが赤緑色盲の観察者がいるとしよう。私たちが知りたいのは、彼が色盲のほうの眼を通して、赤の感覚をもつことができるかどうかである。実験では、正常な眼に、彼が「赤」と呼ぶ色刺激を提示する。次に、色盲の眼にも色刺激を提示し、正常な眼に提示されている刺激とまったく同じ色に見えるように波長を調節させる。もし観察者がそれができるのであれば、色盲の眼でも、赤の正常な感覚があると推論できる。

盲視でこの実験に相当するものは、観察者の「盲」の視野に特定の刺激を提示して、正常な視野で同じ感覚を引き起こす刺激があるかどうかを調べるという実験である。たとえば、GYは、盲の視野を速く動く高コントラストのバーと正常な視野をゆっくり動く低コントラストのバーとを同じものとみなしただろうか？ 多くの場合、答えはノーだったが、すべてがそうなわけではなかった。たとえば、低コントラストの動くテクスチャーは、他方の眼の動くバーと同じものとみなされた。GYの「盲の視野」には、少なくともなんらかの感覚があるとは結論できるかもしれないが、実験そのものは、その経験が視覚的なものだということを決定的に証明しているわけではない。GYは、正常な視野と盲の視野の両方の刺激から生じるある種の視覚以外の感覚にもとづいて刺激を合わせていたのかもしれない。前のところで紹介した聴覚と視覚の共感覚の例のように、ある感覚モダリティの刺激が別の感覚モダリティの感覚を生じさせることがないわけではない。反響音を手がかりにして障害物を避けて歩く盲人は、音のフィードバックを、音としてではなく、光が顔に触れているように感じることがある。

したがって、現時点では、視覚的意識を視覚経路の特定の部分へと追い込むのに失敗しているように見える。V1は、無意識的な自動機械《オートマトン》だとしてたえず攻撃にさらされてきたが、いまだに意識に関係していないとは言い切れない。では、脳のほかの部分についてはどうだろうか？ 視覚脳から意識をとり出そうという最近のきわめて大胆な試みは、「視覚的行為」を担当する経路と「見ること」を担当する経路の区別にもとづいている。この区別は、フェリアーが視感覚の座を誤って頭頂葉の角回にあるとしたことに端を発している。フェリアーは、角回を切除したサルが盲になったと考えたが、障害されていたのは実は、視感覚そのものではなくて、手を伸ばしてものをとるという能力であった。1982年に、グリックステインとメイは、この研究やこのほかの一連の文献を検討して、V1に始まる視覚処理にはまったく異なる2つの流れがあるという結論に達した。ひとつは「背側《はいそく》経路」で、V1から頭頂葉へと上がり、最終的には橋や小脳に行き、動作の制御に関与する。もうひとつは「腹《ふく》側《そく》経路」で、側頭葉へと下り、そこで対象の認知とカテゴリー化が行なわれる（カラー図版3参照）。これと時を同じくして、ミシュキンとウンゲルライダーもそれとは独立に、2つの流れがあるという考えを展開した。それらの流れとは、対象認知のための腹側経路と空間認知のための背側経路、すなわち「なに」経路と「どこ」経路である。

2人の神経心理学者、ミルナーとグッデイルによる最近の考え方は、視覚的意識が腹側経路とだけ関係していると仮定している。背側経路は、無意識的な自動機械であって、急いで階段を駆けおりるのには役立つが、意識的視覚には関与しない。彼らが証拠としてあげているのは、DFという「視覚形態失認」の患者の症例である。同じような障害の例は、オリヴァー・サックスの『妻を帽子と間違えた男』のなかにドラマチックに描かれている。DFは、視野内にものがあるときには、それがある

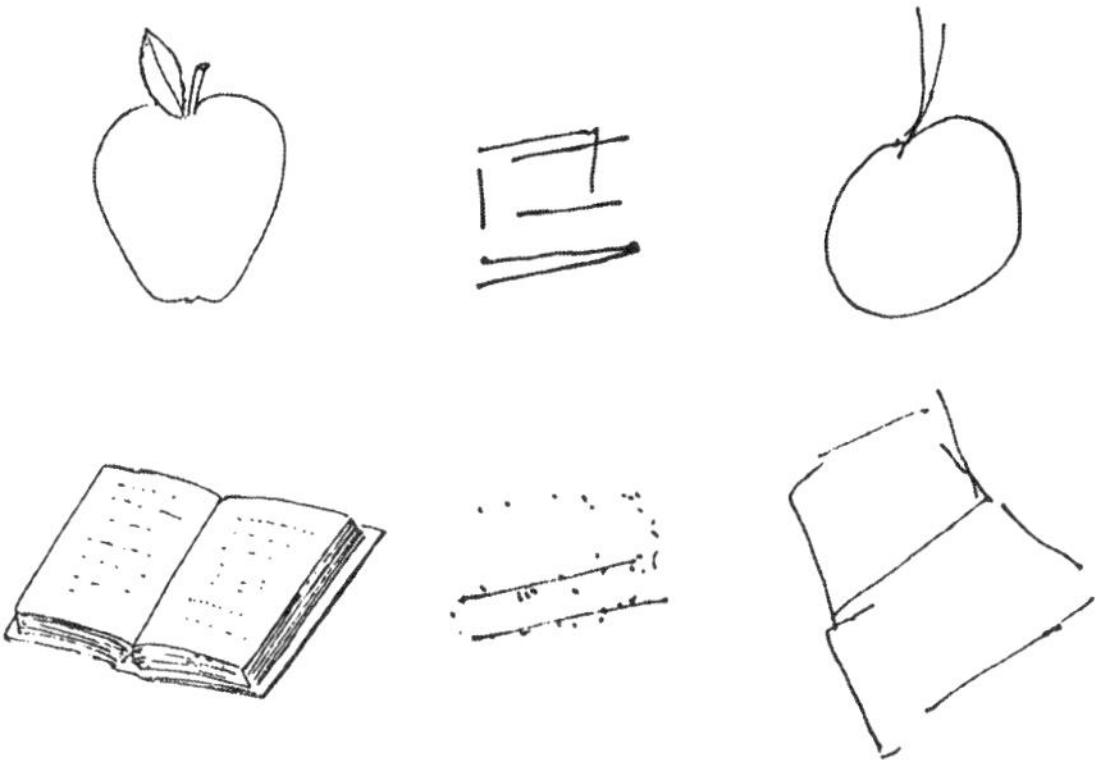


図16・2　患者DFが見本を模写した絵と記憶から描いた絵

ことがほぼわかるし、強い色彩感覚ももっている。この点でDFは、V1の損傷によって起きる「皮質盲」の患者とはまったく異なる。しかしDFは、形を認識することがほとんどできず、正方形や長方形といった単純な形すら、認識が困難である。ところが、果実や野菜といった自然物なら、ある程度は認識できる。これはおそらく、輪郭の形ではなく、色や模様を利用することができるからなのかもしれない。DFの障害は物体の線画を用いたときに顕著で、その名前を言うことも、それを書き写すこともできない（図16・2参照）。

DFの脳損傷がほんとうはどういうものなのかは、正確にはわかっていない。というのは、脳損傷の原因が一酸化炭素中毒であり、これは広範囲にわたる細胞の損傷を引き起こすからである。事故後まもなく撮られた脳画像によれば、有線野は無事だったが、有線野をとり囲む視覚領野、V2、V3、V4が損傷されていた。しかし、損傷は完全ではなく、脳の特定の領域全体が損なわれたというよりも、特定の種類の細胞が失われたと考えたほうがよいだろう。一酸化炭素は、細胞から酸素を奪うことによって細胞に損傷を与えるが、どの程度それに耐えうるかは、細胞によって違いがある。形態知覚の障害は、井上の患者、田中氏を思い起こさせる。田中氏は、茶碗や本を示されるとその名称を言うことはできたが、それ以外のほとんどのものについてはそれができなかった。しかし、田中氏は色の名称を言えず、この点でDFと異なる。

　DFの場合、形態知覚の障害よりももっと印象的なのは、彼女がまだ保持している能力のほうだ。症例報告によると、「DFは……日常的な物品に手を伸ばしてつかむ能力を、数週間で回復した」。DFは、事前にその物品に触っていなくても、手の指を調節してそれをうまくつかむことができる。このことは、彼女が立体的な形に関する情報をもっていることを示している。いろんな点でDFの障害は、前に述べた視覚性運動失調――言語的なものの認知は正確だが、行為の制御が障害されている――とは逆である。ある実験が、DFの障害の特徴を鮮やかに示している。DFに「封筒」を渡し、垂直の円形の面に開いた細長い投函口にその封筒を投函するように求めた。この投函口は試行ごとに向きが変わった。DFは、封筒を投函する前に正しい角度に手と手首を調節し、投函は健常者と同程度に正確だった。しかし、投函口の向き（たとえば水平、垂直、ななめ45度）を言うよう求められると、まったく言えなかった。DFにとって、ことばは行為ほど雄弁ではなかった。また彼女は、その投函口と同じ向きになるように、もうひとつのポストの投函口の向きを調節することもできなかった。したがって障害されているのは、ものを名づける能力だけではなくて、ものを抽象的にシンボライズする能力であり、ものに対して自分の動作を調節する能力は損なわれていない。これらの事実は、DF

がまねる能力に障害をもっていると言えるなら、もっとわかりやすくなる。健常者にとってさえ、完璧にまねができるようになるには多大の練習を必要とする。たとえば表情のように、ある動作はほかの動作よりもまねるのが容易である。新生児でさえ、顔の表情をまねることができ、このことは、この能力が「生得的」だということを物語っている。DFがこうした能力を保持しているかどうかは、興味のあるところだ。

視覚性運動失調は、DFの障害と逆の状態だが、「行為」の背側経路にあたる頭頂葉の領野の損傷によって生じる。ミルナーとグッデイルによると、DFの場合、この行為の経路には損傷がほとんど見られない。DFのほんとうの障害は、物体認知の回路があるとされる側頭葉に行く腹側経路にあるようだ。そこで、DFには「見る」という意識的経験がないという実に驚くべき考えに行き着く。ミルナーとグッデイルは、意識的体験は腹側経路にあり、行為の背側経路は、無意識的な自動機械であって、経験ではなく行為を担当すると主張する。ここでは、彼ら自身のことばを借りるのがよいだろう。「私たちの見解では、視覚的体験は、これまで認知や知覚と関係づけられてきた腹側経路の処理によってのみ生じる。これに対して、背側経路のほうの視覚情報の処理モジュールは、行為の制御に必要な複雑な計算を行なうにもかかわらず、通常は意識にのぼることはない、と考えられる。」

だれが、こんなことを私たちに言うのだろうか？　もちろん、行為の経路ではない！　抽象的なシンボル的思考のみがほんとうに意識されるのであり、もの言わぬ運動の古い経路は意識されない、と告げるのは、ほかならぬ言語中枢なのだ。かわいそうな背側経路のほうは、自分の考えをことばにするには保護者を必要とする。背側経路のために最初に言っておきたいのは、この失認症患者が物体の意識的表象をもたないと主張するためには、たくさんの言い訳が必要になる、ということだ。ＤＦは、果物や野菜といった自然物の名前を言うのはよくできる。彼女がテクスチャーを見ることによって、あるいはほかの方法を使ってそれをしているのだと言うこともできるかもしれない。同様に、テクスチャーが側頭葉の助けなしに分析されるとか、あるいは有線野でも分析されるとか、あるいはＶ領野のひとつの領域——一酸化炭素によって完全には壊されていない領域——の細胞で分析されるというのも大いにありうるだろう。しかし、そこから、どうして側頭葉だけが意識をもつという主張になるのだろうか？　患者が芽キャベツを見ているという意識がまったくないのに、芽キャベツと言えるという主張には、かなりの飛躍がある。言い訳はどんどん増やせるかもしれないが、オルダス・ハクスリーも言っているように、言い訳はするほどに疑わしくなる。

もっとずっと印象的なのは、ＤＦが空間内の対象の位置を言うことができるということである。彼女は、赤い積木が白い積木の右にあるか左にあるか言えるのだ。この能力も、そしてものに手を伸ばしたり操作したりする能力も損なわれていないことから、当然、彼女の個人空間の意識的表象は基本的に損なわれていないと推論される。こうした左右の課題ができるのだから、傾いた線分の上部が下部に対して右にあるのか左にあるのかを言うこともできるだろう。彼女ができないのは、明らかに、このように傾いた2本の線分を見て、時計回りの方向により傾いているのはどちらかを答えることである。これを理解するためには、健常者の「傾き弁別」の能力を子細に検討し、その能力がなにを意味しているのかを知る必要がある。もし健常者がある傾いた線分を見て、そのあと数秒してから、別の傾いた線分を見る場合には、どちらの線分がより傾いているかは、その違いが1度ほどなら、正確に判断できる。脳のなかには、最初の線分を持続させるある種の信号があって、それがその線分の傾きと第2の線分の傾きとの比較を可能にする。これらの信号の形式はおそらく、神経の活動電位か、細胞膜の状態なのだろう。ノイズの多い2つの信号を比較するという作業は、簡単なことではなく、おそらくはなんらかの特殊化されたアナログ装置が関与している。失認症患者では、こうした装置が壊れていると考えてみよう。彼らは、両方の線分を視覚的に意識することに関してはなんの問題もなく、ただ両者を比較することができないだけなのかもしれない。ここで言いたいのは、これが障害のほんとうの説明だということではなく、こうした可能性もありうるということだ。もしこれが正しければ、物体失認の患者の問題は、全般的な意識の欠損というよりも、きわめて特殊な障害の集合だということになるかもしれない。

自動機械説のもうひとつの問題は、「半側空間無視」の脳機能画像研究に由来する。無視されている空間の部分に提示された見えていない顔も、通常顔が見えていれば活動するはずの側頭葉の顔領域を活動させ続ける。このように、側頭葉の顔領域における活動は、意識的体験の十分条件ではない。脳機能画像はつねにそうだが、注意が必要だ。BOLD反応は、脳のある領域でなにが起こっているかを大雑把にしか示さない。顔領域の反応は、顔を意識しているときと意識していないときとで、BOLD反応としては同じであっても、実際には同じではないかもしれない。関与する神経細胞が異なっていたり、神経インパルスのパターンが異なっていたりするかもしれないからだ。

最後にひとつ、背側経路が自動機械だとする説に対する反論がある。これは、サルでの研究に由来する。30年以上前、腹側経路の「物体認知」の神経細胞の活動が記録されたとき、サルは麻酔下にあった。無意識かどうかは、これらの細胞の活動とは関係がないように見える。したがって、それらの細胞が意識にとって必要十分条件だと主張するのはむずかしい。一方、背側経路の細胞の特性を調べるのは、覚醒し行為のできるサルで行なわれている。

# 終章　聖杯はいずこに？

神経科学の聖杯探しは、円卓の騎士たちが威勢よく四方八方に散っていったのはよいが、十中八九ありそうにない場所で聖杯を見つけたと口々に叫んで戻ってきたため、いまは混乱した状態にある。何人かは、なにを勘違いしたのか、物語を混同して巨大な風車に戦いを挑んでいるようだ。彼らがほんとうに聖杯を探しあてたのかどうか、どうすればわかるだろうか？　意識の座を探すのは、その質量、スピン、電荷が予測されている新しい原子核粒子を見つけるのとは少々わけが違う。なにが問題かと言えば、探しにかかっている本人たちが、なにを探しているのかあまりよく知らないという点である。そもそも、脳と体験の関係について語るときの用語ですら、神経科学者によってまちまちで、統一がない。脳内の事象が意識状態「と結びついている」と言ったり、「によって引き起こされる」と表現したり、「と関係している」と記述したり、あるいはもっとストレートに「とイコールである」と書いたりしている。このどこが問題かは明らかである。私の脳の状態の変化は、私には、ネッカーの立方体の見かけの変化として体験されるかもしれないが、それを神経科学者なら、私の側頭葉にある細胞の発火率の変化として見るだろう。哲学者のなかには、同じ金星を「明けの明星」と呼んだり、

「宵の明星」と呼んだりするのと同じことだと言う者もいるが、そう言ったからといって、なにかがわかるわけではない。ほぼ間違いなく言えるのは、意識と脳については、これまでとはまったく違った新しい考え方が必要だということだが、そういう考えを支える器官こそが、私たちが理解しようとしているものなのだ。自然淘汰の結果、脳は、脳自体について、そして脳と外界の関係について考える方法を進化させたが、科学的理解の進歩を望むなら、常識的な考えを乗り越えていかねばならない。この2千年間哲学では不可能だったということが示しているように、日常言語の範囲内でそれをしようとしても、おそらくできないままだろう。

この本は、どのようにして神経細胞が意識体験を生じさせるのかを説明してはいない。主張したのは、脳が特殊化されたマシーンの集合であって、CPU（中央処理装置）を備えた現代のデジタル・コンピュータよりも、昔ながらのアナログ・コンピュータに近いということであった。これらのアナログ・マシーンの多くは、マップに頼る。空間は、脳のなかでは抽象的なやり方で表象されているのではなく、神経細胞の空間的な配置と、それらの間の連絡によって表象されているのだ。

脳がどんな種類のコンピュータかということは重要だろうか？　脳の構造と機能との関係については、2つの正反対な見方がある。「強いAI」と呼ばれる見方によれば、脳が神経細胞でできていようがブルーチーズでできていようが、どうでもよい。数を用いて計算していようが、アナログ・コンピュータであろうが、これもどうだってよい。知的なやり方で作動するマシーンなら、知能をもっているし、私たちのように像を解釈できるマシーンなら、視知覚をしているということになり、ほかのことについても同様のことが言える。「強いAI」の理論家たちは、アラン・チューリングの研究を援用して、アナログ・コンピュータとデジタル・コンピュータの区別はとるに足らない、と主張する。どんなアナログ・コンピュータも、デジタル・コンピュータでシミュレートできるからだ。車輪と滑車を用いたケルヴィンの潮位予測器は、「高速フーリエ変換」の計算を使えば、デジタル・コンピュータ上で再現できる。ビル・フィリップスの経済の水力学モデルも、その後デジタル・コンピュータによる高度な数的モデルへと変身をとげた。人間の認知の神経ネットワークモデルのほとんどは、デジタル・コンピュータによるシミュレーションなくしては存在しえなかった。計算する機械ならどんなものでもデジタル・コンピュータでシミュレートできるということは、理論面でも実用面でも、歴然としている。

これに対して、「強いＡＩ」に異を唱える人々は次のように言う。デジタル・コンピュータなんて、なにかをシミュレートするために人間によってプログラムされた数字を叩き出す機械にすぎない。それは、まったく体験をもたない、見かけだおしの計算機でしかない。あるいは、百歩譲ってなんらかの体験をもつとしても、その体験は、水素原子が考えるというのと同じく、私たちの想像もつかない体験だろう。コンピュータそれ自体は、自らがなにをシミュレートしているのかをおそらく知ることはできないだろうし、出力がなにを意味するのかもわかっていない。その計算がなにを意味するかを知るためには、そのコンピュータをプログラムした人間の脳が必要だ。お天気パターンをシミュレートするコンピュータも、ある種の体験をもつことはありえるかもしれないが、それが天気の体験だと考えるだけの理由はない。ある像のピクセルを分析するコンピュータは、いま見ているのが数のマトリックスなのではなくて、像なのだということを知らない。天気のコンピュータ・モデルは、一連の数学的方程式にすぎない。もし、これらの方程式が「体験」だというのなら、どうして、方程式は紙の上に書かれたとき、意識をもたないのだろう？　数と実在を混同することは、できそこないのイデア論でしかない。

わかっていることがわずかな現状で、この問題について言えることはほぼ言い尽くされている。この点で、少なくとも、陰気なフランスの哲学者の言いそうな「そんなのは昔からわかりきったことさ」にうなずきたくもなる。いくつかの点で、意見の一致はある。おそらく、部屋の隅で静かな音をたてているコンピュータに意識的体験があるとみなすのはおかしいと、だれしも思うだろう。確かに、コンピュータが体験をもっているとしたら、それはなにについての体験なのだろう？　コンディヤックは、同様に人間の石像のことを想像し、その石像が私たちと同じように世界を体験するようになるには、世界を歩き回ってみなければならないと結論づけた。もう一方の極では、私たちは、私たちと同じように歩き、話し、赤面する機械なら、人間的な体験をもっているとみなす。なんのことはない、いま世界のいたるところで子作りに励んでいるカップルたちは、毎分何千台かのそうした機械を生産しているのだし、それらの機械はもちろん、ヒトとして認められるだろう。世界のなかを動き回り世界と相互作用する機械なら、入ってくるデータと内的モデルを照らし合わせることができるだろう。これが意味の問題を回避する。すなわち、そのモデルの意味は、機械の内部にあるのではなく、外側の世界にあるのだ。この機械をプログラムしてその出力を解釈する人間は、もはや必要ないが、だれでも知っているように、世界と関わり合うにはそれなりのことをしなければならない。そこには従うべきルールがある。現実の世界を相手にする機械は、ある段階で、数のコードを放棄して、時間と空間の現実のルールに従わなければならない。その内的なモデルは、キャロルの『スナーク狩り』の船長の言うような「恣意的記号」などではない。私の主張は、環境のなかを動き回り環境と相互作用する上でほんとうに効果的な機械なら、私たちの脳同様、強力なアナログ・コンピュータの要素をもつだろう、ということだ。これが正しいかどうかは、時間が証明してくれるだろう。ＡＩ理論家は、脳のしくみを理解しなくたって心が理解できると思っている。けれど私には、そんなやり方でできるようになるとはとうてい思えない。

# 付録A　実験のいくつかを体験してみる

本書で紹介した実験のなかから、特別な装置を使わずに簡単に体験できる実験を紹介しよう。

## 針穴《ピンホール》を覗く（第1章）

少し厚い紙を用意し、針で丸い小さな穴を開ける。

**1　グリックステインの実験**　鏡を見ながら、片眼の前に紙を置き、針穴を覗いた状態で、もう一方の眼の瞳孔の大きさを観察してみよう。紙をとり去ると、もう一方の眼の瞳孔が縮むはずである。もう一度針穴を覗くと、もう一方の眼の瞳孔が今度は広がるはずである。これが針穴を覗いていないほうの眼で起こるということに注意してほしい。あなたが観察したのは、「左右の瞳孔の協働反応」である。つまり、2つの瞳孔はつねに同じように反応するのだ。この理由は、それらが両眼の光の量を平均化する中脳の同じコンピュータによって調節されているからである。針穴にあてたほうの眼は紙で隠れているため、瞳孔の大きさを直接観察することはできないが、次のようにすれば、間接的にだが、それを見ることができる。左眼の前に針穴を置き、それ越しに円を見て、その円がどれぐらいの大きさに見えるかを覚えておく。次に、右眼の前に手をおいてみよう。針穴越しに見える円の大きさは、大きくなるだろう。右眼から手をとり去ると、円は小さくなる。こうなる理由は、円の大きさが瞳孔の大きさによって決まるからである。右眼に光が入らなくなると、両眼の平均的な光量が減少して、そのため瞳孔が広がり、その結果網膜での円の大きさが拡大されるのだ。

2　**被写界深度**　本のページを10センチ弱ほどの距離から針穴を通して見ると、文字がぼけずにはっきり見えるだろう（ただし、ページに強い照明があたっている必要がある）。針穴がない場合には（すなわち自然の瞳孔では）眼のレンズの周辺部からも光が入ってきて、文字をぼかしてしまう。これらの光は焦点に集まらず、「ぼけたサークル」を形成する。なぜ針穴を通すとはっきり見えるかというと、針穴によって、周辺部からの光が網膜に届かなくなるからである。

**プルフリッヒ効果**（第5章）

振り子（または糸の先に重りをつけたものでもよい）を左右に振って、左眼にサングラスのレンズをかけ、両眼で観察する。振り子は、時計回りに楕円を描いて回るように見えるだろう。右眼にこのレンズをかけ直すと、回転方向が逆になるはずである。同じようにして、テレビ画面の動くものを見てみよう。画面に奥行き感が生じるはずである。この効果は、暗いレンズをかけたほうの眼からの信号伝達が遅れることによって引き起こされる。つまり、時間的に遅れて対象を見せ、したがって対象が軌道上でより前の時点にあるように見せるのだ。脳は、この両眼間の見かけの位置の違いを奥行きの効果として解釈する（第4章参照）。詳しい説明は、R・L・グレゴリー編の『オックスフォード版・心理学の手引き』のプルフリッヒ効果の項目を参照されたい。

### 眼球運動と運動知覚（第11章）

『シャーロック・ホームズの思い出』では、いつもは夜よく吠えるイヌが事件の夜には吠えなかったのをホームズは不思議に思う。これと似たような不思議は、眼を動かしても、動きが見えないことである。網膜上では像が動くのに、なぜ像は動いて見えないのだろう？「遠心性コピー」説によれば、脳は、動眼筋に下した眼の動きの指令を記録していて、それを網膜上の動きの予測のために使うのだ、という。この予測が正確なら、動きは見えない。この仮説から、いくつかの現象が説明できる。

（1）もしまぶたの下側を指で軽く押すことによって眼を動かしたならば、外界が動いて見えるはずである。脳は動眼筋への指令の記録をもっていないので、網膜像の動きが予測されないからである。

（2）網膜に残像を作り（作り方は次のページで述べるエンメルトの法則の解説を参照）、暗闇のなかで自由に眼を動かしてみよう。残像が動くように見える。しかし、

（3）暗闇のなかで指でまぶたを押して眼を動かしても、残像は動いては見えない。

### 盲点とほかの「補充」実験（第12章）

盲点を体験するには、白い紙の真ん中に小さな・を書き、その5センチ左に×を書く。右眼を閉じ、眼から10センチほどの距離に紙をもち、左眼で・を注視しながら、×がどう見えるかを観察する。紙を眼にゆっくり近づけたり遠ざけたりすると、×が完全に消え去るところがあるはずである。×が「盲点」に入ったのだ。

刺激が意識から消えるほかの例に、「トロックスラー効果」と「運動誘発性消失」がある。トロックスラー効果というのは、注視をし続けると、周辺視にある小さな対象が消失することを言う。たとえば、汚れた窓ガラス上のひとつのスポットをじっと見つけ続けると、夜明けに空が明るくなるにつれて星がひとつずつ消

えてゆくように（たとえば、まずより暗いプレアデスが消え、次に隣のそれより明るいアルデバランが消えるというように）、ほかのスポットがひとつずつ消えてゆく。トロックスラー効果はおそらく、フラッシュの残像がそうであるように、眼の上に固定された像が急速に意識から消えることに関係している（まばたきをすると、また見えるようになる）。網膜の神経細胞にもこうした特性があるので、この効果は網膜で起こっている可能性があるが、もちろん視覚皮質の可能性もある。トロックスラー効果と盲点の共通点は、視野内の対象が、そこにそれがあるということを教える感覚信号がないと、見えなくなってしまうということである。

トロックスラー効果よりさらに劇的なのは、「運動誘発性消失」である。これは、http://www.weizmann.ac.il/home/masagi/MIB/mib-basic.html で体験できる。テレビ画面上に3つの小さな黄色い正方形があり、背景を青いたくさんのドットがランダムに動く。この画面を見始めてほんの数秒後には、黄色の正方形が忽然と消えてしまう。この消失は、はっきりと、思いがけない形で起こる。この現象はトロックスラー効果ではない。というのは、これがかなり急速に起こり、しかも小さな青いドットを眼で追うことによって正方形の像が網膜上で動いても、そうなるからである。どういうわけか、動く青いドットが、静止している黄色の正方形を意識から消し去るのだ。この効果を実際に観察するとわかるのは、それが記憶の誤りのせいなどではないということだ。黄色の正方形だけが消えるからだ。これは、私たちが、動く対象を追跡するとき、静止した背景のぼけた像を無視せざるをえないからなのかもしれない。紙に印刷された文章を読むとき、その上を動くペン先に注意を集中すると、読むのがいかに困難になるかを想像してもらうとよい。

## エンメルトの法則（第13章）

網膜に「残像」を作るには、白熱灯を数秒見るか、写真を撮る際にフラッシュを見るとよい。残像は急速に消えてゆくが、瞬きをするとまた見える。この場合の残像は黒いスポットで、まわりが強烈な明るさのリングに囲まれているように見えるだろう。手のひらを見ると、手のひらの上に残像が載っているように見える。このときの残像の見かけの大きさに注意してほしい。次に、窓越しに向こうの家を見るなど、遠くのものを見てみよう。残像が遠くのものの上に重なって見えるが、その見かけの大きさは手のひらの上の残像よりずっと大きいように感じられるだろう。この現象は通常は、「大きさの恒常性」——対象は、遠くになるほど網膜像が小さくなるが、脳がこれを補正する——によって説明される。もちろん、これは現象の呼び名であって、メカニズムではない。ひとつの可能性は、対象の大きさを判断する際には、その周囲との関係でしか判断できない、というものである。遠くを見た場合の残像は、家をおおうほどの大きさであるのに対し、近くを見た場合には、手のひらに入るほどしかなく、それゆえ残像が小さく見えるのだ。

## 感覚の洩れ《リーク》（第15章）

ある感覚器官から別の感覚器官へと感覚が「洩れる」というデモンストレーションをするのは簡単ではない。しかし、ある色の経路から別の色の経路への洩れなら、観察できることがある。チェコの偉大な生理学者、プルキニエは、夜、視野のなかに小さめの明るい赤いものがあるときに見える「青い弧」について記している。その赤いものから始まって「盲点」で終わる鮮烈な紫色の縞が、大きな弧をなして一瞬だけ見え、すぐに消え去る。これは「プルキニエの青い弧」と呼ばれるが、夜間、車のブレーキライトのまわりに見えることもある。これは、黄色いナトリウムランプでもよい。濃い赤のセロファンでおおった懐中電灯も、恰好の実験道具になる［訳注　要するに、光刺激は青でなければよい］。真っ暗にした部屋のなかでこの懐中電灯を見ると、青い弧が見えるだろう。観察者に青い弧がどのように見えたかを描いてもらうと、その弧は、刺激光の像の位置から「盲点」——視神経の出口にあたる——までの神経線維の経路とぴったり一致する。はっきりわかっているわけではないが、神経線維に沿って走る電気インパルスが外に洩れ、直接「青錐体」か、あるいはそれらが連絡している神経細胞を刺激するのに違いない。脳は、「青」を担当する細胞が活動していることだけを知っていて、なにがその活動を引き起こしているかは知らないので、青の感覚が体験される。以上が、「感覚の洩れ」の説明の要点である。これは、故ウィリアム・ラシュトンの「不変性の原理」に関係する。この原理が述べているのは、錐体細胞がエネルギーをもった粒子を吸収してしまうと、それがどんな波長かという情報は失われてしまうということだ。「青い弧」は、未発見の神経連絡における洩れによるのかもしれないし、あるいは視神経線維の絶縁の不完全さに由来する神経興奮の直接的な洩れによるのかもしれない。そのメカニズムはいまのところ、網膜の科学における解かれざる謎のひとつだ。

## 付録B　動物実験について

「お薬は最初に動物でテストしたからこそ使えるようになったのです。人工股関節置換手術のような新しい外科手術も、可能なかぎり、まずブタに試みて確かめられたのです。」こういったことを述べた張り紙が、どの病院の手術室や待合室にもあるべきだ。これは、耳を傾けてしかるべき提言である。同様に、脳について現在得られている知識について述べているどんな本も（本書もそうだ）、その知識が、動物実験なくしては得られなかっただろうということを正直に明記すべきかもしれない。

動物実験に反対する一部の人々は、こうした動物実験が、純粋に心理学的な観察のような「非侵襲的（メスを入れない）」方法や脳機能画像法で代用できると主張する。どんな薬物試験も培養された組織を用いれば可能だという主張が誤っているのと同じく、この主張も誤っている。どんな優秀な科学者であっても、すべての薬物試験が生き物を使わずにできるという考えを支持する人はいないだろう。同様に、イカ、ネコ、サルでの実験がなかったなら、神経科学の分野では、脳機能画像法が動物実験に代わりうると考える人もいるが、神経細胞やその受容野についてなにもわからなかったはずだ。読者諸氏は、この本を読み終えてから、判断されるとよいだろう。脳機能画像法によって、私たちの脳を構成するアナログ・コンピュータのいくつかの場所が明らかになったが、この方法ではそれらがどうはたらくかというところまではわからない。

もちろん、だからと言って、好奇心を満たすためならどんな実験も許されるわけではない。常識をもった人間なら、越えてはならない一線というものがある。その境界線をどこに引くかは、人によって異なる。それゆえ、法的な線引きを決めるのは、一般市民――政治家を介してということになるのかもしれないが――でなくてはならない。私は、自分では動物実験をしないので、この問題に直接の利害をもっているわけではない。実は、ネズミで実験するために動物実験免許［訳注 イギリスでは動物実験をするには免許が必要］を取得したことがあったが、ネズミで実験をするのに忍びなく、結局は自宅でペットとして飼うようになってしまった。人間の側の都合で毎年何百万匹もの利口で好奇心旺盛な野生のネズミたちが下水管のなかで毒物や毒ガスで殺されているのに、おかしなことに、ハンチントン・ライフサイエンス社の前で抗議行動をしている人たちは、それについてはなにも言わない。）もし私が動物実験を続けていたなら、薬物中毒のメカニズムを探るために、熟慮の末サルにヘロインを投与するところまでは許されるだろうと考えたと思う。私たちの脳と似た脳をもつ動物たちに私たちが災難を課すことについては、確かに倫理に反するものがある。もちろん、一部の科学者はそうは思わないかもしれない。しかしこれは、相手をなじるためでも、攻撃する理由としてでもなく、開かれた討論のテーマとなるべきだと考える。

どんな生き物にも生きる価値があるという考えを受け入れるとしても、ほとんどの人は、長い目で見て人間（や動物）が病から救われるという目的があるときにのみ、動物の生命を犠牲にすることが許されるということを認めるだろう。私たちの脳がどのようにはたらくかを理解することは、明らかにこうした目標をもっている。これは、私自身の体験にもとづいている。私は、古いスタイルの精神病院の庭で育った。父は、そこの医局長をしていた。私がそこで目にしたのは、悪夢のような統合失調症の症状だった。統合失調症に効果を発揮する薬が登場する以前には、この病気になることはほんとうに恐ろしいことだった。その時代のこの病気のおそろしさと言ったら、とても映画や劇などでは再現できない（少なくともそれを再現できたものは見たことがない）。しかし、現在の抗精神病薬も始まりにすぎない。それらには重い副作用があるし、私たちはまだ、思春期にある統合失調症の患者の脳のなかで、なぜ配線がおかしくなるのかを知らずにいる。私たちは、マーヴィン・ピークの脳のなかの特定の細胞がなぜ変性したのか――これによって彼は『ゴーメンガースト』三部作を完成させることができなかった――もわからない。しかし、動物実験を通して、その理由を知ることができるだろうし、将来的にはパーキンソン病も防げるようになるだろう。同様に、工業国では盲のもっとも一般的な原因である加齢性黄斑変性症も、将来的には移植によって、あるいは遺伝子治療によって、あるいはほかの思いもよらない方法によって治せるときがくるだろうが、しかしそれも動物実験なくしてはありえない。たとえば、網膜をシリコンに置き換えようとしたら、視覚のメカニズムについて、動物実験にもとづいた正確な知識が必要になる。

動物実験に積極的に賛成する人たちのなかには、それに反対する人たちには動物を用いて進歩した医療の恩恵にあずかる権利などないとか、彼らがそれに類する内容の文書に同意のサインをすべきだとかと主張する人がいる。これは、抵抗しなかった平和主義者がヒットラーの敗北の恩恵にあずかる権利はなく、収容所に行くべきだというのと同じぐらいに無茶苦茶な論理だ。しかし、これをずっと弱めた主張なら、許されるだろう。すなわち、神経科学における動物実験に反対する人たちは、なぜアルツハイマー病や統合失調症といった病の原因を突き止めようとする基礎科学に待ったをかけるのかを、それらの病に苦しむ本人や家族に対して説明する義務があるということだ。

# 訳者あとがき

本書、*The Space Between Our Ears: How the Brain Represents Visual Space*（2つの耳の間にある空間――脳はどのように視覚空間を表象するか）は、２００３年にウェイデンフェルド&ニコルソン社から出版され、すぐれた科学書に与えられるイギリスの科学振興財団の賞、ウェルカム・トラスト・プライズを受賞した。２００５年にはオックスフォード大学出版局からペーパーバック版も出ている。

著者のマイケル・J・モーガンは、１９４２年ウエールズのカーディフ生まれ。学部と大学院をケンブリッジで学び（博士号を69年に取得している）、その後研究者としてケンブリッジ大学（実験心理学科）を振り出しに、カナダのマギル大学（心理学科）、ダラム大学（心理学科主任）、ロンドン大学ユニヴァーシティ・カレッジ（心理学科）、エディンバラ大学（神経科学研究センター）を経て、現在はロンドン市立大学の教授（応用視覚科学センター長）である。また、イギリスの王立協会（日本の学士院にあたる）の会員でもある。アメリカやフランスにも長期滞在して研究した経歴をもつが、１９８3年7月から3か月間、ブリティッシュ・カウンシルの基金で北海道大学に招聘され、講義と研究を行なったことがある（本書の11ページに出てくる日本の学生とは北大の院生諸君のこと）。その際に北大の相場覚先生と行なった共同研究については、第1章に紹介がある。専門は実験心理学や神経科学で、その研究は幅広い。彼の個別の研究の詳細については、http://www.staff.city.ac.uk/˜morgan/ をご覧いただくのがよい（血気盛んな頃の彼の写真もある）。なお、まえがきの最後に名前が出ているリンダ・パートリッジさんは、彼の奥様で、ロンドン大学ユニヴァーシティ・カレッジの教授（分子生物学・加齢学）である。

脳というピンク色の未知の器官を探検すると、外界に対応するいくつものマップが次から次へと見つかる。著者は、冗談をふんだんに交え、映画や小説や詩をいたるところに散りばめながら、こうしたマップのスリリングな発見の歴史をたどり、脳が外界をどのように表象しているかという問題に肉迫する。その息をもつかせぬ話の展開の彼方に見えてくるのは、脳がアナログ・コンピュータの集合だ、ということである。それは当然の帰結とも言えるし、これまでもそうした考えを抱いた研究者はいたわけだが、神経科学のさまざまなアプローチの交錯する現在という時点に立って考えてみると、その考えはきわめて斬新に見える。

一世代前（すなわち私の学生時代）、ヒューベルとウィーゼルが行なった一次視覚野の特徴検出細胞の詳細なマッピングや左眼と右眼の単眼性細胞の分布の発見は、感動的な研究だった。それまでだれも眼にしたことのなかった新たな天体を見る思いがした。そのエレガントな研究手法もさることながら、脳の細部がそれほどまでに外界ときっちり対応しているということが、新鮮な驚きだった。似たような感動は、その一世代前にもあった。ペンフィールドによる体性感覚野と運動野のマップの発見である。その発見は、当時（1950年代）の研究者たちをきわめて刺激的な世界へといざなった。

このペンフィールドの体性感覚野のマップと運動野のマップは、入力と出力という点でも象徴的だ。視覚についても、私たちの脳は、視覚的入力を外界のマップの形式で表象し、眼の動きや手の動きといった行為の出力を運動マップの形式で表象している。そして本書にもあるように、この入力側と出力側のマップの間に見出されるのも、これまたいくつものマップだ。極言すれば、脳とは、外界を幾重にもリプレゼント（表象・表現・再現）する器官にほかならない。こう考えてゆくと、クオリアや意識の座（意識の神経相関）といった、いま神経科学でホットな話題は、なりをひそめる。本書の大きな魅力は、昔ながらのオーソドックスなアプローチをとりながら、脳の本質についてストレートで新鮮な見方を提示していることにある。

本書では、一次視覚野のマッピングを最初に行なった研究者として、若き日本人、井上達二も登場する。日本では、彼の研究は（彼の名前すらも）ほとんど知られていない。一次視覚野のマップを作成するという、井上の先駆的で画期的な業績は、1908年に発表されている。このとき彼は、なんと27歳の若さだった。彼が東大医学部を卒業した年（1904年）に日露戦争が勃発し、彼は1年ほど軍医として陸軍病院に勤務した。研究は、そこで診た症例をもとにしている。1906年から09年にかけて、彼はヨーロッパ（ドイツ・イギリス・フランス）に留学するが、その際にこの研究をドイツ語で書き記し、それを学位論文としてライプツィヒ大学に提出した（*Brain* の別冊のグリックスティンとファールの英訳本では、ちょうど100ページの分量がある）。一次視覚野のマップは、イギリスのホームズとリスターが第一次世界大戦時の脳損傷患者の例にもとづいて作成したものが有名だが、ほぼ同様の井上のマップは、それに十数年先んじていた。なお、井上は、ヨーロッパ留学から帰国後、眼科医として東京の井上眼科病院を継ぎ、1976年に96歳で亡くなっている。

最後に、蛇足かもしれないが、誤解があると困るので、2点だけ補足しておく。ひとつは、本文と注で出てくるドゥ・セルビーについてである。ドゥ・セルビーは、英語圏でよく読まれているアイルランドの作家、フラン・オブライエンの小説に登場する架空の哲学者だ（小説によっては科学者という設定のこともある）。注のなかで実在の人物のように何度も引用があるのは、茶目っ気のある著者のちょっとしたお遊びである。

もうひとつは、付録Bの動物実験についてである。これはとりわけ動物実験について反対運動の激しいイギリスの事情を反映している。脳科学（神経科学）の多くの重要な知見は、生きている脳そのものを侵襲する（破壊したり、メスを入れたり、電極で刺激したりといった）動物実験に負うところが大きい。苛酷で無益な動物実験はもちろん許されざるものだが、有益な知見を得るために動物実験はどうしても避けて通れないもので、それだからこそ、それは貴重な知見になる。著者には、本書を読む際に、脳研究がそういった犠牲の上に成り立っていることも頭の隅においてほしいという願いがあるようだ。

翻訳にあたっては、不明な点について著者に何度か電子メールで問い合わせたほか、2度ほどロンドンと東京で著者と訳文を検討する機会をもった。英語の微妙な表現の読解については、イーエン・

メギールさん（新潟大学・大学教育開発研究センター）の協力を得た。また、相場恵美子さん（新潟大学脳研究所・言語聴覚士）には、訳稿全体について検討の余地のある箇所を指摘していただいた。新曜社編集部の塩浦暲さんには、原稿を丁寧に見ていただき、本書を形あるものにしていただいた。3人の方々に御礼申し上げる。

2006年10月

鈴木光太郎

**著者紹介**

**マイケル・モーガン**（Michael Morgan）
イギリスの視覚研究の第一人者。王立協会会員。学部と大学院をケンブリッジで学び，ケンブリッジ大学，マギル大学（カナダ），ダラム大学，ロンドン大学（ユニヴァーシティ・カレッジ），エディンバラ大学を経て，現在はロンドン市立大学教授。専門は実験心理学と認知神経科学で，多数の研究論文がある（詳細は http://www.staff.city.ac.uk/~morgan/）。若い頃の著書に *Molyneux's Question: Vision, Touch, and the Philosophy of Perception*（Cambridge University Press, 1977）がある。

**訳者紹介**

**鈴木光太郎**（すずき・こうたろう）
新潟大学人文学部教授。専門は実験心理学。東京大学大学院人文科学研究科博士課程中退。著書に『動物は世界をどう見るか』（新曜社），『錯覚のワンダーランド』（関東出版社），監修に『脳のワナ』（扶桑社），訳書にシェパード『視覚のトリック』，ソルソ『脳は絵をどのように理解するか』，ニニオ『錯覚の世界』，プレマック『心の発生と進化』（いずれも新曜社）などがある。

新曜社 アナログ・ブレイン
脳は世界をどう表象するか？

初版第1刷発行　2006年11月25日©

著　者　マイケル・モーガン
訳　者　鈴木光太郎
発行者　堀江　洪
発行所　株式会社 新曜社
〒101-0051　東京都千代田区神田神保町 2-10
電話 (03)3264-4973(代)・Fax (03)3239-2958
e-mail info@shin-yo-sha.co.jp
URL http://www.shin-yo-sha.co.jp/

印刷　銀河　　Printed in Japan
製本　イマキ製本所
ISBN4-7885-1027-8　C1011

# 索　引

### ◆か行

◆さ行

◆た行

◆な行

**◆は行**

◆ま行

◆や行



◆ら行

◆わ行

# 注

## はじめに 「脳の迷路」

p.i 科学を謳《うた》った詩のワースト大賞などというのは聞いたことがないが……

王立協会の詩は，Heller, E.（1971）*The Disinherited Mind*, Cambridge: Bowes & Bowes から，クマとサバの詩は，Jones, S.（1999）*Almost like a Whale: The Origin of Species Updated*, Anchor: Transworld Publishers からの引用。「脳の迷路」の詩は，Severn, J. M.（1937）*Phrenology: The Language of the Mental Faculties*, published by the author, 20 Middle Street, Brighton, England からのもの。この骨相学者セヴァーンの子息，アドルフ・グラッドストン・ミロット・セヴァーン博士は医者で，オーブリー・ビアズリーの作品の収集家として有名だった。

p.viii 当然ながら、神経科学者は第一の立場をとることが多いが、その理論は私たち（の脳）にとってなかなか受け入れがたいものだ。

なぜ脳が脳自身の体験を問題にするのかという論理的な理由は，Hofstadter, D. & Dennett, D.（1981）*The Mind's I: Fantasies and Reflections on Self and Soul*, Sussex: Harvester Press.（邦訳『マインズ・アイ』TBS ブリタニカ）のなかで論じられている。この疑問は，なぜ脳の進化に加えて意識も進化したのかを問うことによって，進化の側面からもあつかわれてきた。この疑問は，その前提として二元論を仮定している。これは別の問い方をすると，私たちのような脳の状態をもちながら意識はもたない（考えない）「ゾンビ」がいるとしたら，どうすればそれがわかるか，という問題になる。おそらく考えないゾンビは私たちのまわりにもいて，テレビのトーク番組の司会をしたり，フォックス・ニュースのキャスターを務めたりしているのかもしれない。ゾンビが意識の問題について話し合う会議を開催する試みは，世界中のアナーキストたちが一堂に会するはじめての会合のように，成功裡に終わった。だれも現われなかったのだ。

## 第1章　眼に焼きついた殺人犯

p.4　しかし、写真のような映像を裁判で証拠として認めてよいだろうか？

写真が裁判で証拠として用いてよいかという議論の歴史については，http://chnm.gmu.edu/aq/photos/texts/92holland400.htm に詳しい。本文中の引用も，ここから採った。オプトグラムについては，アーサー・B・エヴァンズの論文，'Optograms and Fiction'（http://jv.gilead.org.il/evans/optogram.html）を参照のこと（このウェブサイトを教えてくれたホーン・モロンに感謝する）。エヴァンズ論文のなかのキューネの実験の記述は，ジョージ・ウォルドによる論文 'Eye and Camera'（1976）にもとづいている。

p.7　確かに、眼は網膜に像を形成するが、カメラの像ほど、その目的は定かでない。

ぼけへの順応実験は，Webster, M.A., Georgeson, M.A. & Webster, S. M.（2002）'Neural adjustments to image blur', *Nature Neuroscience*, 5, 839-842 に報告されている。動いている対象のぼけに通常気がつかないのはこれと同じ理由であるという主張については，Burr, D.C. & Morgan, M.J.（1997）'Motion deblurring in human vision', *Proceedings of the Royal Society of London*, Ser.B, 264, 431-436 を参照のこと。

p.10　これらは、加齢にともなって残酷なほど顕著になる。……ピンホールは，かつて文字を読む補助手段として使われていたし……

ピンホールについては，http://www.pinhole.com を参照。

p.11　ふつうの近視では、生まれつき眼に異常があるのではなく、いわゆる「正常な」眼とは違う視距離でものを見るのに慣れているにすぎない。

Wallman, J. & Adams, J. I.（1987）'Developmental aspects of experimental myopia in chicks: susceptibility, recovery and relation to emmetropization', *Vision Research*, 27, 1139-1163.

p.12　眼のなかに像を形成する最初の目的は、光受容細胞にたくさんの光が当たるようにすることにあったのかもしれないが……

光量の違いの閾値が2％であるという計算については，Morgan, M. J. & Aiba, T. S.（1985）'Vernier acuity predicted from changes in the light distribution of the retinal image', *Spatial Vision*, 1, 151-161 を参照のこと。視力の限界についての全般的レヴューとして，Morgan, M. J.（1990）'Hyperacuity', in Regan, M.（ed.）, *Spatial Vision*, London: Macmillan がある。

p.15　バークリーの答えはこうだ。経験が私たちを助け、どのように視覚的印象を対象のほんとうの特性と結びつければよいかを教えてくれる。……視感覚は、対象の特性には似ていない。それらは、言語における単語と同様に、あるいはシンボルに赤い斜線を引いた標識と同様、まったく恣意的な記号なのだ。

ドゥ・セルビーは，これとはほぼ正反対の説に固執した。（この哲学者が動きをどう考えていたかについては，第5章を参照のこと。）彼は，単語を，それらが意味する対象の視覚的特性に似ていると考えた。彼によれば，「黒」や「ブラック」という語が，なにやら「死んだ」とか「重い」とかいった性質をもっているのは「まったくの偶然ではない」。名前の元となった昆虫の優雅な飛翔は，「バタフライ」によっても，「パピヨン」によっても，そして「シュメッターリンク」によっても伝えられるのだ，という。寛容なルクレール［訳注　ドゥ・セルビーと同じく『第三の警官』に登場する学者］でさえ，このときにはドゥ・セルビーがどうやら昆虫学《エントモロジー》と語源学《エティモロジー》とを混同していると思わざるをえなかった。言語の起源についてのドゥ・セルビーの説は，彼の心のうちについても有益な手がかりを提供している。彼は，言語が人を支配するために進化したのだとする「イギリス」風の説を否定して，言語は歌ったり冗談を言ったりするために進化したとする「アイルランド」風の説を採っている。

p.16　現代の神経科学から見ると、バークリーの視覚理論には、正しいところもあるし、間違っているところもある。……すでにバークリー以前にデカルトは、眼が小さな像を脳に送っているという考えを鼻で笑っていたのだが……

「この小さな像（すなわち網膜像）は，頭の内部に伝えられる際に，そのもととなった対象との類似性をある程度保持しているとしても，その対象が見えるのはその類似性によってだと考えてはならない。なぜなら，その像を見ることのできる別の眼が脳のなかにあるわけではないからである。

むしろ，自然は，それらの像を構成する動きが，心と身体の結びつきを通して心に直接作用するときに，私たちにそのような感覚を経験させるように，仕組んだのだ」（デカルトの『屈折光学』からのメルロ＝ポンティによる引用。*La Structure du Comportement*, Paris: Presses Universitaires, 1967, p.206）。

p.18　同様に、何度も引き合いに出されてきたのが、白内障が原因で生まれながらに盲目であった男性が……

チェセルデンが記述しているのは，白内障の除去手術を受けた若い男性の症例である。この患者の行動は，経験論者が予想した通りであった。最初はほとんど見えなかったが，ネコをもちあげて，「やっぱりおまえか」と言ったというのが有名だ。この報告は少し疑ってかかったほうがよい。先天盲の視覚の回復についての論争は，Morgan, M. J.（1977）*Molyneux's Question: Vision, Touch and the Philosophy of Perception*, Cambridge University Press を参照されたい。

p.18　啓蒙主義の哲学者たちは、教会の公権力に対する戦いの重要なメタファーとして盲人を用いたが、これはたまたまそうしたのではなかった。……アメリカ独立戦争の移住開拓者にとって、ジョン・ロックの『市民政府論』は、聖書と同じぐらいに身近な本だった。

こう主張したのは，アメリカの歴史家，E. S. モーガンである。White, J.（1964）*The Origins of Modern Europe*, London: John Murray, p.356 による。

p.19　それゆえ、コンディヤックの石像の背後にある思想に共感する人もいるだろう。とはいえ、この説が視覚の正しい説明になるわけではない。

まぶたを押すとフォスフェンが見えるという実験は，Sclodtmann, W.（1902）'Ein Betrag zur Lehre von der optischen Localisation bei Blindgeborene', *Archiv für Ophthalmologie,* 54, 256-267 に報告されている。この実験を教えてくれたのは，ミッチ・グリックステインである。彼には，手書きで英文に翻訳したものを見せてもらった。カエルの視神経の再成長については，Sperry, R. W.（1959）'The growth of nerve circuits', *Scientific American*, 201(5), 68-75 を参照のこと。

p.21　ここにはむずかしい問題がある。それは、ストラットンとコーラー

の実験では、世界が「正しい向き」で見え《・・》る《・》ようになったのではなく、上下逆さに見るのに慣れただけなのではないか、という疑問である。

Wade, N.(2000), 'An upright man', *Perception*, 29, 253-257 を参照。鏡全般については，Gregory, R.(1998) *Mirrors in Mind*, London: Penguin（邦訳『鏡という謎』新曜社）を参照のこと。見えない音源を指し示すという古典的な実験は，ハリスが行なった。Harris, C. S.(1963) 'Adaptation to displaced vision: visual, motor or proprioceptive change?', *Science*, 140, 812-813.

p.22　図1・3の右側の図では、とある有名人の顔写真が奇怪に見える。

Thompson, P.(1980) 'Margaret Thatcher: a new illusion', *Perception*, 9, 483-484 を参照。

p.23　この実験そのものは行なわれていないが、似たような実験がある。

Linden, D. E. et al.(1999) 'The myth of upright vision: a psychophysical and functional imaging study of adaptation to inverting spectacles', *Perception*, 28, 469-481.

## 第2章　マップのなかの表現

p.27　1815年にワイルドが作った「文明地図」では……

'Lie of the land: the secret life of maps', from the 2001-2002 Exhibition at the British Library（edited by April Carluuci and Peter Barber and published by the British Library, 2001）を参照のこと。

p.28　ルイス・キャロルの『スナーク狩り』では……（たんなる像でしかないマップが役に立たないことには、ボルヘスとカサルスの『怪奇譚集』のなかの物語のテーマでもあった。）

『正確さ』は，自分たちが作る地図の正確さにとりつかれた，ある王国の地図製作者たちの物語である。正確さを期したため，最初は地方の地図が町ほどの大きさになったが，最終的には王国の地図を王国の大きさにして，正確に点対点対応の地図を作り上げる。この物語は，ピエール・メナールのライフワークを思わせる。それは，『ドン・キホーテ』の第一部の第9章と第38章を構成し，第22章の部分を一字一句同じように新たに作り上げたというものである［訳注――ボルヘスの作品「『ドン・キホーテ』の著者，

ピエール・メナール」では，セルヴァンテスの『ドン・キホーテ』を20世紀にメナールという作家がセルヴァンテスになり切ることで，一字一句同じ作品を作ろうと試みる]。

p.29　ヘルマン・ロッツェは、ゲッチンゲン大学の教授だった。彼の『医学心理学』が出版されたのは、1852年のことである。

ロッツェは，自分がイマヌエル・カントの哲学を空間知覚に適用していると思っていた。実際のところ，もしカントがこのことを知っていたら，おそらくはその努力を「骨折り損のくたびれ儲けだね」と言っただろう。カントは，空間がニオイのような恣意的な表象だと考えたのではなかった。確かに，空間と時間が色のように不可知の存在の表象だと言っているかのように読めるところもあるので，カント自身がわかりずらくしている面もある。カントは，時間と空間は人間の表象にすぎず，「かならずしもそれらをほかの生物と共有しているわけではない」（「先験的感性論についての一般的注解」）とも言っている。これが，時間と空間を，人間に特有の認知の恣意的特徴であると言っているかのような印象を与えるのである。「『批判』の2つの顔」については，Strawson, P. F. *The Bounds of Sense*（1966, London: Methuen）（邦訳『意味の限界――純粋理性批判論考』勁草書房）の解説を参照のこと。カントは，時間と空間が色や音やニオイとは異なるものだということを認めていた。彼は，色が時間と空間から「経験的に演繹された」ものだが，時間と空間は「超越論的演繹」しか許さない，と言った。超越論的演繹とは，諸感覚を完全に超越する説明のことを指す。『純粋理性批判』の野心的な目的は，意識ある心ならどんなものも時間と空間を経験しなければならないということを示すことであった。したがって必然的に，世界についての私たちの説明は，空間と時間の言語を用いることになる。カントによれば，もし脳が空間をどのように表象しているかという科学理論を作りたいなら，それは空間的な理論でなければならない。

p.33　1959年に『無線技術学会論文集』に掲載された「カエルの眼がカエルの脳に教えること」と題する有名な論文は……

Lettvin, J. Y., Maturana, R. R., McCulloch, W. S., & Pitts, W. H.（1959）‘What the frog’s eye tells the frog’s brain’, *Proceedings of the Institute of Radio Engineering*, 47, 1940-1951.「受容野」と名づけたのは，カブトガニの眼で側抑制を発見したハートラインである。カエルの網膜の受容野が「中心

部‐周辺部」の拮抗構造をしていることは，ホーレス・バーローとスティーヴン・カフラーによって別々に発見された。

p.38　用いられる道標は、網膜と視蓋における分子の段階的な大きさの違いだけではない。

「迂回」という名のタンパク質の道標は，正中線で神経を方向づける役割をもつ。Tear, G.(2001) 'A new code for axons', *Nature*, 409, 472-473 を参照のこと。

p.41　このご近所ルールは、私たちが体験しないような環境では、はたらかないことがある。

Wong, R.(1999) 'Retinal waves and visual development', *Annual Review of Neuroscience*, 22, 29-47 を参照。

p.42　マップは読めなければ、使いものにならない。

木箱の話は，Jones, R. V.(1988) *Most Secret War*, Ware: Wordsworth によった。

p.42　実際、両生類は、役立たずの非空間的仲介役の助けなどなしに、獲物をつかまえる。

この説明は，明らかに単純化しすぎている。両生類は第二の視覚経路をもっていて，この経路は，ヒトでは視蓋を通って大脳に行くもっとも大きな視覚経路に相当し，実際はもっと複雑である。この経路は，獲物を捕食する行動を制御し，抑制することができる。詳しくは，Ewert, J. -P. & Arbib, M. A.(eds.)(1989) *Visuomotor Coordination: Amphibians, Comparisons, Models and Robots*, Plenum Press を，またレヴュー論文として，Cervantes-Pérez, F. 'Visuomotor coordination in frogs and toads' と Manteufel, G. 'Visuomotor coordination in salamanders', in Arbib, M. A.(ed.)(1995) *The Handbook of Brain Theory and Neural Networks*, Bradford Books/MIT Press を参照のこと。

## 第3章 「積年の問題」

p.45　1904年の旅順要塞におけるロシア軍の敗北は、20世紀における大

事件のひとつだった。

マンフレッド・ファールとミッチ・グリックステインには，井上の研究をドイツ語から英語に翻訳したもの（*Brain*, 2000, 123 の特別付録）を参照させていただき，またこれについての議論にもつきあっていただいた。

p.46　左右の眼で光景を互い違いに見ると、2つの見え方がよく似ていることがわかる。

ドゥ・セルビーは，ニュートン（そしてとりわけ色の「還元」説）を嫌っていたが，その嫌悪は，両眼の結びつきに関する彼ならではの独創的な理論を導いた。眼帯を片眼にかけたまま殺されてしまった人の眼のオプタグラムには像が焼きついているという「有名な事件」をその説の根拠にして，ドゥ・セルビーは，一方の眼の像が「脳梁」を介してもう一方の眼にも直接転写されるのだと仮定した。ドゥ・セルビーの両眼融合説は，ネルソンがコペンハーゲンの海戦で望遠鏡越しに実際になにを見たかについての有名な「コペンハーゲン論争」の火種となった［訳注　俗に言うコペンハーゲン論争は，光が波動であると同時に粒子であるという解釈をめぐる論争。なお，ネルソンは片眼］。ドュ・ガルバンディエ［訳注　オブライエンの小説に登場する哲学者］は，ドゥ・セルビーの両眼視説は語るに値しないと言った。彼によれば，それはオックスフォード大学のさる教授が自分の自転車の後輪のタイヤに空気を入れているところを見られたときのことを連想させた，という。通りがかりの人が親切にもぺしゃんこなのは前輪だということを教えてくれたのに，その教授の言ったことばは，「なんだって，前輪と後輪は連絡しあっているんじゃないんか？」だった。

p.46　ニュートンがどのようにしてこの理論に到達したのかは知る由もないが、彼の直観的な推測は、イギリスの医者で科学者でもあったウィリアム・ハイド・ウラストンによって、1824 年に確認された。

Wollaston, W. H.（1824）‘On semi-decussation of the optic nerves’, *Philosophical Transactions of Royal Society of London*, 114, 222-231.

p.54　ジェンナーリの縞では、すべての神経細胞が右眼と左眼どちらかによって駆動されるが……

ジェンナーリの発見については，Glickstein, M.（1988）‘The discovery of the visual cortex’, *Scientific American*, 259（3）, 84-91（邦訳「視覚野の発

見と井上達二の業績」，サイエンス，1988年11月号，9-19）を参照。

p.62　なぜ、脳には、マスターマップがひとつあるのではなくて、こんなに多くの異なるマップがあるのだろう？

神経細胞の数は，Shepherd, G. M. & Koch, C.（1990）‘Introduction to synaptic circuit’, in Shepherd, G. M.（ed.）*The Synaptic Organisation of the Brain*, Oxford University Press によった。

## 第4章　ひとつ眼の視覚

p.65　ティリンスの城壁は，ギリシアのアルゴリコス湾の端にあって……「彼には情けや容赦のかけらもない。……」

引用は，*Odyssey*（translated by Robert Fitzgerald, 1988, London: The Harvill Press）の287-290行から。『オデッセイ』が最初にホメロスによって語られたのかどうかは不明だ。とはいえ，ホメロスでないとしても，それが同じ名の盲目の詩人によって作られたことだけは間違いない。ドゥ・セルビーは，ホメロスの叙事詩の聞き手たちは，兵士が戦いで片眼を失っても，依然としてちゃんと戦えるという例をおそらくいくつも知っていたのだろう，と論じている。ドゥ・セルビーは，関連文献を渉猟した結果，世界を3次元的に見るためには2つの眼は必要ない，と適切な結論を下している。化石資料によれば，ほかの動物も2つの眼は必要ない。サイクロプス族の伝説は，額の中央に大きな穴のあいた化石を古代ギリシア人が発見したということにもとづいていた。「その生き物はおそらくはサイではないが，ではなにかと聞かれると，よくわからない」（ドゥ・セルビー『ひとつ眼の視覚』p.1332）。ドゥ・セルビーは，2つの眼の起源について，興味深い進化的な説をいくつか紹介している。たとえば，「対称」説――2つの眼がひとつよりよいのは，メスが配偶相手を選ぶときに，眼の対称性を手がかりにできるから。この説と無関係ではないが，「ハンディキャップ」説――メスは，2つの眼の像を合体させるという危険をおかすオスを配偶相手に選ぶ傾向にあるから。「ブラック・ジャック説」――片方の眼を失っても，もう片方の眼があるので，ヒツジの皮をかぶった船乗りをヒツジではないと見破れるから（ドゥ・セルビー『ビーグル号の反乱』第12章参照）。

p.66　世界を立体的に見るためには2つの眼が必要だというのは、思い込

みにすぎない。

ここで私が言いたかったのは，眼が単純な距離計などではないということである。私たちの脳は，そのときの筋肉の作用から，両眼のなす角度を正確に測れるわけではないが，メイヒューとロンゲ＝ヒギンズが示したように，この角度は両眼間の像の差異から決定できる。とりわけ，３つの点が網膜上の同じ子午線（経度）上にない場合には，輻輳して注視したところの距離と角度という「視覚的変数」は，両眼におけるそれらの点の間の水平・垂直における位置の違い（水平視差と垂直視差）から割り出せる。Mayhew, J. & Longuet-Higgins, H. C.（1982）'A computational model of binocular depth perception', *Nature*, 297, 376-378 を参照のこと。垂直視差の役割についての包括的な議論は，Howard, I. P. & Rogers, B. J.（1995）*Binocular Vision and Stereopsis*, Oxford: Oxford University Press, pp.283-292 にある。「テレステレオスコープ」と呼ばれる装置は，奥行き距離を計算する上で，両眼の輻輳角が重要だということを示している。これは，鏡を用いて，両眼間距離を光学的に拡大する装置であり，いわば基線の長い距離計のようなものである（「ビスマルク号」の距離計は基線が９メートルあった）。これが輻輳角と奥行き距離の間の正常な関係を変え，テレステレオスコープ越しに見ながら，ものをとろうと手を伸ばすと，距離を大きく誤る。しかし，これらのエラーは練習するにつれてなくなり，観察者が両眼間の距離を再修正できるということを示している（上記，Howard & Rogers を参照）。

p.68　実際には、奥行きを見るためには、２つの眼は必要ない。

『五感』は，ストラスブール美術館の静物画コレクションのひとつである。目録は，*Natures Mortes*, Édition des Musées de la Ville, Strousbourg, 1964 である。目録によると，視覚はイヌらしきもの（川のそばにいる尾のある小さな黒いもの）によって示されているという。というのは，それが遠くにあって，視覚は遠感覚だからである。

p.70　陰影と形の関係は微妙であり、つねに直観的に明確なわけではない。

シニョレッリのこの作品についての別の見方は，Wilson, R. A. & Keil, F. C.（eds.）*MIT Encyclopaedia of Cognitive Science*, MIT Press に収められている Cavanagh, P.（1999）'Pictorial art and illusion' を参照のこと。影が胴体で交差するということを教えてくれたクリス・マクナマスに感謝する。陰

影についてのすぐれた解説書に，Baxandall, M.（1995）*Shadows and the Enlightment*, New Haven: Yale University Press がある。

### p.74　大気遠近法

バークリー卿は，月の錯視を証明するために大気の効果をもち出したひとりだった。その考えは，「黒い空気」がこの錯覚の原因だとしたドゥ・セルビーの考えと似たところがある。バークリー卿は，「さらに，空気は水蒸気や発散物によって，時には多く時には少なく，さまざまな程度に満たされており，それが光を跳ね返したり妨げたりするので，地平線上の月の姿はいつも等しい弱さではないことになり，その結果月は，同じ位置にあるにもかかわらず，ある時にはほかの時よりも大きいと判断される」と書いているが，自分だけ儲かれば空気などどんなに黒くなってもいいと思っている無責任な実業家を非難するところまでは行かなかった（この点でドゥ・セルビーとは違っていた）。新たな発明ではよくあることだが，ステレオスコープの場合も，実はそれ以前に発明されていたという主張がなされた。ホイートストンとブリュースターの諍いの興味深い解説については，Wade, N. J.（2002）'Charles Wheatstone（1802-1875）', *Perception*, 31, 265-272 を参照のこと。

### p.79　両眼視のもうひとつの利点を知るには、片眼をつぶって野イチゴを摘んでみるとよい。

Morgan, M. J.（1989）'Vision of solid objects', *Nature*, 339, 101-103. ものをつかむ場合には単眼よりも両眼のほうがよいということを示す実験については，Servos, P., Goodale, M.A. & Jacobson, L.S.（1992）'The role of binocular vision in prehension: a kinematic analysis', *Vision Research*, 32, 1513-1521 を参照のこと。

### p.81　もうひとつの例は、「陰影による形」である。

陰影を感受する神経細胞は，Connor, C. E.（2001）'Visual perception: sunny side up', *Current Biology*, 11, R776-R778 に述べられている。テクスチャーと視差を結びつける細胞は，頭頂連合野の尾側頭頂間溝にある。これについては，Tsutsui, K. I. et al.（2002）'Neural correlates for perception of 3D surface orientation from texture gradients', *Science*, 298, 409 に述べられている。この発見についてのコメントは，Conner, C. E.（2002）'Recon-

structing a 3D world', *Science*, 298, 376-377 を参照のこと。

p.81　両眼視の話には最後にひとつ、新たな展開がある。

「干上がったライン川」については，Babbington-Smith, B.(1977) 'A wartime anticipation of random-dot stereograms', *Perception*, 6, 233-234 を参照のこと。ランダム・ドット・ステレオグラムの発明については，Julesz, B.(1971) *Foundations of Cyclopean Perception*, Chicago: University of Chicago Press と Howard, I. P. & Rogers, B. J.(1995) *Binocular Vision and Stereopsis*, Oxford: Oxford University Press を参照のこと。両眼立体視の生理学についてのレヴューとして，DeAngelis, G. C.(2000) 'Seeing in three dimensions: the neurophysiology of stereopsis', *Trends in Cognitive Sciences*, 4, 80-90 がある。

p.85　コンピュータ・シミュレーションが示すところでは、この単純なアナログ計算は、前に述べた別の２つのルールと組み合わさると、ランダム・ドットの問題をとりわけ効率的に解決する。

これらのモデルについては，Marr, D. & Poggio, T.(1976) 'Cooperative computation of stereo disparity', *Science*, 194, 283-287 や Marr, D. & Poggio, T.(1979) 'A computational theory of human stereo vision', *Proceedings of the Royal Society of London*, Ser.B, 204, 301-328 を参照のこと。視差に感受性をもつ神経細胞が V5/MT 野に集中しているという証拠については，DeAngelis, G. C.(2000) 'Seeing in three dimensions: the neurophysiology of stereopsis', *Trends in Cognitive Sciences*, 4, 80-90 を参照のこと。

## 第５章「動くものは痕跡を残さない」

p.93　視感覚の持続は、動きの説明として十分ではない。動きの知覚を最初に適切に説明したのは、19 世紀のドイツの生理学者，ジークムント・エクスナーだった。

エクスナーの運動検出器の現代版は「ライヒャルト検出器」と呼ばれるものだ。この名前は，ドイツの生理学者ライヒャルトに因むが，彼はハッセンシュタインと共同で，甲虫の一種，オオアオゾウムシでその基本的なメカニズムを記述した。これについては，Morgan, M. J. & Chubb, C.(1999) 'Contrast facilitation in motion detection: evidence for a Reichardt detector in

human vision', *Vision Research*, 39, 4217-4231 を参照のこと。

p.96　運動がコマの連続として知覚されるのではないことを示す簡単な実験がある。

この実験の詳細と議論については，以下の論文を参照のこと。Burr, D. C.（1979）'Acuity for apparent vernier offset', *Vision Research*, 19, 835-837; Morgan, M. J.（1980）'Analogue models of motion perception', *Philosophical Transactions of the Royal Society of London*, Ser.B, 290, 117-192; Morgan, M. J.（1976）'Pulfrich effect and the filling in of apparent motion', *Perception*, 5, 187-195.

p.100　この単純素朴なメカニズムは、滝を見ることによってもだまされる（「滝の錯視」）。

運動残効については，*Perception* 誌が特集を組んでいる（1994, 23, 1107-1264）。滝の錯視の例は，http://www.lifesci.sussex.ac.uk/home/George_Mather/Motion/ で見ることができる。順応のメカニズムと運動残効についてのすぐれた解説として，次の５つがある。（1）Barlow, H. & Földiák, P.（1989）'Adaptation and decorrelation in the cortex', in Darbin, R., Miall, C., & Mitchison, G.（eds.）, *The Computing Neuron*, Wesley Publishers Ltd.;（2）Carlson, V. R.（1962）'Adaptation in the perception of visual velocity', *Journal of Experimental Psychology*, 64, 192-197;（3）Harris, R. A., O'Carroll, D. C., & Laughlin, S. B.（1999）'Adaptation and the temporal delay filter of fly motion detectors', *Vision Research*, 39, 2603-2613;（4）Mather, G., Anstis, S., & Verstraten, F.（1998）*The Motion Aftereffect*, Cambridge, Mass.: MIT Press;（5）Rapoport, J.（1964）'Adaptation in the perception of rotary motion', *Journal of Experimental Psychology*, 67, 263-267.

p.103　単一の共起検出器が分析するのは、網膜像の小さな領域にすぎず……

全体像が見えないことから生じる問題は，狭い開口部越しに動きを見る場合に明らかになる。日常よく経験するのは，「床屋の回転ポール」効果である。（回転ポールの赤・青・白のストライプは，もとは西洋の床屋外科医の組合《ギルド》の記章であった。）ポールが回転すると，ストライプは実際には回転軸に対して直交方向に動くが，回転軸方向に動くように見えることが多い。

ストライプと同じ傾きの動きを担当する小さなアナログ運動検出器にとって，この動きは，ストライプの水平の動きと区別がつかない。この場合には，実際の運動方向を示すものがなにもないため，脳は全体像を得ることができない。

p.104　ミュンヘン在住のある脳損傷患者は、動きの知覚の高次中枢が損傷している。

Hess, R. H., Baker, C. L., & Zihl, J.(1989) 'The "motion-blind" patient: low level spatial and temporal filters', *Journal of Neuroscience*, 9, 1628-1640 と Zihl, J., Cramon, D., & Mai, N.(1983) 'Selective disturbance of movement vision after bilateral brain damage', *Brain*, 106, 313-340 を参照のこと。

p.105　動きの知覚は、両眼視と同じく、脳のなかの特殊化されたメカニズムによっている。

「砂嵐」の錯覚については，Morgan, M. J., & Fahle, M.(2000) 'Motion-stereo mechanisms sensitive to inter-ocular phase', *Vision Research*, 40, 1667-1675 を参照のこと。

## 第6章「ものごとの実際の力学モデル」

アナログ・コンピュータを解説しているウェッブ・サイトとして，http://dcoward.best.vwh.net/analog/ がある。ケルヴィン卿は，水の動きを予測するのに一種のアナログ計算機を用いたが，このプロセスは逆にすることが可能で，水を計算機として用いることができる。フィリップスの水計算機については，Pain, M.(2000) 'A liquid computer', *New Scientist*, 9 December を，科学博物館の展示案内は，http://www.sciencemuseum.org.uk/galleryguide/E2221.asp をご覧いただきたい。

p.120　アーサー・ポレンは、発明家として変わった経歴をもっていた。

ポレンの論文は，ケンブリッジのチャーチル資料館に収蔵されている。私の説明は，以下の資料にもとづいている。Sumida, T.(1984a) *In Defence of Naval Supremacy*, Boston: Unwin Hyman; Sumida,T.(1984b) *The Pollen Papers*, published by George Allen & Unwin for the Naval Records Society; Brooks, J.(2001) 'Fire control for British Dreadnoughts', Unpublished Ph.D.

thesis, Department of War Studies, King's College London. ハンニバル・チョート・フォードについては，Clymer, A. B.（1993）'The mechanical analog computers of Hannibal Ford and William Newell', *IEEE Annals of the History of Computing*, 15, 19-34 を参照のこと。

p.124　当時、アーモン・B・ストロージャーは葬儀屋をしていたが、ある問題を抱えていた。

http://www.strowger.com/history.html

スイッチングの歴史については，http://www.seg.co.uk/telecomm/automat1.htm を，クロード・シャノンについては，http://www.nyu.edu/pages/linguistics/courses/v610003/shan.html を参照のこと。

## 第７章　学習する機械

p.129　こんなにむずかしい問題を、動物の単純な脳が解いている。この事実に刺激されなかったら、技術者はこの問題を解こうとはしなかったかもしれない。

ハトの実験は，Morgan, M. J. et al.（1976）'Pigeons learn the concept of an "A"', *Perception*, 5, 57-66 を参照。

p.133　ここまでは明らかだ。……テイ大橋の橋桁が風で折れるということもなかっただろう。

Rolt, L. T. C.（1986）*Red for Danger*, London:Pan Books を参照。

p.134　パーセプトロン方式のスイッチング回路が、1960 年にニューヨークで開かれた無線技術学会の年次大会において、バーナード・ウィドローとマーシャン・ホフによって実際に展示された。

Widrow, B. & Hoff, M.（1960）'Adaptive switching circuits', *IRE Wescon Convention Record*（NY: IRE), pp.96-104.

p.136　シャボン玉を 2 つ以上のリングの間をくぐらせると複雑な形になるが、この形を予測することはきわめて困難である。

Hopfield, J. J.（1982）'Neural networks and physical systems with emergent collective computational abilities', *Proceedings of the National Academy of*

*Sciences of the USA*, 79, 2554-2558.

p.136　将来的には、人工的な神経ネットワークによって、実際の神経系の損傷を補うことができるようになるかもしれない。

ニューロバイオティック・ラットに関しては，Chapin, J. K. et al.（1999）'Real-time control of a robot arm using simultaneously recorded neurons in the motor cortex', *Nature Neuroscience*, 24, 664-670 を参照。

## 第8章　コントロールされた幻覚

p.139 「知覚とは、よくできた幻覚にすぎない。」

Clowes, M.（1971）'On seeing things', *Artificial Intelligence*, 2, 79-112.

p.139　あと２人のコンピュータの父、バベッジとアラン・チューリングと同じく、トーマス・ベイズ牧師もロンドンに生まれた。

ベイズの定理とその重要性については Dayan, P. & Abbott, L. F.（2001）*Theoretical Neuroscience*, Cambridge, Mass.: MIT Press, p.88 を参照のこと。

p.140　たとえば、石炭はなぜ黒く見えるのだろう？

明るさ知覚にベイズの推論を適用した最近の試みについては，Purves, D. & Lotto, B.（2003）*Why We See What We Do*, Sunderland, Mass.: Sinauer Associates を参照のこと。

p.141　この種のモデルは、データを生み出そうとするので、「生成モデル」と呼ばれる。

私に港のアナロジーを教えてくれたのは，マギル大学のアル・ブレグマンである。生成モデルとそれに関する文献の短いレヴューは Hinton, G.（2000）'Computation by neural networks', *Nature Neuroscience Supplement*, 3, 1170 を参照のこと。因子分析と主成分分析とほかの生成モデルとの間にどのような深い関係があるかについては，Roweis, S. & Ghahramani, Z.（1999）'A unifying review of linear Gaussian models', *Neural Computation*, 11, 305-345 を参照されたい。

p.142　コンピュータは、人間の喋ったことばを文字に変換するのに、生

成モデルを用いる。

Hinton, G.(2000) 'Computation by neural networks', *Nature Neuroscience Supplement*, 3, 1170.

p.144　知覚が内的モデルだというのなら、網膜像がなくても、それらのモデルは体験できるはずである。

コールリッジは次のように書いている。「1797 年の夏，私は体調を崩して，サマセットとデヴォンシャーの境のエクスムーア地方の，ポーロックとリンドンの中間にある人里離れた農家に引きこもった。軽い病気なので医者からは鎮痛剤をもらっていたが，それを飲むときは，椅子に座って，パーチャスの巡礼旅行記のなかの『クーブラ・カーンは，宮殿を建て荘重な庭園を作るよう命じた』といった内容の文章を読みながら，眠りについた」(*Poems*, selected and edited by John Beer, Everyman's Library, reprinted 1982)。

p.145　19 世紀の「浮かれパーティ」では、笑気、エーテル、アヘン、大麻がどれも、日常的に、しかも合法的に使われていた。

Aldiss, B.(1975) *The Forbidden Game*, NY: Charles Scribner の第 8 章を参照のこと。

## 第 9 章　バベルの画像図書館

p.149　アルゼンチンの国立図書館長だったこともあるホルヘ・ルイス・ボルヘスの『バベルの図書館』は……

Borges, J. L.(1962) 'The library of Babel', in *Fictions*, Anthony Kerrigan (ed.), London: John Calder.

p.152　画像を見るときの問題は、私たちが画像のピクセルではなく、その意味（画像が意味をもっていればの話だが）を即座に感じとるということである。

さまざまな像の地形については，Watt, R. J.(1991) *Understanding Vision*, London: Academic Press を参照のこと。

p.153　画像を地形として考えるのに慣れると、画像を操作することが可

能になる。
数学的に言うと，ぼけは，それぞれのピクセルを，それとその周囲のピクセルの値を平均化したもので置き換えることによって作られる。周囲の大きさが大きくなるほど，ぼけの程度も増すことになる。

p.155　画像がこれらの大きなスケールの構造を含んでいるなら、ピクセルひとつひとつの記述は不必要、すなわち文法的なことばで言えば冗長になる。
画像圧縮の一般的なアルゴリズムについては，Gonzalez, R. C. & Woods, R. E.(1993) *Digital Image Processing*, Reading, Mass.: Addison Wesley を参照されたい。アルゴリズムは，「ロスあり」(情報の損失がある) と「ロスなし」(すべての情報は圧縮された形式で保持される) に分けられる。

p.156　図9・4・1の抽象化された線画がネコだというのはすぐわかる。
「原始スケッチ」については，デイヴィッド・マーの *Vision*（邦訳『ビジョン』産業図書）を参照のこと。視覚の理論において，マーは，影響力のある論争好きな人物だった。ケンブリッジ大学で数学を修めたあと，生理学に関心を寄せ，小脳の構造と機能の関係についてモデルを構築した。MIT に移ってからはコンピュータの視覚に興味をもち，トマソ・ポッジオと共同で，コンピュータで視覚をシミュレーションするには最初に明確な視覚の理論をもつ必要があるという考えを発展させた。マーとポッジオが「視覚の計算理論」でなによりもまず言いたかったのは，像の物理的性質と，像から「外界に」なにがあるのかを復元するのに用いられる抽象的規則とを明確に理解する必要があるということである。これができてはじめて，このプロセスが実際の脳の神経細胞でどのようにはたらいているかというモデルを立てることが実りあるものになる。

p.158　スケッチを用いて電信で情報を伝達するというアイデアを最初期に思いついたのは、フランシス・ゴールトンだった。
Galton, F.(1910) ‘Numeralised profiles for classification and recognition’, *Nature*, 83, 127-130.

p.161　脳によるテクスチャーの記述は、一次視覚野で始まる。
数学的には，「縞状の受容野」は，デニス・ガボールにちなんで「ガボー

ルのパッチ」と呼ばれている。画像解析にガボール関数を使うことについては，膨大な文献がある。とくに明快で読みやすいものとして，Robson, J.（1980）'Neural images', in Harris, C.S.（ed.）, *The Physiological Basis of Spatial Vision, Visual Coding and Adaptability*, Hillsdale, N.J.: Erlbaum, pp.177-214 がある。神経ネットワークは，自然の映像でトレーニングされると，ガボール関数のような受容野になる。Olshausen, B. A. & Field, D. J.（1986）'Emergence of simple-cell receptive field properties by learning a spare code for natural images', *Nature*, 381, 607-609 を参照のこと。

p.164　ガボールの受容野は、像の地形のなかに稜線や絶壁を発見するのに適しているが、それはその像の小さなパッチ内に限られる。

ガボールの受容野は，「局所エネルギー」のマップの作成に使われるとき，とりわけその力を発揮する。Morrone, C. & Burr, D.（1990）'Feature detection in human vision: a phase-dependent energy model', *Proceedings of the Royal Society of London*, Ser.B, 235, 221-245 を参照のこと。

p.165　この階層のなかで最上位のメンバーが、サルの側頭葉で見つかっている。

Gross, C. G., Rocha-Miranda, C. E., & Bender, D. B.（1972）'Visual properties of neurons in inferotemporal cortex of the macaque', *Journal of Neurophysiology*, 35, 96-111. その当時，単一細胞で記録をとることについての一般的な批判は，それによってとても興味深いことなどわかるわけがないというものだった。数十億といった細胞のなかのたったひとつの細胞は，脳のはたらき全体について，なにを教えてくれるというのか？　結局のところ，デジタル・コンピュータの内部に微小電極を刺し込んだとしても，そのコンピュータのなかでどんなプログラムが走っているかなんてわかるわけがない，という主張がなされた。電極を頭皮の表面において多数の細胞を一度に記録することも，同様に的外れだった。これは，フランス語を習うのに，飛行機でパリのはるか上空を飛びながら真下でしているかすかな音声信号を拾うようなものだ。そして究極のバカげたこととして，麻酔下にある動物の脳から記録をとるということについては，どうか？これは，電源を切ったコンピュータから記録をとるようなものではないか！　これらの批判はすべて，論理的アナロジー——脳とデジタル・コンピュータのアナロジー——がいかに誤ったものになるかということを示し

ている。実際には，サルの下側頭葉にある細胞の信号の記録から，さまざまなことがわかったのだ。特徴コラムについては，Fujita, I., Tanaka, K., Ito, M., & Cheng, K.（1992）'Columns for visual features of objects in monkey inferotemporal cortex', *Nature*, 360, 343-346 と Tanaka, K.（1996）'Inferotemporal cortex and object vision', *Annual Review of Neuroscience*, 19, 109-139 を参照のこと。

p.167　故モーリス・バウラは「お名前は存じあげておりますが、お顔のほうはちょっと」と言って、相手をからかうのが好きだった。

「顔認知ユニット」の理論については，Bruce, V., Burton, A. M., & Craw, I.（1992）'Modelling face recognition', *Philosophical Transactions of the Royal Society of London*, 335, 121-128 を参照のこと。相貌失認の文献と発達性の相貌失認患者での fMRI 実験については，最近の論文，Haddjikhani, N. & De Gelder, B.（2002）'Neural basis of prosopagnosia: an fMRI study', *Human Brain Mapping*, 16, 176-182 を参照のこと。酪農家のヒツジの相貌失認と鳥類学者の鳥の相貌失認については，McNeil, J. & Warrington, E. K.（1993）'Prosopagnosia: a face-specific disorder', *Quarterley Journal of Experimental Psychology*, A46, 1-10; Bornstein, B.（1963）'Prosopagnosia', in Helpern, L.（ed.）*Problems of Dynamic Neurology*, Jerusalem: Hadessah Medical Organization を参照のこと。

p.172　固有顔は、似顔を作るのに使える。

「主成分分析」のもとにある考え方は，たくさんの顔ができるだけ均等に散らばった空間を見つけることである。それは、たとえれば宇宙のなかの星というよりも（これだと銀河ごとのかたまりになるので），材料がよく混ぜ合わされたケーキのなかに干しブドウがあるようなものだ。主成分分析を行なうコンピュータ・プログラムへの入力は，顔の像のセットであり，それぞれの像は同じ数のピクセルから成る。出力は，別の像のセットである。これらは、もとの像と同じ大きさで，顔のような像を含んではいるが，もとのセットと同じではない。ここでは詳述しないが，ある数学的理由から，出力される像は「固有顔《アイゲン・フェイス》」と呼ばれる［訳注　固有顔の「固有」とは，固有ベクトルと言うときの固有である］。もとのセットの個々のどの顔も、異なる割合で固有像を足し合わせることによって合成できる。ここまでは，「$n$」個の固有顔から「$n$」個の顔が合成できる。そこに経済性はない。し

かし，固有顔の大部分は，合成にはほとんどなにもつけ加えない。それらは，顔の認知には必要でないような細部に関わっている。10個かそれぐらいの数の固有顔があれば，だれだかわかる程度の顔を作り出すことができる。もっとも重要な固有顔が，ゴールトンの作成した平均顔である。平均顔がつねに像というケーキのもっとも重要な材料に見えるというのは，当然である。このように，少数の顔があるだけで，どんな個々の顔も記述できる。その数が混合顔における特定の固有顔の強さを表わしている。たとえば，もし５つの固有顔を用い，ある人の顔がたまたま平均顔と同じであったなら，その人は１００００とコードされる。別の人は 0.95 0.1 0.2 0.3 0.1 のようにコードされるかもしれない。オリジナルの像が 256 × 256 ピクセルなら，この 256 × 256 次元の空間を「顔空間」ではたった５つの次元にまで減らすという驚くほどの経済性が達成できる。これは，人の横顔についてのゴールトンの４つの次元の空間よりもはるかによい。固有顔について最初に述べた論文は，Turk, M. & Pentland, A.(1991) 'Face recognition using Eigenfaces', *Proceedings of IEEE Conference on Computer Vision and Pattern Recognition*, 586-591 を参照。「アダム」と「反アダム」と呼ばれる２つの顔とコンピュータで生成された中間顔について行なわれた「反対顔《アンチ・フェイス》」の実験は，Leopold, D. A. et al.(2001) 'Prototype-references shape encoding revealed by high-level after-effects', *Nature Neuroscience*, 4, 89-94 による。

## 第10章 「闇のなかで旋回する」

空間の座標系についてレヴューしたものとして，Rock, I.(1966) *The Nature of Perceptual Adaptation*, New York: Basic Books と Howard, I. P. & Templeton, W. B.(1966) *Human Visual Spatial Orientation*, London: Wiley がある。

p.179　これが載っていた本にはさらに、空間は曲がっているなど、合計で 22 の物理空間の特性があげられている。

Hinckfuss, I.(1975) *The Existence of Space and Time*, Oxford: Clarendon Press, Chapter 2.

p.181　物理空間では、対象は、向きがどう変わろうが、同じ対象である。

だが、私たちにはそうではない。

「心的回転」について最初に報告したのは，ロジャー・シェパードたちである。その一連の研究は，Shepard, R. N. & Cooper, L. A.（1982）*Mental Images and their Transformations*, Cambridge, Mass.: MIT Press に紹介されている。この現象は，アルファベット文字のような単純な形でも観察できる。「p」は，逆さにすると，「d」の「b」のどちらになるだろうか？　シェパードとメッツラーは，「レゴ」に似た立体図形の投影図を用いた。実験では，観察者に，心的回転をしている途中でそのときにイメージしている図形を報告させている（Shepard, R. N. & Metzler, J.（1971）'Mental rotation of three-dimensional object', *Science*, 171, 701-703）。心的回転に関するウェブ・サイトとして，http://Cognet.mit.edu/Mitecs/Entry/tarr.html がある。

p.183　時には、座標軸がひとりでに変わる場合があり、このときには、像は物理的には変化しないのに、図形の向きが変わって見える。

図形が反転して知覚される現象から，（物理的対象としての）像と，像がなにに見えるかとは違うということがわかる。ウィトゲンシュタインは，アヒルとウサギの議論を次のように始めている（『哲学探求』II, xi）。「『見える』という語には２つの使い方がある。ひとつは「なにが見える？」――「これが見える」（と言ってから，それをことばで書くか，絵に描くか，模写するかする）。もうひとつは，「この２つの顔は似ているように見える」――私がそう言う相手にもそれらの顔が私と同じぐらいにはっきりとそう見えているはずだ――というものだ」（*Philosophical Investigations*, translated by G. E. M. Anscombe, Oxford: Blackwell, p.193）。

p.183　私たちの心的回転の能力は、鏡が左右を反転させるというよく知られた、だが誤った考えを生む原因になっている。

Gregory, R. L.（1998）*Mirrors in Mind*, London: Penguin（『鏡という謎』新曜社）を参照のこと。

p.186　スウィフトの『ガリヴァー旅行記』に登場する２つの小人国、リリパット国とブレフスキュ国は、卵を丸い端のほうから割るか、尖った端のほうから割るかをめぐって、戦争をしている。

読みのモデルとして有力な「２つのルート」モデルが，Marshall, J. & Newcombe, F.（1973）'Patterns of paralexia: a psycholinguitic approach',

*Journal of Psycholinguistic Research*, 2, 175-199 のなかで展開されている。Shallice, T.(1988) *From Neuropsychology to Mental Structure*, Cambridge University Press は，このモデルを批判的に紹介している。

p.187　ほとんどの人は、読字障害をもっているわけではないのに、最初は１文字ずつ読むことから始めて、訓練を積む結果、「単語の形」を用いて速読できるようになる。

単語の形態には明らかな重要性があるのに，その役割についてこれほどさまざまな見解があるというのも驚きだ。つい最近まで，大文字の文章（UPPER CASE TEXT）は，小文字の文章よりも読みやすい，あるいは大小混ぜこぜの文章（AlteRnAtIng CasE）がふつうの文章と読む速さが変わらないとさえ考えられてきた。これらの初期の実験の問題点は，違いを明瞭に示すことのできる測度を用いていなかったということである。UCL（ロンドン大学ユニヴァーシティ・カレッジ）の眼科学研究所のスティーヴン・デイキンは，この問題を新たな角度からとりあげ，感度の高い心理物理的測度を用いて認知成績を測っている。観察者は，命題を短時間提示され（視覚ノイズのマスク刺激が続くので提示時間は厳密に統制されている），簡単な三段論法が真か偽かを判断しなければならない。

p.188　単語の形は、その長さや、頭や足が出る活字のパターンによって、そしてその密度の違いによって決まる。

古代の人々は文字を「ひとつずつ」読んでいたという考えが，ジョン・モロンによって論じられている。モロンは，スペースの発明が単語を形態によって速く読めるようにし，決定的な技術的進歩をもたらしたと示唆している。読字障害とイタリア語については，Paulesu, E. et al.(2000) ‘Dyslexia: cultural diversity and biological unity’, *Science*, 291, 2165-2167 を参照のこと。

p.190 「頭頂葉損傷による空間無視」の症状では、これとは異なる種類の読字障害が見られることがある。

これについては，McManus, I. C.(2002) ‘Charles Dickens: a neglected diagnosis’, *Lancet*, 358, 2158-2161 を参照のこと。ステイプルハーストの列車事故については，Rolt, L. T. C.(1986) *Red for Danger*, London: Pan Books に述べられている。ディケンズとウラストンの友人が経験した片側

の空間の視覚的意識の持続的な欠損については，２つの説明が可能である。ひとつは，後頭葉の一次視覚野の損傷によって引き起こされる，井上の患者が経験したような完全な盲の状態の可能性である。もうひとつは，「半側空間無視」（第11章参照）で頭頂葉の損傷に関係した個人空間の片側の視覚的意識が不完全だという可能性である。ディケンズの障害は，おもに文字を読むことに関係していたようなので，一次視覚野の損傷によって引き起こされたものではないだろう。『ランセット』誌に載った論文は，視空間の左側に影響を与える右頭頂葉の損傷によって引き起こされる「無視性失読」に一致すると主張している。この解釈が正しいかどうかは，なんとも言えない。

p.191　ディケンズは、頭頂葉下部（とりわけ右半球の）の損傷によって引き起こされる「無視性失読」と呼ばれる症状に悩まされていたのかもしれない。

本書の執筆時点で半側空間無視についてのもっとも新しい解説書は，Karnath, H.-O., Milner, A., & Vallar, G.（2002）*The Cognitive and Neural Bases of Spatial Neglect*, Oxford University Press である。簡略で有益なレヴューとして，Driver, J. & Jason Mattingley, J.（1998）‘Parietal neglect and visual awareness’, *Nature Neuroscience*, 1, 17-22 がある。化粧の逸話も含んだほかの有益なレヴューには，Fahle, M.（2002）‘Failures of visual stimulation: scotoma, agnosia and neglect’, in Fahle, M. & Greenlee, M.（eds.）, *Visual Neuropsychology*, Oxford University Press がある。知覚における頭頂葉の役割の全般的な説明については，Colby, C. & Goldberg, M.（1999）‘Space and attention in parietal cortex’, *Annual Review of Neuroscience*, 22, 319-349 を参照のこと。ドゥオモ広場についての有名な実験については，Bisiach, E. & Luzzanatti, C.（1978）‘Unilateral neglect of representational space’, *Cortex*, 14, 129-133 を参照のこと。同様に，Bisiach, E.（1993）‘Mental representation in unilateral neglect and related disorders: the twentieth Bartlett Lecture’, *Quarterly Journal of Experimental Psychology*, A, 46, 435-461 も参照のこと。ドゥオモ広場での「ピアッツァ氏（仮名）」［訳注　広場というイタリア語］の障害についての記述は，Beschin, N., Basso, A., & Sala, S.D.（2000）‘Perceiving left and imagining right’, *Cortex*, 36, 401-414 から引用した。

p.195　この説明は、そもそも注意とはなにかを定義しておかなければ、役に立たない。

ウィリアム・ジェイムズは，小説家のヘンリー・ジェイムズの兄である。彼は，ある重要な詩に登場する数少ない心理学者のひとりでもある（Robert Lowell, *For the Union Dead*）。注意と無視の関係については，Driver, J.(2001)‘A selective review of selective attention research from the past century’, *British Journal of Psychology*, 92, 53-78 を参照のこと。

## 第11章　座標系

p.197　1870年代には、脳のどの領域がなにをしているかを突き止める長年の研究が、成果をあげつつあった。…… 1875年、ロンドンのキングス・カレッジのデイヴィッド・フェリアーは……

フェリアーとムンクの論争については，Glickstein, M.(1988)‘The discovery of the visual cortex’, *Scientific American*, 259 (3), 84-91（邦訳「視覚野の発見と井上達二の業績」，サイエンス，1988年11月号，9-19）を参照されたい。

p.200　異なる観察者間の座標系の変換の問題こそ……「主観的経験によって支持される空間表象の伝統的な考え方は……」

引用は Colby, C. & Goldberg, M.(1999)‘Space and attention in parietal cortex’, *Annual Review of Neuroscience*, 22, 319-349 から。ほかに，多重マップについての重要な論文に，Arbib, A.(1991)‘Interaction of multiple representations of space in the brain’, in Paillard, J.(ed.), *Brain and Space*, Oxford University Press, pp.379-403 と Jeannerod, M. et al.(1965)‘Grasping objects: the cortical mechanisms of visuomotor transformation’, *Trends in Neuroscience*, 18, 314-320 がある。

p.201　視空間のもっとも単純な座標系は、眼それ自体である。

サルでの眼と手の協応実験は，Snyder, L. H. et al.(2002)‘Eye-hand coordination: Saccades are faster when accompanied by a coordinated arm movement’, *Journal of Neurophysiology*, 87, 2279-2286 に報告されている。網膜上のどの位置も，その位置へと中心窩をもっていくのに必要な運動ベクトルに等しいという考えは，ヘルマン・ロッツェが「局所サイン」が眼

球運動に必要とされる運動量の感覚にほかならないと主張したときに念頭にあったものである。眼窩のなかで眼球を6組の筋肉によって動かすしくみは複雑だが，うまい具合に，結果はきわめて単純だ。「ドンデルスの法則」では，眼窩内の眼の3次元的位置は，見ている方向のみに依存し，それに先立って眼がどう動いたかにはよらない。言いかえると，もし私が対象Aを見ていて，別の対象Bに視線を移すときには，眼窩内の眼の位置はAからC，CからBへ移ったとしても，同じになる。腕の動きも，ある程度は，眼の動きと同じ単純さを示す。これも，自分でできる簡単な実験で確かめることができる。正面にあるテーブルの上のさまざまな位置に腕をおき，そこから始めて，テーブル上におかれたものに手を伸ばしてみよう。すると，肘や肩の関節の位置が，手の最初の位置にではなく，おもに手を伸ばす目標物の位置に依存するということがわかるだろう。しかし，腕の動きのドンデルスの法則は，眼の動きほど正確ではない。動きにかかる仕事量を最小限にするもっと重要な原理があるということも示唆されている。

p.203　大雑把な説明をすると、こういうことだ。私たちは、空間内の対象の位置についてある種の心的イメージを保持している。

この問題に関連した「遠心性コピー」の解説は，Merton, P.(1964) 'Human position sense and the sense of effort', *Symposia of the Society for Experimental Biology*, 18, 387-400 と Merton, P.(1961) 'The accuracy of directing the eyes and the hands in the dark', *Journal of Physiology*, 156, 555-577 を参照のこと。

p.206　これに対して、ドッジの実験で色が知覚できなかったのはほんの瞬間的にしか提示されなかったせいではないか、とか……

いわゆる「サッケード抑制」については，現在も論争が続いている。能動的に抑制をかけて見えなくしているという主張については，Burr, D. C., Morgan, M. J., & Morrone, M. C.(1999) 'Saccadic suppression precedes visual motion analysis', *Current Biology*, 9, 1207-1209; Burr, D. C., Morrone, C., & Ross, J.(1995) 'Selective suppression of the magnocellular visual pathway during saccadic eye movements', *Nature*, 371, 511-513 を参照のこと。これに対して，ぼけていなければ見えるという主張については，Castet, E. & Masson, G. S.(2000) 'Motion perception during saccadic eye movements', *Nature Neuroscience*, 3, 177-183 を参照のこと。

p.207　実験室実験から、これらの空間的なゆがみが生じること、しかも、それが眼球運動の起きる少し前から始まるということも示されている。

最初の実験は L. マティンによって行なわれた。最近の証拠は，Ross, J., Morrone, M.C., Goldberg, M. E., & Burr, D. C.(2001) 'Changes in visual perception at the time of saccades', *Trends in Neurosciences*, 24, 113-121 を参照のこと。

p.207　もうひとつの実験は、更新のメカニズムがはたらかないときになにが起こるかを示している。

付録Aの「眼球運動と運動知覚」の実験を参照のこと。

p.208　こうしたいくつかの簡単な実験によって、眼を動かすときに空間マップにどんな複雑な変換が起こるかがかなりよくわかったが……

暗室中での指さしの実験については，Henriques, D. Y. P. et al. (1998) 'Gaze-centered remapping of remembered visual space in an open-loop poiting task', *Journal of Neuroscience*, 18, 1583-1594 を参照のこと。記憶した音源を指でさす実験は，Pouget, A. et al.(2002) 'Multisensory spatial representations in eye-centered coordinates for reaching', *Cognition*, 83, B1-B11 によって行なわれた。視覚と聴覚が共通の座標系を共有しているという彼らの結論に関係する初期の実験に，Harris, C. S.(1963) 'Adaptation to displaced vision: visual, motor or proprioceptive change?", *Science*, 140, 812-813 がある。

p.209　ヴァーチャル・リアリティを用いた別の実験では、観察者は、自分の腕を動かせる 3 次元のヴァーチャルなワークスペースを見た。

Vetter, P., Goodbody, S., & Wolpert, D.(1999) 'Evidence for an eye-centered spherical representation of the visuomotor map', *Journal of Neurophysiology,* 81, 935-939.

p.210　頭頂葉の戦略的な役割は、視覚を行為へと変換することだ。

小脳の細胞数と大きさが 4 倍になったことについては，Llinas, R. & Walton, K. D.(1990) 'Cerebellum' in Shepherd, G. M.(ed.), *The Synaptic Organisation of the Brain*, Oxford University Press を参照のこと。頭頂葉

と橋の，そしてそこから小脳との連絡については，いまはもう古典的な論文である Glickstein, M. & May, J. G.（1982）'Visual control of movement: the circuits which link visual to motion areas of the brain with special reference to the pons and cerebellum' in Neff, W.（ed.）, *Contributions to Sensory Physiology*, Vol.7, Academic Press, pp.103-145 を参照のこと。また，Milner, A. D. & Goodale, M. A.（1995）*The Visual Brain in Action*, Oxford University Press も参照のこと。運動における前頭葉の影響については，本書では紙幅の関係で十分な考察ができなかったが，これについては，Passingham, R.（1993）*The Frontal Lobes and Voluntary Action*, Oxford University Press を参照されたい。小脳のなかった窓拭き職人の話については，私は文字になったものを知らないが，話そのものは，私がケンブリッジ大学の学生であった 1960 年代はじめにまことしやかに語られていた。ミッチ・グリックステインによると，彼は問題の脳の行方を探してみたが，どこにも見つけることができなかった。

p.211　その答えは「記憶とプランニング」である。

LIP と頭頂葉の別の部位についての論文は，枚挙にいとまがないほどあって，しかも内容が複雑だ。これについて簡潔にまとめるにあたって，私が欠かせないと思った論文は以下のものである。Anderson, R., Snyder, L., Li, C.-S., & Stricanne, B.（1993）'Coordinate transformation in the representation of spatial information', *Current Opinion in Neurobiology*, 3, 171-176; Baringa, M.（1999）'The map making mind', *Science*, 285, 189-192; Colby, C., & Goldberg, M.（1999）'Space and attention in parietal cortex', *Annual Review of Neuroscience*, 22, 319-349; Snyder, L.（2000）'Coordinate transformations for eye and arm movements in the brain', *Current Opinion in Neurobiology*, 10, 747-754; Xing, J., & Andersen, R.（2000）'Models of the posterior parietal cortex which perform multimodal integration and represent space in several coordinate frames', *Journal of Cognitive Neuroscience*, 12, 601-614.

p.211　再マッピングは、完全に自動的なプロセスというわけではない。

Snyder（2000, 上記）のレヴューの p.748 を参照のこと。「砂嵐」を眼で追うことについては，Ward, R. & Morgan, M. J.（1978）'Perceptual effect of pursuit eye movements in the absence of a target', *Nature*, 274, 158-159 に述

べられている。

p.213　もうひとつ、別の説明もある。

Klier, E., Wang, H. T., & Crawford, D.(2001) 'The superior colliculus encodes gaze command in retinal coordinates', *Nature Neuroscience*, 4, 627-632.

p.213　腕の場合も、同じようなことが言える。

Batista, A., et al. (1999) 'Reach plans in eye-centered coordinates', *Science*, 285, 257-260.

p.214　ここまでは、視覚が空間内の私たちの腕の位置について唯一の情報を提供する、としてきた。

ニセモノの腕の実験については，Graziano, M., Cooke, D., & Taylor, C. (2000) 'Coding the location of the arm by sight'. *Science*, 290, 1782-1786 を参照のこと。プリズム順応と音源を指さす古典的実験は，上記の Harris, C. S.(1963) が行なっている。

p.214　音も、視覚や触覚とひとつにまとめあげられる必要がある。

フクロウでの聴覚マップの再調整をガイドするメカニズムについては，Hyde, P. & Knudsen, E.(2002) 'The optic tectum controls visually guided plasticity in the owl's auditory space map', *Nature*, 415, 73-76 を参照のこと。この論文は，視覚マップの小領域が破壊されると，聴覚マップの対応する領域が，プリズムに順応してもシフトしないということを報告している。したがって，変換を決める信号は視覚マップから出るようだ。

p.217　結論は次のようになる。脳にはいくつもの空間マップがある。

多重マップについての引用文は，Colby, C. & Goldberg, M.(1999) 'Space and attention in parietal cortex', *Annual Review of Neuroscience*, 22, 319-349 のレヴュー論文からのものである。

## 第12章　運転手を殺ったのはだれ？

p.221　レイモンド・チャンドラーのミステリ小説『大いなる眠り』(1939)

のなかのオーウェン・テイラーは、スターンウッド家のお抱え運転手だった。

ハーミッシュ・ハミルトンあてのチャンドラーの手紙は，McShane, F.（ed.）（1983）*Selected Letters of Raymond Chandler*, Macmillan, pp.155-156 からのもの。おそらくテイラーは，ポルノ写真家のゲイガーを撃って，テイラーが想いを寄せていたカーメン・スターンウッドが救いようのないほど堕落した女だということを知ったあと，自殺したのだろう。突堤の場面で，警官は，車が猛スピードで突堤の端から飛び込んだ，と言っている。タイヤ跡もまっすぐ伸びていた。テイラーの頭の傷は，マーローとチンピラのジョー・ブロディとの会話のなかで説明されている。ブロディの話では，彼は，テイラーがゲイガーを撃ったあとテイラーを追いかけ，テイラーを棒で殴ってカーメンを恐喝するネタにした写真をとりあげたのだ，という。ブロディは，テイラーを殺してもおかしくない唯一の人物である。彼の動機は，殺人の凶器をテイラーの車のなかにおいて，ゲイガー殺しの罪をテイラーに着せることだった。

p.222　テイラーの死の真相のような問題を観客のほとんどが見逃してしまうのは、筋書きの複雑さと当てにならない記憶によるものだ。

映画『市民ケーン』の連続性の誤りについては，http://www.moviemistakes.com/ を，ほかの誤りについては，http://www.erreursdefilms.com/ を参照のこと。『さらば愛しき女《ひと》よ』の例は，ほかの多くの例とともに，最近のレヴュー論文，Levin, D. T. & Simons, D. J.（2000）‘Fragmentation and continuity in motion pictures and the real world, *Media Psychology*, 2, 357-380 に述べられている。

p.223　連続性の見落としから言えるのは、私たちが、思うほどには眼から多くのものをとり込んでいないということだ。

これに関する議論については，Dennett, D.（1991）*Consciousness Explained*, Harmondsworth, Middlesex: Penguin（邦訳『解明される意識』青土社）; O'Regan, K. & Noe, A.（2001）‘A sensorimotor account of vision and visual consciousness', *Behavioural and Brain Sciences*, 24, 955-975 を参照のこと。

p.225　「補充」は「盲点」――網膜の視神経線維の出口にあたっていて、

錐体も桿体もない部分――でも起こる。

実験とほかの現象については，付録を参照されたい。「補充」についての議論は，Pessoa, L., Thompson, E., & No, A.（1998）'Finding out about filling-in: a guide to perceptual completion for visual science and the philosophy of perception', *Behavioural and Brain Sciences*, 21, 723-748; Ramachandran, V. S. & Gregory, R. L.（1991）'Perceptual filling in of artificially induced scotomas in human vision', *Nature*, 350, 699-702 を参照のこと。ラマチャンドランとグレゴリーは，一様な灰色の小さな正方形を，平均輝度がそれと同じ白黒のノイズパターンを背景に用いて，ノイズパターンをまたたかせると，数秒のうちに正方形が見えなくなり，「人工盲点」を作り出せることを示した。この部分はすぐに，自然の盲点のように見えなくなった。しかし，もっと重要なことだが，人工盲点が生じたときに，まわりのまたたいているパターン全体を消してしまうと，それまで見えなかった正方形の内部がほんの少しの間またたくように見えた。

p.228　ここで心理学者にとっての課題は、直接的知覚と記憶とを区別する実験を考え出すことだ。

この問題には，1950-60年代のドナルド・ブロードベントの実験に始まる長い歴史がある。ヘッドフォンで左右の耳で異なる音声を同時に聞く場合，一方の音声を聞いて，もう一方の音声を無視することは簡単にできる。「無視される」メッセージは，ほとんど覚えていないが，ではどの程度処理されていたのだろうか？　「無視される」べきメッセージのなかに自分の名前が入っていると，その場合には聞こえることが多いが，このことはなんらかの処理がなされていたということを示唆している。こうした情報の選択が起こるのが処理の「初期段階かあとの段階か」をめぐる論争については，読みやすいレヴューとして Pashler, H. E.（1998）*The Psychology of Attention*, Cambridge, Mass.: MIT Press がある。

p.233　変化の見落としや注意の瞬きは、劇的でおもしろい現象ではあるが……

最新のレヴューに，O'Regan & Noe（2001，上記）と *Journal of Vision*（2003）の特集号がある。

p.234　フランスの哲学者、モーリス・メルロ＝ポンティが注意をサーチ

ライトにたとえたのは有名だ。

現象学者のモーリス・メルロ＝ポンティはサーチライトというメタファーを，イギリス経験主義の概念の誤りを端的に示すものとして用いた（*The Phenomenology of Perception*, London: Routledge, 1972, p.26ff）。彼以降の同様の主張については，Crick, F.（1984）‘Function of the thalamic reticular complex: the searchlight hypothesis’, *Proceedings of the National Academy of Sciences of the USA*, 81, 4586-4590 を参照のこと。メルロ＝ポンティとドゥ・セルビーの考えは時によく似ているが，メルロ＝ポンティはドゥ・セルビーが用いた多くの偽名のひとつではない。ドゥ・セルビーは，脳の直面する大問題が，思考によって生じる熱をどのようにして放散するか，だと考えていた。彼は，ハゲを進化の点から説明する興味深い「冷却装置《ラジエター》説」を唱え，ヒトの男性とオウムとは，加齢にともなう頭髪の喪失と理性とが関係している唯一の生き物だと指摘している。だが，彼はフェミニストたちからの猛攻撃を受け，この奇抜な理論を撤回せざるをえなかった。彼はこれを悔しがり，それが記憶形成における「エネルギー節約」の補助手段として知られるドゥ・セルビーの「記憶痕跡箱」の誕生につながった。*Handbook of Neuroenergetics*, vol.XXI 中の Le Nie の論文，‘Certain considerations regarding the power of thought’ を参照のこと。

p.234　結果は、サーチライト説を支持するように見えた。

Beck, D. M. et al.（2001）‘Neural correlates of change detection and change blindness’, *Nature Neuroscience*, 4, 645-650. これらの研究のレヴューとして，次のものがある。Rees, G. & Lavie, N.（2001）‘What can functional imaging tell us about the role of attention in visual awareness?’, *Neuropsychologia*, 39, 1343-1353; Rees, G.（2001）‘Neuroimaging of visual awareness in patients and normal subjects’, *Current Opinion in Neurobiology*, 11, 150-156.

p.235　サーチライトを探すためのもうひとつの直接的な方法は、サルに標的に注意を向けさせ、そのときの単一細胞の活動を記録することである。

Reynolds, J. H., Pasternak, T., & Desimone, R.（2000）‘Attention increases sensitivity of V4 neurons’, *Neuron*, 26, 703-714.

p.237　注意とは、一連の行為を選択することだ。

微小刺激作用実験の報告は，Moore, T. & Falla, M.(2001) 'Control of eye movements and visual attention', *Proceedings of the National Academy of Sciences of the USA*, 98, 1273-1276; Gardner, J. L. & Lisberger, S. G.(2002) 'Serial linkage of target selection for orienting and tracking eye movements', *Nature Neuroscience*, 5, 892-899 による。紹介したコメントは，Shalden, M.(2002) 'Pursuing commitments', *Nature Neuroscience*, 5, 819-821 による。

## 第13章　浮気心の芽はどこに？

p.240 「耳の聞こえない患者の耳に電極をとりつけ、（ニワトリと）同じようなやり方で強い電気ショックをかけ、患者を電気的に刺激することで……」

Watson, W.(1751) *Philosophical Transactions of the Royal Society*, 47, 202-211. 盲人の体験する夢やイメージについては，Kaski, D.(2002) 'Revision: is visual perception a requisite for visual imagery?', *Perception*, 31, 717-731 のレヴュー論文を参照のこと。シャルル・ボネ症候群で体験される現象については，Santhouse, A. M., Howard, R. J., & Ffytche, D. H.(2000) 'Visual hallucinatory syndromes and the anatomy of the visual brain', *Brain*, 123, 2055-2064 を参照。

p.241 さらに有力な証拠は、微弱な電気的パルスを盲人の脳に直接与えると……

先駆的研究は，Brindley, G. S. & Lewin, W. S.(1968) 'The sensations produced by electrical stimulation of the visual cortex', *Journal of Physiology*, 196, 479-493 によって行なわれた。ここで紹介した患者の事例は，チューリッヒの Dobelle AG 研究所の Dobelle の解釈にもとづいている。*ASAIO Journal*, 2000, 46, 3-9 （ASAIO はアメリカ人工臓器学会の略号）を参照。電極の配列が皮質のどの部位を刺激しているかは，はっきりしていない。フォスフェンを外界に投射した場合のゆがみは，一次視覚野（V1）から予測されるものとは対応しない。

p.242 アポロ 11 号の宇宙飛行士が、眼を閉じた状態で閃光を体験した。

http://www.lbl.gov/Science-Articles/Archiv/cornelius-tobias.html を参照のこと。フォスフェンの「エンメルトの法則」実験は，Cowey, A. & Walsh, V.

(2000) 'Magnetically-induced phosphenes in sighted, blind and blindsighted observers', *Neuroreport*, 11, 3269-3273 による。エンメルトの法則については，付録Aを参照のこと。

p.243　TMSと電気的に生み出されたフォスフェンからわかるのは……1651年に、トマス・ホッブズは次のように書いている。「感覚の原因は外的物体、すなわち対象であって……」

ここでホッブズが標的にしているのは，「キリスト教国の大学」でいまだに教えられているもうひとつの視覚理論である。この理論では，ものはそれ自体の小さなコピーを眼に送る，と考える。「私は，大学の効用を否定したいがために，こんなことを言うのではない。以下では国家における大学の責務について述べてゆくが，あらゆる機会をとらえて，諸君に大学のどんなところを改善すべきかを理解してもらわねばならない。なかでもそのひとつは，役に立たないことを話しすぎることである」(*Leviathan*, edited by C. B. Macpherson, Penguin Books 1968, Chapter 1)。ドゥ・セルビーが自説の暗闇の「黒い空気」説のなかで大気遠近法について述べていないのは，奇妙と言えば奇妙である。暗闇ではマッチの助けを借りないとものが見えないという明らかな問題も，マッチ（もちろん，懐中電灯でもよい）によって物体の小さなコピーが曇った空気のなかを通りやすくなるからだと考えれば，解決する。

p.245　有線野を刺激すると、その活動は、後頭葉、側頭葉、頭頂葉の領野へと広がって行き、最終的には前頭葉にも行く。

意識のあるサルでのV5/MT野の単一細胞の実験は，Newsome, W. T., Britten, K. H., & Movshon, J. A. (1989) 'Neuronal correlates of a perceptual decision', *Nature*, 341, 52-54 に報告されている。

p.246　この難問は、色によって解けるのではないか？

Zeki, S. et al. (1999) 'The neurological basis of conscious color perception in a blind patient', *Proceedings of the National Academy of Sciences of the USA*, 96, 14124-14129. ＰＢという患者は，電気ショックのせいで脳内の血液循環がうまくはたらかなくなり，盲の状態になったが，色を意識する能力は保たれていた。彼が色を観察してそれを認識しているときに撮られたfMRIの結果によると，活動の増加はおもにV1とV2に限られていた。ゼキ

らは，「重度の損傷の脳においてそれ自身で機能するような部分的にのみ障害のある色のシステムは，ほかの視覚能力がまったくなくても，色の意識的経験を仲介できる」と結論している。表面的には，この結果は色の感覚が特別な有線前野でのみ生じるという考えを支持していないように見えるが，損傷が脳のかなり広範囲にわたる場合には，正確な結論を下すのはむずかしい。もうひとつ別の手がかりは「色の共感覚保有者」——色以外のものを聞いたり見たりしたときに色を体験する人たち——から得られる。「色のオルガン」については，http://www.rhythmiclight.com を参照されたい。fMRI 研究は，Nunn, J. A. et al.(2002) 'Functional magnetic resonance imaging of synesthesia: activation of V4/V8 by spoken word', *Nature Neuroscience*, 5, 371-375 による。

p.248　多くの神経科学者にとって、最終的にこの難問を解決してくれるのがｆＭＲＩである。

fMRI の空間解像度については，Savoy, R. L.(2003) 'Imaging the visual brain', in Arbib, M. A.(ed.), *The Handbook of Brain Theory and Neural Networks*, second edition, Cambridge, Mass.: MIT Press を参照のこと。

## 第14章　無意識的知覚

p.252　一次視覚野（V1）を完全に損傷した患者は、通常の医学的意味において盲である。

しかし，これらの患者には，網膜から脳のほかの部分への連絡がある。視神経の神経線維の一部は，明らかに V1 を経由せずに V5 に行く。「逆行性変性」実験のレヴューと説明については，Cowey, A. & Stoerig, P.(1991) 'The neurobiology of blindsight', *Trends in Neurosciences*, 14, 140-145 を参照のこと。脳機能画像研究によると，「運動野」の V5 は，視野内の盲の部分を動く刺激に反応するという。これについては，Zeki, S.(1998) 'Parallel processing, asynchronous perception, and a distributed system of consciousness in vision', *Neuroscientist*, 4, 365-372 を参照。半盲部分の視覚的意識がない患者で，V5 の活動を報告している研究がひとつある。Goebel, R. et al.(2001) 'Sustained extrastriate cortical activation without visual awareness revealed by fMRI studies of hemianopic patients', *Vision Research*, 41, 1459-1474 を参照。

p.253　イギリスの軍医、G・リドックは、第一次世界大戦で脳を損傷した兵士たちを診た。

Riddoch, G.(1917) 'Dissociation of visual perceptions due to occipital injuries, with special reference to appreciation of movement', *Brain*, 40, 15-57; Cowey, A. & Azzopardi, P.(2001) 'Is blindsight motion blind?', in De Gelder, B., De Haan, E., & Heywood, C.(eds.) *Out of Mind: Varieties of Unconscious Experience*, Oxford University Press に引用。残存視覚については，Poeppel, E., Held, R., & Frost, D.(1973) 'Residual visual function after brain wounds involving the central visual pathways in man', *Nature*, 243, 295-296 に，「盲視」については，Weiskrantz, L. et al.(1974) 'Visual capacity in hemianopic field following a restricted occipital ablation', *Brain*, 97, 709-728 に述べられている。Weiskrantz, L.(1986) *Blindsight: A Case Study and its Implications*, Oxford University Press; De Gelder, B., De Haan, E., & Heywood, C.(2001, 上記) も参照。後者の本についての私の書評，Morgan, M. J.(2002) 'Detecting the wrong signals?', *Trends in Cognitive Sciences*, 6, 443-444 も参照されたい。

p.254　この話題については、たくさんのことが書かれており、そのなかにはきわめて辛辣なものもある。

*The Times Higher Education Supplement* の 2002 年 3 月 29 日号に掲載の *Out of Mind* についてのセミール・ゼキの書評と，それに対しての著者たちの返答（4 月 12 日，19 日号）を参照のこと。

p.255　アーサー王を運ぶ黒点は、弱いあるいは「ノイズをともなう」感覚の常で、不確かな感覚であった。

公平を期すために，認知心理学者の多くは，私のこの分析を認めないだろうということもつけ加えておこう。彼らは，知覚の説明として信号検出理論を退け，知覚を全か無かのプロセスとしてとらえている。無意識的知覚は，まさにこの例である。すなわち，問題の事象に対応するような心的体験はまったくないのに，それは行動に影響をおよぼす。これに対する私の答えは，彼らに次のように問うことだ。その事象が起こっているときに，心的体験は一切ないなんてことを，いったいどうやって証明するのか？たんにほかの人に言えるというだけでは，十分ではない。その信号は，言

語に必要な脳のすべてのメカニズムをすり抜けてしまうからだ。唯一確実な方法は，問題の事象が脳に対してまったく影響をおよぼしていないということを示すことかもしれない。しかしそれだと，行動にも影響をおよぼさないことになる！

p.256　このロジックにもとづくｆＭＲＩ実験では、観察者を、先ほど紹介した反復プライミング実験でテストした。

Dehaene, S. et al.(2001) 'Cerebral mechanisms of word masking and unconscious repetition priming', *Nature Neuroscience*, 4, 752-758. 同じ号に掲載されているリーズのコメント（678-680）も参照のこと。この実験についての私の見解はおもに，リーズのこのコメントをもとにしている。

## 第15章　意識の分泌説

p.259　トーマス・ヘンリー・ハクスリーは 1891 年……「カバニスは、胆汁の分泌が肝臓の機能であるのと同じように、思考は脳の機能だと言いました。このとき、彼は哲学的に大きな間違いをおかしていたのです」。

ハクスリーは，次のように続けている。「しかし，『ファンクション（関数・機能)』という語の数学的な意味からすれば，思考は脳の関数かもしれません」。彼の言いたいのは，脳の状態と思考との間には１対１対応の関係（すなわちマッピング）があり，脳のひとつの状態が複数の思考に対応するということはない，ということである。ここで，関数の数学的定義は，異なる脳の状態が同一の思考に対応している可能性を排除するものではないということに注意してほしい。ある数の集合Ａが，異なる集合Ｂの関数なら，そのときにはＡのなかの異なる数は，Ｂのなかの異なる数と対応していなければならない。しかし，Ｂのなかの異なる数は，関数の定義からして，Ａのなかの同じ数と対応することも許されている。Tan（x）は関数だが，inverse tan-1（x）は関数ではない（ポケット電卓にはそう書いてあるかもしれないが)。

p.260　もちろん、大脳半球の灰白質を顕微鏡で見てみると、構造にわずかな違いがある。

皮質はどこをとってもみなほぼ同じであるという均質性仮説については，Douglas, R. J. & Martin, K. A. C.(1990) 'Neocortex', in Shephard, G. M.

(ed.), *The Synaptic Organisation of the Brain*, Oxford University Press, pp.389-438 を参照のこと。彼らが言っているように,「もしこの考えが正しければ,基本的な微小回路が同じなのに,領野間の機能の違いがどのようにして生じるのかという魅惑的な疑問が次に生じる」。

p.262　言いかえると、脳が網膜像のある部分を特定のタイプの表面からのものとして分類するとき、色が見える。

音の刺激によって見えることの臨床的説明は,Jacobs, L., Karpik, A., & Bozian, D.(1981) 'Auditory-visual synaesthesia', *Archives of Neurology*, 38, 211-216 を参照のこと。

p.265　脳の意識のメカニズムを探っている神経科学者は、珍品切手のコレクターのように、それが数としてほんのわずかだろうと考えている。

Crick, F. & Koch, C.(1995) 'Are we aware of activity in primary visual cortex?', *Nature*, 375, 121-123.

p.268　両眼視野闘争を体験するには、カラー図版 14 に示した色のリングのパターンを観察するとよい。

Treisman, A.(1962) 'Binocular rivalry and stereoscopic depth perception', *Quarterly Journal of Experimental Psychology*, 14, 23-37.

p.269　両眼視野闘争は、図 15・2 に示したパターンでも観察される。

左眼と右眼で線分の向きが 90 度異なるパターンを用いた実験は Kolb, F. C. & Braun, J.(1995) 'Blindsight in normal observers', *Nature*, 377, 336-338 によって行なわれた。これは Morgan, M. J., Mason, A., & Solomon, J. A.(1997) 'Blindsight in normal observers', *Nature*, 385, 401-402 によっても確認されている。

p.269　両眼視野闘争は、V 1 が結局は意識に「直接に寄与する」ということを証明しているように見えるかもしれない。

ディアス＝カネハの図形についての考察は,Ngo, T. T. et al.(2000) 'Binocular rivalry and perceptual coherence', *Current Biology*, 10, R134-R136 を参照のこと。この研究では,白黒の刺激を用いて追試実験に成功している。もとはフランス語論文だが,英語の翻訳は,http://psy.otago.ac.nz/r_oshea/

br_DJtrans.html で読むことができる。

p.270　これらの議論は込み入っていて……その始まりは、チャールズ・ダーウィンの自宅での植物の神経系の実験に行き着く。

ダーウィンの実験については，Simons, P.(1992)‘The secret feelings of plants', *New Scientist*, 17 October を参照のこと。ダーウィンの庭師の話は，ダウン・ハウスを紹介したデイヴィッド・アッテンボローの番組のなかの解説による（この番組はお薦め)。ボーズの実験はディアス＝カネハも紹介している（上記の注参照)。

p.272　両眼視野闘争が眼で始まるというボーズの考えは、それ以後の研究では支持されなかった。

1989年までの証拠のレヴューは，Howard & Rogers（1995，上記）の8.8を参照のこと。コントラストを違えたパターンを用いたfMRI実験の報告は，Polonsky, A. et al.(2000)‘Neuronal activity in human primary cortex correlates with perception during binocular rivalry', *Nature Neuroscience*, 3, 1153-1159 にある。相関は，V2，V3，V4 でも見られたことに注意してほしい。したがって，これらの結果は，両眼視野闘争への「高次の」中枢の寄与を排除しない。V1 が関与していないという考えと矛盾するというだけである。

p.272　これは両眼視野闘争がＶ１で起こっていることを示す決定的な証拠であるように思えるのだが、ほかの実験はこれを支持していない。

Ngo, T. T. et al.(2000)‘Binocular rivalry and perceptual coherence', *Current Biology*, 10, R134-R136; Leopold, D.A. & Logothesis, N.(1999)‘Multistable phenomena: changing views in perception', *Trends in Cognitive Sciences*, 3, 254-264 を参照のこと。サルでの両眼視野闘争の実験は，Leopold, D. A. & Logothesis, N.(1996)‘Activity changes in early visual cortex reflect monkey's percepts during binocular rivalry', *Nature*, 379, 549-553 に報告されている。

p.273　一次視覚野（V1）に言えることは、実はそのまま前頭前野についても言える。

Thompson, K. G. & Schall, J. D.(1999)‘The detection of visual signals by

macaque frontal eye fields during rivalry', *Nature Neuroscience*, 2, 283-288を参照。同じ号のJ. Assadによる'News and views'も参照のこと。サルは，瞬間的に明滅する周辺視野の標的刺激に向けて眼を動かすよう訓練された。標的刺激は，注視点を中心とする円状に配置された8つの位置のいずれかで明滅した。標的刺激の明滅直後に妨害刺激が提示されたが，この妨害刺激は，8つの位置のすべてで明滅した。人間の観察者の場合，標的刺激と妨害刺激の時間間隔が十分短ければ（およそ30ミリ秒以下なら），この妨害刺激によって，標的刺激を見るのがきわめて困難になる。この時間間隔は，標的刺激が実際に提示されているときにサルが標的刺激に約50％の確率で眼を向けるところまで，短くされた。それまでの研究では，「前頭眼野」として知られるサルの前頭葉領域の神経細胞は，標的刺激がその「受容野」内で明滅したときにのみ発火する傾向があるということが明らかにされていた。言いかえると，たとえばある細胞は，標的刺激が3時（注視点から時計回りで90度方向）の位置で明滅したときだけ発火し，6時（180度方向）の位置では発火しなかった。ここで鍵となる問題は，標的刺激が3時の位置で明滅するが，そのあと妨害刺激が提示されて，50％の確率でしか見えないようになった場合には，この細胞になにが起こるか，である。もしこの細胞が意識的な検出に関与しているのなら，この細胞は，サルが標的刺激を検出する試行でのみ発火すると予想される。実際には，この細胞は，サルが眼を動かしたかどうかとは関係なく，すべての試行で発火した。だが，このことから，前頭眼野の細胞が意識経験にまったく寄与していないと結論することはできない。この「3時の」細胞の発火は，3時の位置にある標的刺激の経験に関与していたのかもしれない。問題は，おそらく「妨害刺激」も円状の配置のほかの位置の細胞に同じような反応を引き起こしただろう，ということである。サル（あるいはこのサルの脳の特定の部分）は，3時の細胞の活動が，その位置に標的刺激があることを推論できるほどに，ほかの細胞の活動よりも優勢かどうかを決定しなければならない。細胞の出力の比較は「ノイズ」が邪魔するプロセスであり，それゆえ多くの試行ではサルが誤りをおかして，反応しないという決定を下すだろう。これは必ずしも，サルが反応しないと決定した試行では，「3時」の細胞の発火に対応するような経験はなかったということなのではない。人々がアーサー王の船が彼方へと「どんどん遠ざかり，しだいに小さくなり，ついに光のなかに消えた」のを見たとき，その船がもう見えないということを最終的に決定するときが訪れただろう。その船の像によって活動した

脳のいくつかの細胞は、まだ活動していたかもしれない。しかし，そのほかの多くの細胞も活動していただろう。単一の神経細胞の活動から意識内容を推論することは不可能であり，この同じ議論は，前頭眼野の「高次」とされる中枢だけでなく，一次視覚野にもあてはまる。

## 第16章　水車小屋のなかへ

p.276　一次視覚野（V 1）のマップは、この新たな哲学的論争の戦いの場となった。

Crick , F. & Koch, C.(2003)'A framework for consciousness', *Nature Neuroscience*, 6, 119-126 を参照。「滝の錯視」を用いた実験は，Lehmkuhle, S. W. & Fox, R.(1975)'Effect of binocular rivalry suppression on the motion after-effect', *Vision Research*, 15, 855-859 による。動く刺激を提示しながらそれが見えないような時間を設定するのは，むずかしい。そこでレムキュールとフォックスは，運動残効の強さ（持続時間）に関係するのが，実際に刺激が眼に提示されている時間か，それとも視野闘争事態でその刺激が見えている時間かを問題にした。彼らが見出したのは，見えている時間よりも実際に網膜に提示されている時間のほうが重要だということであった。Blake R. & Fox, R.(1974)'Adaptation to invisible gratings and the site of binocular rivalry suppression', *Nature*, 249, 488-490 も参照。

p.278　混雑効果が強い場合、標的の線分が、傾きをもったほかの線分に囲まれていると、それが水平（—）なのか垂直（｜）なのかわからなくなる。

「混雑した」線分への順応実験とこの順応がどこで生じるのかについては，He, S., Cavanagh, P., & Intriligator, J.(1996)'Attentional resolution and the locus of visual awareness', *Nature*, 383, 334-337 を参照のこと。彼らの実験では，線分ではなく，正弦波の縞（円形）を用いている。「見えない」パターンが行動に効果をおよぼすことを示すほかの実験については，MacLeod, D. I. A. & He, S.(1992)'Visible flicker from invisible patterns', *Nature*, 362, 256-258; Smallman, H. et al.(1996)'Fine-grain of the neural representation of human spatial vision', *Journal of Neuroscience*, 16, 1852-1859 を参照のこと。テクスチャー知覚においては，観察者が「混雑した」線分にまだアクセスできることを示す実験については，Parkes, L. et al.(2001)'Compulsory

averaging of crowded orientation signals in human vision', *Nature Neuroscience*, 4, 739-744 を参照のこと。

p.280　そういうわけで、V1 が意識に関わらないとする証拠は、依然として決定的なものではない。

検出実験については，Azzopari, P. & Cowey, A.（1997）'Is blindsight like normal, near-threshold vision?', *Proceedings of the National Academy of Sciences of the USA*, 94, 14190-14194 と，私のコメント，Morgan, M. J.（2002）'Detecting the wrong signals?', *Trends in Cognitive Sciences*, 6, 443-444 を参照のこと。

p.280　GYの視覚的意識の問題に対する別のアプローチは、「盲」の視野に提示された像の印象と正常な視野に提示された別の像とを照合できるかどうかを調べている。

Stoerig, P. & Barth, E.（2001）'Low-level phenomenal vision despite unilateral destruction of primary visual cortex', *Consciousness and Cognition*, 10, 574-587 を参照のこと。一側性の色盲の症例は，MacLeod, D. I. A. & Lennie, P.（1976）'Red-green blindness confined to one eye', *Vision Research*, 16, 691-702 を参照のこと。

p.282　2人の神経心理学者、ミルナーとグッデイルによる最近の考え方は、視覚的意識が腹側経路とだけ関係していると仮定している。

Milner, A. D. & Goodale, M. A.（1995）*The Visual Brain in Action*, Oxford University Press. 行為の経路と形の認知の経路とが別だという考えは，Glickstein, M. & May, J. G.（1982）'Visual control of movement: the circuits which link visual to motion areas of the brain with special reference to the pons and cerebellum', *Contributions to Sensory Physiology*, vol.7, pp.103-145 によって出された。これと時をほぼ同じくして，同じような考えが Ungerleider, L. G. & Mishkin, M.（1982）'Two cortical visual systems', in Ingle, D. J., Goodale, M. A., & Mansfield, R. J. W.（eds.）*Analysis of Visual Behaviour*, Cambridge, Mass.: MIT Press, pp.383-400 によって出された。（Mishkin, M., Ungerleider, L. A., & Macko, K. A.（1983）'Object vision and spatial vision: two cortical pathways', *Trends in Neuroscience*, 6, 414-417 も参照のこと。）この2つの経路は「なに」経路，「どこ」経路と呼ばれた。

これより以前に，ハムスターを用いた研究から，「２つの視覚系」――対象を定位するシステムと対象を認知するシステム――があるという考えが出されていた。その研究とは，Schneider, G.E.(1969) 'Two visual systems: brain mechanisms for localisation and discrimination are dissociated by tectal and cortical lesions', *Science*, 163, 895-902 である。

p.287　自動機械説のもうひとつの問題は、「半側空間無視」の脳機能画像研究に由来する。

これについての証拠のレヴューは，Rees, G.(2001) 'Neuroimaging of visual awareness in patients and normal subjects', *Current Opinion in Neurobiology*, 11, 150-156 を参照のこと。

## 終章　聖杯はいずこに？

p.291　これに対して、「強いＡＩ」に異を唱える人々は次のように言う。デジタル・コンピュータなんて、なにかをシミュレートするために人間によってプログラムされた数字を叩き出す機械にすぎない。

この点は，ジョン・サールによって「中国語の部屋」というメタファーを用いてとりわけ強力に主張されてきた（Searle, J.(1980) 'Minds, brains, and programs', *Behavioural and Brain Sciences*, 3, 417-457)。ダニエル・デネットは，その著『解明される意識』のなかで「中国語の部屋」を非現実的だと批判している。現実に英語を中国語に翻訳できるコンピュータは，シンボルがなにを意味するかを知らなければならないだろう。賛否両論については，http://www.iep.utm.edu/c/chinese.htm の「インターネット哲学百科事典」を参照のこと。

# 図版出典

**図1・1**　Webster, M. A., Georgeson, M. A., & Webster, S. M.（2002）'Neural adjustments to image blur', *Nature Neuroscience*, 5, 839-842 より，著者と Nature Publishing Group の許可を得て掲載。

**図1・2**　Copyright 2003 by Michael Morgan.

**図1・3**　Copyright 2002 by Peter Thompson. 許可を得て掲載。

**図1・4**　Linden, D. E., Kallenbach, U., Heinecke, A., Singer, W., & Goebel, R.（1999）'The myth of upright vision: a psychophysical and functional imaging study of adaptation to inverting spectacles', *Perception*, 28, 469-481 より，著者と Pion Limited の許可を得て掲載。

**図2・1**　Multimedia Library, Service Documentaire, École Nationale des Ponts et Chaussées, Paris の許可を得て掲載。

**図2・2**　Jacobson, M.（1962）'The representation of the retina on the optic tectum of the frog', *Quarterly Journal of Experimental Physiology*, 47, 170-178, Fig.2 より，Physiological Society の許可を得て掲載。

**図3・1**　Glickstein, M. & Fahle, M.（2000）*Brain, Special Supplement*, Vol.123, Fig.5 および Fig.38 より，著者と Oxford University Press の許可を得て掲載。

**図3・2**　Anstis, S. M.（1974）'A chart demonstrating variations in acuity with retinal position', *Vision Research*, 14, 589-592 より，著者と Elsevier の許可を得て掲載。

**図3・3**　Wiesel, T.（1982）Postnatal development of the visual cortex and the influence of environment', *Nature*, 299, 583-591, Fig.1 より，著者と Nature Publishing Group の許可を得て掲載。

**図4・1**　Moss, M. & Russell, I.（1988）*Range and Vision*, Edinburgh: Mainstream Publishing, p.19 より，Glasgow University の Michael Moss 教授の許可を得て掲載。

**図4・2**　Gregory, R. L.（1986）*Odd Perceptions* の Fig.11.8（p.74）より，Thompson Publishing Services の許可を得て掲載。

**図4・3**　Copyright 2003 by Michael Morgan.

**図4・4**　PhD thesis: Peter D. Lunn（1994）*The Perception of Stereoscopic Surfaces*, Institute of Ophthalmology, UCL より，著者の許可を得て掲載。

**図5・1**　Copyright Bayerisches National Museum. 許可を得て掲載。

図 5・2　Copyright 2003 by Michael Morgan.

図 5・3　Copyright 2003 by Michael Morgan. 図中に挿入した Exner の写真は，Vienna Academy of Sciences の許可を得て掲載。

図 6・1　Sumida, J. T.（1989）*In Defence of Naval Supremacy*, Boston: Unwin Hyman, Plate 7 より，MOD Admiralty Library の許可を得て掲載。

図 6・2　Copyright Lucent Technologies Inc/Bell Labs. 許可を得て掲載。

図 9・1- 9・3　Copyright 2003 Michael Morgan.

図 9・4・1　アトニーヴのネコは，Attneave, F.（1954）'Some informational aspects of visual perception', *Psychological Review*, 61, 183-193 より，American Psychological Association の許可を得て掲載。

図 9・4・1　Copyright 2003 Steven Dakin. 許可を得て掲載。

図 9・5　Galton, F.（1910）'Numeralised profiles for classification and recognition', *Nature*, 83, 127-130 より，Nature Publishing の許可を得て掲載。

図 9・6　Copyright 2003 Michael Morgan.

図 9・7　Copyright 2003 Michael Morgan.

図 9・8　http://vismod.media.mit.edu/vismod/demos/facerec/basic.html より，MIT Media Lab の許可を得て掲載。

図 9・9　Leopold, D., O'Toole, A., T., & Blanz, V.（2001）'Prototype-references shape encoding revealed by high-level aftereffects', *Nature Neuroscience*, 4, 89-94 より，著者と Nature Publishing の許可を得て掲載。

図 10・1　Copyright 2003 Michael Morgan.

図 10・2　Copyright 2003 Michael Morgan.

図 10・3　Driver, J. & Vuilleumier, P.（2003）'Neglect', in Lynn Nadel（ed.）*Encyclopedia of Cognitive Science*, Fig.1（p.202）より，著者と Macmillan の許可を得て掲載。

図 11・1　Batista, A., Burneo, C., Snyder, L., & Andersen, R. A.（1999）'Reach plans in eye-centered coordinates', *Science*, 285, 257-241 より，許可を得て掲載。Copyright 1999 American Association for the Advancement of Science.

図 12・1　Copyright 2003 Steven Dakin. 許可を得て掲載。

図 15・1　Brodmann, K.（1909）*Vergleichende Localisationslehre der Grosshirnrinde*, Leipzig: Barth, Fig.85 より。

図 15・2　Copyright 2003 Josh Solomon. 許可を得て掲載。

図 16・1　Cavanagh, P.（2002）'Seeing the forest but not the trees', *Nature Neuroscience*, 4, 673 より，著者と Nature Publishing の許可を得て掲載。

図 16・2　Milner, A., & Goodale, M.（1995）*The Visual Brain in Action*, Oxford: Oxford University Press, Fig.5.2（p.128）より，著者と Oxford

University Press, および Nature Publishing の許可を得て掲載。

## カラー図版

**カラー図版 1**　Copyright British Library of Political and Economic Science. 許可を得て掲載。

**カラー図版 2**　Hubener, M., Shoham, D., Grinvald, A., & Bonhoeffer, T.（1997）'Spatial relationships among three columnar systems in cat area 17', *Journal of Neuroscience*, 17, 9270-9284 より。Copyright by the Society for Neuroscience. Society for Neuroscience と著者の許可を得て掲載。

**カラー図版 3**　Van Essen, D. C.（2003）'Organization of visual areas in Macaque and human cerebral cortex', in Chalupa, L. and Werner, J. S.（eds.）*The Visual Neurosciences*, MIT Press より，著者の許可を得て掲載。

**カラー図版 4**　Musée de l'Oeuvre de Notre Dame, Strasbourg（Bridgeman Art Library）.

**カラー図版 5**　Pinacoteca di Brera, Milan（Bridgeman Art Library）.

**カラー図版 6**　Copyright 2003 George Mather. 許可を得て掲載。

**カラー図版 8**　Science & Society Picture Library の許可を得て掲載。

**カラー図版 10**　Courtauld Institute Gallery, Somerset House, London（Bridgeman Art Library）.

**カラー図版 11**　Popperfoto.com（Reuters/Yves Herman）.

**カラー図版 12**　Prado, Madrid（Bridgeman Art Library）.

**カラー図版 13**　Musées Royaux des Beaux-Arts de Belgique, Brussels（Bridgeman Art Library）.

**カラー図版 14**　Howard, I. P., & Rogers, B. J.（2002）*Seeing in Depth*, Toronto: I. Porteous, Fig.23.32 より，著者の許可を得て掲載。（Treisman, A.（1962）'Binocular rivalry and stereoscopic depth perception', *Quarterly Journal of Experimental Psychology*, 14, 23-37 を改変。）

**カラー図版 15**　Alais, D., O'Shea, R., Mesana-Alais, C., & Wilson, I.（2000）'On binocular alternation', *Perception*, 29, 1437-1445, Fig.2 より，著者と Pion Publishing の許可を得て掲載。